中医文化精粹

——中医文化研究中心三十年纪念文集

张宗明　主编

东南大学出版社
SOUTHEAST UNIVERSITY PRESS
·南京·

图书在版编目（CIP）数据

中医文化精粹：中医文化研究中心三十年纪念文集 /
张宗明主编. -- 南京：东南大学出版社，2024.8.
ISBN 978-7-5766-1545-6

Ⅰ. R2-05

中国国家版本馆 CIP 数据核字第 20244HM564 号

中医文化精粹：中医文化研究中心三十年纪念文集
ZHONGYI WENHUA JINGCUI：ZHONGYI WENHUA YANJIU ZHONGXIN SANSHINIAN JINIAN WENJI

主　　编：张宗明
出版发行：东南大学出版社
社　　址：南京市四牌楼 2 号　　邮编：210096　　电话：025-83793330
网　　址：http://www.seupress.com
出 版 人：白云飞
经　　销：全国各地新华书店
印　　刷：南京玉河印刷厂
开　　本：710 mm×1000 mm　1/16
印　　张：20.5
字　　数：390 千字
版　　次：2024 年 8 月第 1 版
印　　次：2024 年 8 月第 1 次印刷
书　　号：ISBN 978-7-5766-1545-6
定　　价：75.00 元

本社图书若有印装质量问题，请直接与营销部联系。电话(传真)：025-83791830

责任编辑：刘庆楚　责任校对：子雪莲　封面设计：企图书装　责任印制：周荣虎

目　录

从一本专著到一门省级重点学科

张宗明

南京中医药大学建校七十年来,一直注重从博大精深的中医药宝库中挖掘、提炼文化精髓并加以传承传播,于 1994 年 6 月成立了全国首家中医文化研究中心,率先开展中医文化研究与学科建设。经过整整三十年的建设与发展,中医文化研究中心建设成为全国具有重要影响的省级重点研究基地,中医文化学已发展成为省级重点学科。有必要回顾我校中医文化研究中心建设三十年的发展历程,展示中医文化学术研究成果,总结中医文化学科建设经验,为中医文化研究在新征程上高质量发展提供借鉴与启示。

一、我校中医文化研究发展历程

我校的中医文化研究一方面保持与全国同步发展的特征,另一方面又呈现出学校自身的建设特色。总体来看,我校中医文化研究大致上可分成三个阶段,即自由探索阶段、有组织的科研阶段、重点学科快速发展阶段。

1. 自由探索阶段(1984—1993)

20 世纪 80 年代中后期,一场中医文化研究热在中医界兴起。一方面,是受传统文化热的推动。20 世纪 80 年代全国范围内出现了传统文化研究的热潮,作为传统文化的一个重要组成部分,中医文化研究在传统文化研究热的催生下逐渐兴起。另一方面,是受中医学自身发展需要的推动。中医现代化发展中出现的深层次问题与困惑,让中医人开始认识到,从现代科技角度研究与发展中医是中医现代化的重要(但不是唯一)路径,从文化角度思考与研究中医对于正确认识与全面发展中医不可或缺。

南京中医药大学中医医史文献学科在全国具有重要地位,文史哲师资力量也比较雄厚,学校早期的中医文化研究热受全国大潮影响应运而生,其中哲学、医古文、中医文献教师在中医文化研究中扮演了主要角色,发挥了引领作用。我校早期中医文化研究热相对集中在中医哲学、易医关系与中医美学等领域。

自从恢复研究生培养以来,自然辩证法课程成为理工农医硕士研究生的必修政治理论课。1980年中国自然辩证法研究会在广州举办了全国医学辩证法讲习会,二十余所中医学院与会代表提出,高等中医院校要把唯物辩证法与中医学相结合,开设中医辩证法、中医方法论课程,将中医辩证法融入自然辩证法课程教学中。我校教师王众参加了《中医辩证法概论》教材的编写,并给全校中医大学生开设了"中医方法论"讲座。"马克思主义哲学"是当时全国大学生必修的政治理论课,把马克思主义哲学同中国古代哲学、中医哲学结合起来开展科学研究,逐步成为了教授马克思主义哲学课程的薛公忱的主攻研究方向。这一时期他在《中医杂志》连续发表了《隋唐医学中的佛教思想》《论"天人合一"说》等系列论文,产生了一定的学术影响。

从文史哲多学科角度揭示中医的奥秘成为当时中医文化研究的热点,易医关系研究是我校早期中医文化研究一个特色方向。时任南京中医药大学医古文课教师的张其成为中医大学生开设了"周易"课程,组织召开"首届国际易医学术研讨会",探讨"周易"与中医学的关系,在全国具有一定的学术影响。中医医史文献教师王旭东另辟蹊径,从美学角度研究中医著作《中医美学》,1989年由东南大学出版社出版,我国著名科学家钱学森曾对该书发表过肯定性评价。

这一时期,无论是中医哲学研究、易医研究还是中医美学研究,基本上是从教师个人兴趣出发,整体上处于散兵游勇状态。由自发、分散探索到自觉集体性研究的标志性事件,是由我校社科部牵头组织的《中医文化研究》三卷本的编写。20世纪90年代初,社科部自然辩证法教师任殿雷获批江苏省哲学社会科学"八五"规划项目"中医文化研究",组织校内外中医学、哲学、文学、历史学等十余位专家联合开展研究,原计划编辑出版"中医文化研究"三卷本,因出版经费等问题,只在1993年10月由南京出版社出版了第一卷《中医文化溯源》。该卷由薛公忱主编,时任南京大学哲学系主任林德宏和我校原校长周仲瑛分别作序,出版后受到广泛好评,获江苏省高校人文社会科学优秀成果二等奖。《中医文化溯源》的出版为我校中医文化研究奠定了重要基础,成为该阶段我校中医文化研究最具代表性的研究成果。

2. 有组织的科研阶段(1994—2011)

进入20世纪90年代,全国中医文化学术活动频繁,学术影响力不断增强,如中医理论与中国哲学及文化国际会议(1990)、中医文化学术研讨会(1991)、全国首届医学与人类文化学术讨论会暨首届中美医学文化恳谈会(1994)等。

中医文化学术交流活动的频繁开展与影响力的不断增强呼唤着中医文化研究机构的诞生。

我校中医文化研究中心应运而生,成为全国首家中医文化研究机构。我校早期的中医文化研究成果在国内产生了一定的学术影响,也引起学校领导的高度重视。经过一段时间的酝酿筹备,于1994年6月正式成立了南京中医学院(南京中医药大学前身)中医文化研究中心,时任学院院长的陈子德亲任中心主任,首次聘任了校内外40多位兼职研究员。虽然该研究机构未设专职人员,早期也没有经费投入,但它的成立却具有标志性意义,带动了全国相关研究机构的蓬勃发展,为有组织的中医文化研究工作开展提供了重要平台。

中医文化研究中心成立后开展的一项重要工作就是谋划国家社科基金项目的申报工作。1996年,整合校内外中医文化研究力量,由薛公忱教授牵头申报了国家哲学社会科学"九五"规划重点课题"中医药学中的儒道佛思想研究"并成功立项。该课题不仅是我校历史上第一项国家社科基金项目,也是全国中医药院校第一个国家社科重点项目。经过校内外十多位学者5年的艰苦努力,项目最终顺利结项,其成果《儒道佛与中医药学》也成功出版,我国著名哲学家任继愈教授特别为该书作序,指出"看到薛公忱君主编的《儒道佛与中医药学》,全书的框架结构、思路布局很有特色"①。

随着中医文化研究的深入,研究成果的发表园地也成了新问题。虽然《医古文知识》《医学与哲学》《上海中医药杂志》《中国中医基础医学杂志》等杂志开设过"中医文化"专栏或专题,发表中医文化研究成果,并号召学界开展中医文化研究,如《医学与哲学》在1992年发表了《研究中医文化,促进中医发展》的编者按语,《医古文知识》于1996年也刊登了《让中医文化火炬代代相传》的按语,但中医文化的专业性学术期刊尚未出现。1999年《南京中医药大学学报(社会科学版)》的诞生填补了这一空白,我校学报(社会科学版)是目前全国高等中医院校学报中唯一的社会科学版,"中医文化"是其特色栏目也是重点栏目。

有了研究中心的组织保障,学校中医文化学术活动如火如荼地开展了。一是开展中医文化系列讲座,激发大学生的中医文化兴趣。时任我校图书馆馆长的吉文辉牵头发起的周五传统文化讲座坚持了多年,被大学生誉为"周五现象",成为南中医校园里的一道亮丽风景线。后来,中医文化讲座逐步组织化、系列化,讲座专家逐步扩展至省内外、海内外。南京大学哲学教授林德宏的"东

---

① 薛公忱.儒道佛与中医药学[M].北京:中国书店,2002:1.

方智慧的新浪潮"、北京中医药大学中医文化专家张其成的"中医文化的复兴"、英国中医医师学会会长马伯英的"中医的思想与文化"等讲座,场场座无虚席,中医文化系列讲座坚持开展了六十余讲,成为南中医校园一块闪亮的文化品牌。二是开展中医文化学术论坛活动,促进学术交流。研究中心定期组织召开小型学术论坛,主题涉及中医理论创新、中西医结合、中医文化教育、中医核心价值观、中医文化现代价值、中医文化学科建设等。我校国医大师周仲瑛,校长吴勉华,中医文化专家任殿雷、薛公忱、吉文辉、申俊龙、金鑫、王旭东、黄煌、王中越、沈澍农等教授都是论坛的常客,也会邀请部分青年教师和在读研究生参加,通过小型文化论坛来碰撞思想,激发智慧,活跃校园学术文化氛围。

3. 重点学科快速发展阶段(2012—2023)

自 1994 年我校成立第一家中医文化研究中心之后,北京中医药大学(1999)、上海中医药大学(2009)等先后也成立了中医文化研究机构,系统开展中医文化研究与传播工作。值得一提的是,1996 年 8 月,在中华中医药学会中医药文献分会和医古文研究会主办的首届海峡两岸学术研讨会上,中医药文化分会正式宣告成立。有了独立的研究机构、独立的学术组织、独立的学术期刊、独立的课程体系,中医文化学作为一个独立的学科水到渠成。2012 年,国家中医药管理局在"十二五"重点学科遴选中,将"中医文化学"列为独立的重点培育学科,经过申报、遴选,包括南京中医药大学、北京中医药大学、上海中医药大学、安徽中医药大学等机构在内申报的重点学科入选,标志着中医文化学作为一门独立的学科得到了行业主管部门的认可。2013 年,我校和北京中医药大学率先在中医学一级学科下自主设置了中医文化学二级学科博士点,开始培养中医文化研究与传播的高级人才。有了学科归属与学位点支撑,我校中医文化学进入了发展快车道。

中医文化研究进入了新的发展阶段,我校在研究经费上也给予了有力保障。多年前因出版经费问题而搁浅的"中医文化研究"第二、三卷又被重提。令人惊喜的是,二十年过去了,《中医文化研究》后两卷未出版的手写书稿竟然还完好无损地保存在责任编辑手中。研究中心组织力量把中医文化近二十年来的最新研究成果及时吸收进来,对原书稿进行了补充完善,"中医文化研究"三卷本终于在第一卷出版后经过整整二十年的沉寂,2013 年以三卷本形式整体面世。丛书总主编为南京中医药大学任殿雷、金鑫,第一卷《中医文化溯源》主编为南京中医药大学薛公忱、第二卷《中西医文化的撞击》主编为南京医科大学张慰丰、

第三卷《中医文化的复兴》主编为山东中医药大学祝世讷。"中医文化研究"三卷本整体出版后得到了中医文化界与中医界专家的好评,并于2015年获得了第七届高等学校科学研究优秀成果奖(人文社会科学)三等奖,实现了我校哲学社会科学研究成果国家级奖项零的突破。该套丛书作为献给我校建校六十周年的礼物,也成为近十年来学校对外交流的重要学术礼物。

自入选重点学科以来,我校的中医文化国家社科基金项目不断涌现,特别是国家社科重大招标项目连连突破。2012年,由王旭东作为首席专家申报国家社科基金重大项目"中医文化核心价值体系及其现代转型研究"获批,实现了学校国家社科重大项目零的突破。2017—2018年,我校沈澍农、张宗明作为首席专家连续获批"敦煌西域出土汉文医药文献综合研究"和"中医药文化国际传播认同体系研究"两项国家社科重大项目。据统计,南京中医药大学近年来共获批国家社科基金项目33项,其中中医文化项目超过半数,重大重点项目均属中医文化研究范畴。从国家社科项目立项这一侧面也反映出高等中医药院校哲学社会科学研究的特色与优势。

经过二十年的建设与发展,2015年我校中医文化研究中心成功入选江苏省高校哲学社会科学重点研究基地,实现了我校省级哲学社会科学重点研究机构的突破。基地发挥中医文化跨学科与交叉性优势,整合校内外多学科资源,形成了中医哲学研究、中医教育与文化传承研究、中医文化传播研究三个主要研究方向。基地以重大重点科研项目带动学术研究,以科研成果促进教学改革,以中医孔子学院为平台对外传播中医文化,成为南京中医药大学重要的人文研究、教育与传播基地。接着,由中心骨干组成的"中医文化传承与传播研究团队"又成功入选江苏省高校哲学社会科学优秀创新团队,研究基地和创新团队建设成果显著,以"优秀"等级通过考核验收。

研究中心积极主办、承办国内国际学术交流活动,扩大我校中医文化海内外学术影响力。中心先后组织召开了"中国传统科学思想与中医文化现代价值"学术研讨会(2008)、"第三届全国医药院校繁荣发展哲学社会科学高层论坛"(2013)、"全国第十七届中医药文化学术研讨会暨中医哲学2014年年会"(2014)、"第五届中韩国际医学史会议"(2015)、"中国自然辩证法研究会医学哲学专业委员会2016金陵医学哲学论坛"(2016)、"中医的科学精神与人文精神高层论坛"(2017)、"中医药文化国际传播认同高层学术论坛"(2021)等全国及国际学术论坛。

2021年,我校继续整合中医文化学科资源申报"人文医学"交叉学科博士点并在教育部备案,2022年在江苏省"十四五"重点学科申报中,我校申报的"人文医学"作为交叉学科成功入选,成为学校首个省级重点交叉学科,肩负着为学校交叉学科建设探路的使命。自此,学校中医文化学在新时代踏上了新的发展征程。

二、我校中医文化研究特色与学科贡献

三十年来,南京中医药大学中医文化研究中心紧紧面向国家发展战略需求,围绕中医文化发展中的重大理论与实践问题开展学术研究与学科建设,深入探讨中医学与中华优秀传统文化的内在关系,挖掘中医文化内涵并提炼中医文化核心价值观,探索中医文化走向世界的路径方式,着力培养中医药大学生的文化自觉自信,助力学校"双一流"与高水平大学建设,形成了具有南中医特色、南中医风格、南中医气派的中医文化研究,在全国中医文化学术发展与学科建设中发挥了重要作用。

1.率先界定中医文化内涵,构建中医文化学科体系

名不正则言不顺,中医文化研究虽然经历了四十年,但中医文化究竟研究什么、中医文化学又该如何定位? 这些问题是中医文化研究、中医文化学科构建中首先需要明确的问题。早在1993年出版的《中医文化溯源》导言中,任殿雷就对中医文化概念进行了界定,"所谓中医文化,不是或主要不是指中医作为科学技术本身,而是指这种科学技术所特有的社会形式、文化印记,是指形成中医学自己特色的社会环境、文化氛围,也即中医学发展同整个社会文化背景的联系以及中医学中所体现的特有的文化特征"①。这一界定明确了中医文化与中医学的区别与联系,把中医文化视为中医学中的一个组成部分,是中医学中的文化。对此,薛公忱教授2007年在《中医药的文化定位问题》一文中又提出了一个"文化中医"概念,认为与"中医文化"不同,"文化中医"就是"将整个中医药体系看作文化。不仅承认和重视历史上和现实中的各种文化形式、要素对中医药的渗透和影响,而且强调中医药本身也是一种文化形式和社会文化要素"②。"文化中医"概念的提出,强调了中医本身作为一种独立的文化形态,而不能仅仅将中医的一部分看作文化,中医文化应有广义与狭义之分,这一观点又进一步深化了

---

① 薛公忱.中医文化溯源[M].南京:南京出版社,2013:2.
② 薛公忱.中医药的文化定位问题[J].南京中医药大学学报(社会科学版),2007,8(3):137.

学术界对中医文化概念的理解。吉文辉 2009 年发表了《试论中医药文化内涵的界定》,亦是从广义角度对中医药文化进行了界定,指出"中医药文化是包含和超越中医药本身的一种文化形态,与中国传统文化的其他形态融为一体,并渗透到人们的日常文化生活当中。中医药文化是中华民族的原创文化,她根植于中国传统文化的土壤之中,是具有中华民族特色的文化符号"①。

中医文化学作为一个学科概念最早由南京中医药大学专家提出。刘兴旺、周建英、任殿雷 1992 年在《医学与哲学》上发表的《中医文化学:问题与思考》一文中提出,"中医文化学是中医药学与文化学相互交叉而形成的中医药学交叉学科之一,属于多学科研究中医药学的学科范畴"②。薛公忱 2014 年发表了《中医文化学构想》一文,对中医文化学的研究对象、理论界限、基本内容与主要任务、思想方法、学科意义等方法进行了系统论述,不仅给中医文化学以明确的界定,认为"中医文化学就是对中医文化的全面总结和概括,揭示其来源、特质、规律、结构、价值和前途等,是系统性、理论性的中医文化"③。还特别强调了中医文化学的构建对于发展中医学以及弘扬中国优秀传统文化的重要意义。张宗明 2015 年在《中医杂志》发表《中医文化学科建设的问题与思考》一文,对中医文化学作为一门逐渐走向成熟的学科进行了系统探讨。文章认为,"从中医文化研究价值被广泛认同、学科内涵认识趋近、研究成果走向综合、学科队伍不断壮大、学科建制基本形成等方面表现来看,中医文化学作为一个独立学科初步形成"④,但同时也存在着学界界限模糊、整体研究水平不高、引领作用发挥不够、研究队伍整体素质有待提高等问题。该文就如何在加强学科内涵研究、聚焦重大理论与现实问题、提高研究队伍整体素质等方面对中医文化学建设给出了具体建议。

2. 系统探讨了中医文化与中国传统文化关系,开创了马克思主义理论与中医文化相结合的研究先河

与其他高校不同,我校中医文化研究的主体力量是哲学和思想政治理论课教师,在运用马克思主义立场、观点与方法开展中医文化研究中逐步形成了自己的学科特色与学术优势。一是系统论述了中医药学与中国传统文化的关联性,

① 吉文辉.试论中医药文化内涵的界定[J].南京中医药大学学报(社会科学版),2009,10(3):136.
② 刘兴旺,周建英,任殿雷.中医文化学:问题与思考[J].医学与哲学,1992(2):31.
③ 薛公忱.中医文化学构想[J].南京中医药大学学报(社会科学版),2014,15(3):142.
④ 张宗明.中医文化学科建设的问题与思考[J].中医杂志,2015,56(2):95.

指出要辩证看待中医药学与传统文化的关系。"中医文化研究"系统论述了古典中医文化产生的社会文化条件,揭示了古典中医与古代哲学、宗教、逻辑、科学技术、伦理观念、文艺、教育、民俗之间的关系,指出了中国古代朴素的唯物论、辩证法思想对中医学的深刻影响,明确了要运用历史唯物论的根本观点和方法来了解中医学特色,认识中西医学的差异以及揭示中医文化从古代繁荣、近代停滞到现代复兴的必然规律。二是提出了以历史唯物主义的态度对待古代文化遗产。指出中医文化研究要"从具体历史条件出发,立足于文化科技发展的至高点,以人类长期社会实践为标准"①。这一马克思主义的立场观点对于中医文化乃至传统文化的研究无疑具有重要的借鉴价值。三是率先系统开展习近平关于中医药重要论述的研究。习近平在南京中医药大学中医孔子学院授牌仪式上发表的重要讲话是习近平关于中医药重要论述的思想精髓,是马克思主义基本原理同中医药文化相结合的重要成果,是新时代中医药事业发展的根本遵循和行动指南。我校成立了"习近平中医药重要论述研究中心",聚焦"中医药学是中国古代科学的瑰宝,也是打开中华文明宝库的钥匙"的主题系统开展学术研究,深入探讨习近平关于中医药重要论述的重大意义、丰富内涵、核心要义和实践要求,自觉扛起习近平中医药文化重大论断首提地的光荣职责。

3. 紧密围绕中医文化发展中的重大理论与实践问题,带头开展重大项目联合攻关

我校中医文化研究在前三十年成果基础上,近十年来联合全国中医药文化精英力量,围绕"挖掘、传承与传播中医药文化"主线,先后获批了3项中医文化国家社科重大项目。一是注重从博大精深的中医文化宝库中挖掘精华,提炼中医药文化核心价值观。随着社会主义核心价值体系及核心价值观的提出与践行,中医药文化核心价值体系是什么?如何凝练中医药文化核心价值观并进行传播来提高民众对中医文化价值的认知与认同?2012年获批的全国中医院校第一个国家社科重大招标项目"中医药文化核心价值体系及其现代转型研究"对这些问题进行了深入的探讨。

二是以中医药文献为载体开展综合研究,传承好古代中医药文化。敦煌西域百年来出土了大量珍贵文献,其中的医药文献具有珍贵的价值。2017年中标的国家社科基金重大项目"敦煌西域出土汉文医药文献综合研究"首次将敦煌、吐鲁番及周边地区出土的医药文献作集群的、多方位的综合研究,运用历史学、

---

① 薛公忱.儒道佛与中医药学[J].南京中医药大学学报(社会科学版),2000(1):14-15.

校勘学、中医药学、语言文字学、文献学与文化学等多学科方法协同展开综合研究，发掘出这些文献中丰富的蕴涵和价值。

三是开展中医文化国际传播研究，助力中医药"走出去"。虽然中医药已经传播到全球190多个国家与地区，但中医药文化国际认同度并不高。目前，国际社会更多关注的是以针灸为主导的中医药实用技术价值，中医药理论价值特别是文化价值并未得到广泛认同。2018年中标的国家社科重大项目"中医药文化国际传播认同体系研究"通过历史与现实的考察，在总结中医药文化国际传播认同的历史规律的基础上，探讨如何通过"重塑话语体系""扶植海外平台""拓展媒介融合"三条路径来提升中医药文化国际认同，进而助推中华优秀传统文化的国际认同。

4. 开辟"中医文化专栏"，助力《南京中医药大学学报（社会科学版）》学术影响力的提升

《南京中医药大学学报（社会科学版）》自1999年创刊起，"中医文化"就成为特色栏目。2011年学报社科版开辟了"中医文化系列访谈"专栏，就当前中医发展中出现的文化热点问题，对国内著名中医文化研究专家、国医大师进行专访，以展示国内中医文化学术研究的新思想、新观点与新成果。专栏先后发表了《中医文化复兴是推动中医振兴的根本途径——访全国著名中医文化专家张其成教授》《薪火相传 培养中医药杰出人才——访全国著名中医内科专家、国医大师周仲瑛教授》等11篇专题访谈成果，在学界产生了较大的学术影响，1篇访谈成果被《高等学校文科学术文摘》"高端访谈"转载，多篇被《人大复印资料》作索引。访谈成果最终结集出版《传承中医文化基因：中医文化专家访谈录》。

2018年学报（社会科学版）第1期开辟了"中医文化自觉与自信"专栏，特邀5位中医文化专家，从历史与现实、启蒙与救亡、科学思维与人文思维、文化危机与文化自觉、文化复兴与文化自信等多个维度探讨了中医文化自觉与自信问题，旨在引发读者对中医药发展的文化反思，增强中医文化自觉，坚定中医文化自信。专栏论文发表后产生了较大的学术影响，《中国中医药报》全文转载，包括"中华中医药学会"等多家官微进行了转载。

2010年6月20日，时任国家副主席的习近平出席我校与澳大利亚皇家墨尔本理工大学共建的中医孔子学院授牌仪式并发表重要讲话，"中医药学是中国古代科学的瑰宝，也是打开中华文明宝库的钥匙"成为习近平中医药重要论

述的思想精髓和新时代中医药事业发展的根本遵循与行动指南。2020年6月20日,学校举办了习近平总书记在南京中医药大学中医孔子学院重要讲话发表十周年理论研讨会,为学习习近平总书记关于中医药工作的重要论述,学报社会科学版特邀国内中医药文化专家,围绕习近平关于中医药重要论述主题,多维度阐述习近平总书记关于中医药工作重要论述的丰富内涵、精神实质及其现代价值。

学报(社会科学版)多次被评为"综合性人文社会科学最受欢迎期刊","中医文化"栏目多次被评为"全国高校社科期刊特色栏目"。经过25年的发展,我校学报(社会科学版)的影响力不断攀升,已经成为全国中医文化研究成果发表的重要园地。

5. 以文化人,提升大学生的中医药文化自信

为把研究成果及时转化为教育教学资源,以文育人,以文化人,我们组织编写教材,把中医文化相关研究成果及时融入教材中。吉文辉2005年出版了《中医学文化基础》,为中医文化相关课程教学打下了基础。王旭东2007年主编了全国高等学校中医药对外教育规划教材《中医文化导读》,为留学生学习中医文化提供了重要读本。全国第一本《中医文化学》教材由北京中医药大学张其成主编,南京中医药大学为副主编单位,此教材入选了国家卫生和计划生育委员会"十三五"规划教材,是全国中医文化学第一本教材。在国家卫生健康委员会"十四五"规划教材遴选中,南京中医药大学作为唯一主编单位,承担了该教材第2版的编写工作。新版教材一是融入了思政元素,突出了中医文化核心价值观和文化自信教育内容,二是突出了中医文化学自身内涵,彰显了古代中医文化与传统文化的内在联系、近代中西医文化的交流与冲突以及现代中医文化的复兴与发展历程。

除了在全校范围开设了中医文化学、中医方法论、中医文化导读等课程,我们还指导大学生开展中医文化实践活动,增强学生的文化自觉自信。《中医文化核心价值的社会认同研究——基于31省(市)、港澳台及海外地区的调查》获第十三届"挑战杯"全国大学生课外学术科技作品竞赛一等奖;《从五行配属探析中医学"阳明"的时空双重意涵》获"岐黄杯"第十五届全国中医药博士生优秀论文一等奖;《从美国针灸流派的传播发展看中医针灸理论的国际认同——以TCM针灸流派和医学针灸流派为例》获"同仁堂国药杯"全国第四届全球大学生中医药国际化征文二等奖。

南京中医药大学将中医文化融入思政课、融入中医药人才培养的全过程,取得了丰硕的教学成果。在研究生的自然辩证法课程教学中,我们针对中医药院校研究生的特点,将自然辩证法与中医辩证法有机结合起来,主编出版具有中医特色的全国研究生规划教材《自然辩证法概论》,探索出一条具有中医文化特色的研究生思政课教学新模式,教学成果"医哲结合 构建自然辩证法研究新模式"2005年获得国家教学成果二等奖,这一教学成果向本科生思政课课堂渗透,形成全国高等中医药院校思政课教学中的特色、亮点。另外,针对现代中医教育忽视中医文化教育,培养出的中医人才文化底蕴不足、辩证思维能力不强、缺乏文化自信等问题,南京中医药大学以"三仁"教育理念为先导,将中医文化融入现代中医院校教育之中,构建了彰显中医文化特质的,集人才培养、科学研究、社会服务、国际交流与文化传承"五位一体"的中医药院校教育新模式。"传承与创新:彰显中医文化特质的院校教育模式的探索与实践"获得2014年国家教学成果二等奖。连续两项中医文化国家教学成果奖彰显了我校在中医文化育人方面取得的创新成果。

6. 发挥中医文化学科优势,助力学校"双高"建设,为中医药事业发展提供智力支持

我校先后入选国家双一流学科建设与江苏省高水平大学建设高校,文化传承创新是学校"双高"不可或缺的建设内容。学校自觉扛起习近平总书记中医药文化重大论断首提地的光荣职责,获批江苏省习近平新时代中国特色社会主义思想研究中心首批理论研究基地、江苏省高校示范马克思主义学院,成立了全国首家"习近平中医药重要论述研究中心",系统开展习近平中医药重要论述研究。在学校"双高"建设规划中,明确了"努力构建彰显中医药文化特色的高质量协同育人体系""打造中医药文化研究与传播高地""塑造苍生大医与卓越科学家的品质"三大建设任务,进一步彰显了中医文化在"双高"建设中的文化引领作用。

学校还积极发挥中医文化在社会服务与建言资政中的智库作用。一是中医文化研究中心组织力量对江苏中医药文化建设状况进行了全面调查,摸清了家底,找准了问题与短板,发布《江苏中医药文化建设调查报告》,为全省中医药文化建设发展提供了决策咨询。二是与江苏省中医药管理局联合发布了"江苏省中医药文化科普地图","地图"选用富有中医药色彩的图案,将江苏地域源远流长、内涵丰厚的中医药历史可视化地呈现出来。在呈现江苏中医

药文化现象与资源空间布局的同时,"地图"还与中医药的科普文旅深度融合,遵从"文化为魂,中医为体,科普为用"的理念,活化传统文化资源和非遗技艺,更好地推进健康江苏建设。三是在江苏中医药学会下成立中医药文化专业委员会,致力于挖掘和传承江苏中医药文化精华、精髓,助力中医药文化传播体系建立健全,提升全省中医药文化建设水平。四是通过全国、省政协渠道,先后提交了有关中医文化传承弘扬方面的政协提案多篇,特别是王旭东委员在全国政协大会上题为"中医药文化遗产必须得到有效保护"的发言,产生了较大的社会反响。

三、关于我校中医文化研究的几点思考

三十年的发展,从一本专著到一个省重点学科,从现象研究到学科构建,我校中医文化研究与学科建设取得了令人欣喜的成果,在研究机构成立、重大重点项目研究、学位点建设与文化育人方面走在全国前列,发挥了示范引领作用。同时,我们也应该清醒地认识到,中医文化学作为独立交叉学科尚需进一步加强建设,服务中医临床与产业发展能力有待进一步提升,支撑中医药主体学科的特色优势有待进一步彰显。当前,我国中医药事业发展面临着天时、地利、人和的大好机遇,中医文化也迎来了繁花似锦的春天。面临新形势、新任务、新要求,我校中医文化研究需要与时俱进,奋发有为,努力再上新台阶。

一是在马克思主义基本原理同中医文化相结合研究上多出成果。习近平在我校中医孔子学院授牌仪式上发表的重要讲话,是习近平关于中医药重要论述的思想精华,也是习近平文化思想的重要组成部分。把马克思主义基本原理同中华优秀传统文化相结合,是马克思主义中国化的必由之路,也是中华优秀传统文化创造性转化、创新性发展的必由之路。要以习近平文化思想为指导,以习近平关于中医药重要论述为研究重点,开展中医文化重大理论与实践问题研究,深入探讨中医文化在助推健康中国建设、中华优秀传统文化复兴以及中华文化"走出去"的路径方式,产生一批标志性成果,进一步彰显学校中医文化研究特色与优势。

二是在服务中医临床实践与文化产业发展上多下功夫。中医文化研究需要"顶天立地":"顶天"要求面向国家发展战略,解决中医文化发展中的重大理论问题;"立地"要求文化研究落地生根,能够指导中医药实践。我校在"顶天"研究方面取得了不俗的成绩,但在"立地"方面存在较大的发展空间。需要在保持

自身学科特色优势的前提下,面向中医临床、面向中医科研、面向中医文化产业开展中医文化应用研究,实现中医文化研究由"虚"到"实",从"顶天"到"立地"的全面发展。

三是在支撑中医药一流学科发展上多做贡献。中医药学是古代科学的瑰宝,也是打开中华文明宝库的钥匙;中医药学既有自然科学属性,也有人文社会科学属性。中医药文化是中医药学不可分割的重要组成部分,在文化引领、学术支撑与人才培养上,中医文化学大有用武之地。南京中医药大学的中药学为国家一流建设学科,中医学为江苏省优势学科。学校第四次党代会提出了实施"双峰打造"工程,实施中医学学科登峰行动,推动中医学学科实力快速提升,力争进入新一轮一流学科建设行列。中医文化学在文化育人、文化传承创新与国际传播方面能够支撑"双峰打造",助力中医学学科攀登,为中医学早日入选国家一流学科贡献文化智慧。

中医文化
重要论述

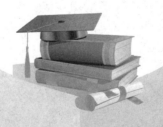

学习总书记重要论述
坚定中医药发展自信

一、习近平有关中医药的重要论述

2010年6月20日，时任国家副主席的习近平在澳大利亚出席由南京中医药大学与皇家墨尔本理工大学合办的中医孔子学院授牌仪式时说："中医药学凝聚着深邃的哲学智慧和中华民族几千年的健康养生理念及其实践经验，是中国古代科学的瑰宝，也是打开中华文明宝库的钥匙。"这一论断充分肯定了中医药的价值，极大地鼓舞了中医药工作者。

党的十八大后，习近平高度重视中医药工作。从基层社区到党的全国代表大会，从民生领域到科学研究，从绿色种植到产业化发展，从国内到海外，将中医药与百姓福祉、人类健康、"一带一路"、文化自信、国家兴盛、民族复兴等紧密联系起来，对中医药的地位与作用进行了全方位的论述。正如习近平在致中国中医科学院成立60周年的贺信中所指出的，"中医药振兴发展迎来天时、地利、人和的大好时机"。他强调"切实把中医药这一祖先留给我们的宝贵财富继承好、发展好、利用好，在建设健康中国、实现中国梦的伟大征程中谱写新的篇章"。这充分体现了以习近平同志为核心的党中央对中医药工作的高度重视和大力支持，是对中医药事业发展所处的历史方位的科学判断和深刻论述，明确了新时代新形势下中医药发展的目标任务，对中医药的战略作用赋予了重大期待，展现了美好蓝图。习近平总书记关于发展中医药的重要论述，来源于习近平新时代中国特色社会主义思想的宏大理论体系，根植于习近平总书记系列重要指示精神在中医药领域的生动实践。习近平总书记关于发展中医药的重要论述深刻回答了为什么发展中医药、发展什么样的中医药、怎样发展中医药等一系列方向性、全局性、战略性的重大理论和实践问题，为我们在新时代传承发展中医药事业提供了根本遵循和行动指南。

通过对习近平总书记关于发展中医药的重要指示精神和重要论述的学习思

考,我们认为可以从以下 6 个方面去深刻领悟总书记关于发展中医药的重要论述的核心观点。

1. 中医药学是中国古代科学的瑰宝

习近平在澳大利亚墨尔本出席皇家墨尔本理工大学中医孔子学院授牌仪式的讲话中、在致中国中医科学院成立 60 周年的贺信中均指出"中医药学是中国古代科学的瑰宝",进一步明确了中医药学的历史地位、科学属性和重要价值。这一核心论述可以从三个层面加以理解:一是中医药学是中国各族人民在几千年生产生活实践和与疾病作斗争中逐步形成并不断丰富发展起来的,熔铸了中国古代的天文学、地理学、物候学、算学、兵学等各门科学,吸收和融合了各个历史时期的先进科学技术和人文思想,凝聚着深邃的哲学智慧和中华民族几千年的健康养生理念及其实践经验。二是揭示了中医药学的科学属性,肯定了中医药学独特的科学学术地位。习近平指出:"中医药学貌似神秘",实际"它已经做了部分科学化总结,上升到规律"。三是用"瑰宝"来定位中医药学,体现了中医药学的重要价值。"瑰宝"在《现代汉语词典》中的解释是"特别珍贵的东西"①。习近平总书记在致中国中医科学院成立 60 周年的贺信中、在考察珠海横琴新区粤澳合作中医药科技产业园时的讲话中均指出"深入发掘中医药宝库中的精华"。他反复强调"我们要把老祖宗留给我们的中医药宝库保护好、传承好、发展好","切实把中医药这一祖先留给我们的宝贵财富继承好、发展好、利用好"。

2. 中医药学是打开中华文明宝库的钥匙

习近平高度评价中医药,认为:"中医药学是中国古代科学的瑰宝,也是打开中华文明宝库的钥匙。"用"钥匙"来形容中医药学与中华文明宝库的关系,充分体现了中医药学在中华文明中的唯一特征性、杰出代表性和极端重要性的地位。习近平强调,"中医药是中华文明瑰宝,是 5 000 多年文明的结晶,在全民健康中应该更好发挥作用","传统医药是优秀传统文化的重要载体,在促进文明互鉴、维护人民健康等方面发挥着重要作用","中医药学是中华文明的瑰宝。要深入发掘中医药宝库中的精华"。他还指出:"坚持古为今用,努力实现中医药健康养生文化的创造性转化、创新性发展,使之与现代健康理念相融相通,服务于人民健康。"2014 年 11 月 17 日,习近平与澳大利亚总理阿博特共同见证了北京中医药大学和西悉尼大学签署在澳大利亚建立中医中心的合作协议。该中心不仅要开展临床研究,培养中医学人才,而且要传播中医药文化,探索中医药

---

① 中国社会科学院语言研究所词典编辑室.现代汉语词典[M].6 版.北京:商务印书馆,2014:490.

走向世界的合作模式,展示和输出我国文化软实力。国务院出台的《中医药发展战略规划纲要(2016—2030年)》明确提出:丰富中医药文化内涵,创新中医药文化传播,增强中医药文化的渗透力影响力。推动中医对外话语体系建设,充分利用世界卫生组织、国际标准化组织等平台,讲好"中医药故事",促进中医药在世界范围内丰富和发展,为传承和发展中华优秀传统文化,提升国家文化软实力作出新的贡献①。2015年博鳌亚洲论坛首次设立中医药分论坛,中医药由此进入国家级外交平台②。中医药逐渐成为中华文化的代表元素,承载着中华文化传播的使命。

3. 中医药是中国独特的卫生资源

中医药事业是我国医药卫生事业的重要组成部分,是中国独特的卫生资源。2015年2月15日,习近平总书记来到西安市雁塔区电子城街道二〇五所社区详细了解中医馆情况。当他得知中医馆将近300平方米的面积里有中医诊室、中医按摩推拿诊室、针灸诊室、中药房时,高兴地说:"我走过很多社区,但在社区里办中医馆的就你们一家。开设中医科、中药房很全面,现在发展中医药,很多患者喜欢看中医,因为副作用小,疗效好,中草药价格相对便宜。我们自己也喜欢看中医。"2016年8月19日,习近平在全国卫生与健康大会上指出,"预防为主,中西医并重,是对长期以来实践证明行之有效的做法的坚持、继承、发展","要发挥中医药在治未病、重大疾病治疗、疾病康复中的重要作用,建立健全中医药法规,建立健全中医药发展的政策举措,建立健全中医药管理体系,建立健全适合中医药发展的评价体系、标准体系,加强中医古籍、传统知识和诊疗技术的保护、抢救、整理,推进中医药科技创新,加强中医药对外交流合作,力争在重大疾病防治方面有所突破"。2017年10月18日,习近平在中国共产党第十九次全国代表大会上的报告中强调"坚持中西医并重,传承发展中医药事业"。

4. 中医药对人类健康具有重要贡献

在关于发展中医药的重要论述中,习近平总书记将中医药提高到为全人类服务的高度。中医药不仅为中华民族的繁衍昌盛发挥了巨大作用,而且为全人类健康作出了重要贡献,对世界文明进步产生了积极影响。2017年7月25日,习近平致信祝贺第十九届国际植物学大会开幕,强调"中医药学为人类健康作

---

① 国务院研究室编写组.十二届全国人大三次会议《政府工作报告》学习问答[M].北京:中国言实出版社,2015:359.

② 孙涛.国医年鉴(2016年总第8卷)[M].北京:中医古籍出版社,2016:38.

出了重要贡献"。2017 年 7 月 6 日,习近平致信祝贺 2017 年金砖国家卫生部长会暨传统医药高级别会议,指出:"传统医药是优秀传统文化的重要载体,在促进文明互鉴、维护人民健康等方面发挥着重要作用。中医药是其中的杰出代表,以其在疾病预防、治疗、康复等方面的独特优势受到许多国家民众广泛认可。"2013 年 9 月 13 日,习近平在上海合作组织成员国元首理事会第十三次会议上的讲话《弘扬"上海精神"促进共同发展》中指出:"传统医学是各方合作的新领域,中方愿意同各成员国合作建设中医医疗机构,充分利用传统医学资源为成员国人民健康服务。"2017 年 1 月 18 日,习近平在出席中国向世卫组织赠送针灸铜人雕塑仪式上的致辞中指出:"中国期待世界卫生组织为推动传统医学振兴发展发挥更大作用,为促进人类健康、改善全球卫生治理作出更大贡献,实现人人享有健康的美好愿景。"

5. 中医药是服务"一带一路"交流的重要领域

中医药是最具特色的中国名片,已传播到 183 个国家和地区。习近平总书记在多场国际活动中宣介中医药,推动中医药对外交流合作。本文搜集到的习近平总书记关于发展中医药的重要论述,有 16 次涉及对外交流合作。中医药作为民心相通的"健康使者",已在"一带一路"沿线人民心中生根开花。2015 年 7 月 10 日,习近平总书记在上海合作组织成员国元首理事会第十五次会议上的讲话中指出,"愿同各国研究探讨中医药合作、简化人员签证和劳务许可手续等举措"。2016 年 3 月 29 日,习近平总书记在同捷克总统泽曼举行会谈时,指出:"双方将进一步支持中国传统医学在捷克共和国和中东欧地区的传播、推广和应用,支持中捷中医中心的不断建设和发展。"2018 年 7 月 22 日,习近平总书记在南非《星期日独立报》《星期日论坛报》《周末守卫者报》发表题为《携手开创中南友好新时代》的署名文章,指出:"中国中医药企业正积极开拓南非市场,为南非民众通过针灸、拔罐等中医药疗法祛病除疾、增进健康提供了新选择。"2017 年 7 月 6 日,习近平总书记致信祝贺 2017 年金砖国家卫生部长会暨传统医药高级别会议,提出:"我希望各方充分利用金砖国家卫生部长会暨传统医药高级别会议机制,深化卫生健康领域交流合作,推进各方传统医药互学互鉴,携手应对公共卫生挑战,为保障人民健康作出贡献。"2019 年 6 月 14 日,习近平出席上海合作组织成员国元首理事会第十九次会议,在题为《凝心聚力 务实笃行 共创上海合作组织美好明天》的重要讲话中指出:"中方愿意适时举办上海合作组织传统医学论坛,发挥传统医学优势,改善民众健康,提高医疗卫生水平。"中医药已成为中国与世界各国开展人文交流、促进东西方文明交流互鉴的重要内容,成为中国与各国共同维护世界和平、增进人类福祉、构建人类命运共同体的重要载体。

6. 中医药在服务经济社会发展中具有特色优势

中医药是潜力巨大的经济资源。在习近平总书记关于发展中医药的重要论述中,对发展中医药产业、中医药健康服务、中药材种植等方面给予充分肯定和极大鼓励。2016年2月3日,习近平在江西考察江中药谷制造基地时指出:"小康提速,康也包括健康,要全民健康。中医药发展这条路,你们走对了。江西把中医药作为发展的一个着力点,是正确的,也是很有前景的。"2018年10月22日,习近平在考察珠海横琴新区粤澳合作中医药科技产业园时指出:"要深入发掘中医药宝库中的精华,推进产学研一体化,推进中医药产业化、现代化,让中医药走向世界。"2015年2月15日,习近平总书记在西安市雁塔区电子城街道二〇五所社区详细了解中医馆情况后,高兴地说:"我走过很多社区,但在社区里办中医馆的就你们一家。开设中医科、中药房很全面,现在发展中医药,很多患者喜欢看中医。"2017年12月12日,习近平总书记来到江苏徐州市贾汪区马庄村调研,自己花30元买下村民制作的中药特色香包,"捧捧场"。而在发展中药材种植业、服务脱贫攻坚方面,习近平总书记给予了高度重视和亲切关怀。2019年4月15日,习近平总书记在重庆市石柱土家族自治县中益乡华溪村开展调研。习近平前往老党员、已脱贫户马培清家,沿着乡间小路步行察看自然环境、村容村貌,了解该村通过种植中药材黄精等特色经济作物带动村民脱贫的情况。在马培清家中,看到谷仓里装满粮食,厨房里挂着不少腊肉,温饱不愁,了解到他们家通过参加黄精中药材产业发展和土地入股分红、管护药材基地等方式,实现了稳定脱贫,习近平表示欣慰①。而早在1997年4月20日,时任福建省委副书记、福建省对口帮扶宁夏领导小组组长的习近平同志在宁夏参加第二次闽宁对口扶贫协作联席会议并前往宁夏回族自治区隆德县考察时,就对中药材种植给予了亲切关怀。在联才乡赵楼村,大面积的中药材长势喜人,习近平饶有兴趣地详细了解中药材种植的品种、技术、产量、市场,他说,这是特色种植啊,有这么大的种植面积不容易。他嘱咐福建在隆德的帮扶干部,要加强服务,特别要帮助解决好市场的对接②。另一个事例是在浙江。2003年4月24日上午,习近平在浙

---

① 习近平.脱贫攻坚是我心里最牵挂的一件大事[N].人民日报海外版,2019-04-18(2).

② 习近平在宁夏隆德的一段往事[EB/OL].(2015-11-27)[2019-06-21].http://www.xinhuanet.com/politics/2015-11/27/c_128472681.htm.

江省杭州市淳安县下姜村与村民商量贫困问题对策时说,从大家讲的情况看,蚕桑、茶叶、早稻的产量都不算低。那么,为什么辛苦一年,收获不理想呢?种的全是大路货。没有做到优质高效和错位发展。没有优质,就没有市场竞争力。而没有错位发展,就不可能做到人无我有。"你们村有没有科技特派员?"习近平问。村民姜银祥摇摇头。"省里研究一下,给你们村派一个科技特派员来。"习近平说。在习近平的关怀下,浙江省中药研究所高级工程师俞旭平进驻下姜村。有村民起初信不过:"之前扶贫,是发钱发粮发农具。现在'发'来个专家! 他能让地里长出'金疙瘩'?"俞旭平在村里"待"了一个月,认为:"村里的低坑坞最适合种中药材黄栀子。"于是,以前只能长杂草、灌木的低坑坞种上了 500 亩黄栀子。两年后,当村民们数着厚厚的钞票时,发自内心地说:"服了!"①

二、中医药发展迎来了前所未有的机遇期

党的十八大以来,以习近平同志为核心的党中央把发展中医药提升到国家战略高度,作出一系列重大决策部署。习近平总书记关于发展中医药的重要论述,对中医药的历史价值和时代价值作出了科学判断,是中医药迈步新时代、开启新征程、实现新使命的精神动力和信念之基。正如总书记所说,"当前,中医药振兴发展迎来天时、地利、人和的大好时机",这一机遇千载难逢,前所未有。

1.《中华人民共和国中医药法》确立了中医药的法律地位

2016 年 12 月 25 日,国家主席习近平签署第五十九号主席令:《中华人民共和国中医药法》已由中华人民共和国第十二届全国人民代表大会常务委员会第二十五次会议于 2016 年 12 月 25 日通过,现予公布,自 2017 年 7 月 1 日起施行。这是中医药发展史上具有里程碑意义的大事,为中医药事业健康发展提供了法律保障。该法涵盖了中医药服务、保护与发展、人才培养、科学研究、传承与文化传播以及保障措施、法律责任等多个方面,并就建立健全中医药管理体系、保护中医药知识产权以及社会力量举办中医医疗机构、中药材质量全程监管等作出明确规定。《中华人民共和国中医药法》进一步明确了中医药事业的重要地位,建立了符合中医药特点的管理制度,加大了对中医药事业的扶持力度,促进了中医药的国际传播和应用,对提升中华文化软实力具有重要作用。

---

① 人民日报署名文章:心无百姓莫为官——习近平同志帮扶下姜村纪实[EB/OL].(2017-12-28)[2019-06-21].http://www.xinhuanet.com//2017/12/28/c_1122181889.htm.

2. 中医药发展上升为国家战略

2016 年,国务院印发了《中医药发展战略规划纲要(2016—2030 年)》,把中医药发展上升为国家战略。同时,明确了中医药发展目标与任务,提出:切实提高中医医疗服务能力;大力发展中医养生保健服务;扎实推进中医药继承;着力推进中医药创新;全面提升中药产业发展水平;大力弘扬中医药文化;积极推动中医药海外发展等七大任务。这些都为中医药事业的发展提供了政策保障。同年 12 月 6 日,国务院新闻办发布《中国的中医药》白皮书,这也是中国政府首次发布中医药发展状况的白皮书。白皮书系统介绍了中医药的发展脉络及其特点,充分介绍了中国发展中医药的国家政策和主要措施,展示了中医药的科学价值和文化特点。

3. 中医药的地位和作用愈加重要

中医药在经济社会发展中的地位和作用愈加重要,已成为独特的卫生资源、潜力巨大的经济资源、具有原创优势的科技资源、优秀的文化资源和重要的生态资源①。2014 年 12 月,习近平总书记在江苏调研时指出"没有全民健康,就没有全面小康"。党的十九大报告提出了"实施健康中国战略",明确了"人民健康是民族昌盛和国家富强的重要标志",还特别强调"坚持中西医并重,传承发展中医药事业",再次将中医药放在党和国家改革发展全局的战略高度来安排部署,体现了党和国家对中医药事业发展的高度重视,表明了中医药在国家健康战略中的地位和作用愈加重要。

三、中医药发展呈现的良好态势

党的十八大以来,党中央、国务院把中医药摆在了国家发展战略的重要位置,中医药发展呈现良好的态势,可谓硕果累累。

1. 屠呦呦获得诺贝尔生理学或医学奖

2015 年 10 月 5 日,诺贝尔生理学或医学奖获奖名单揭晓,中国中医科学院研究员屠呦呦荣膺该奖,获奖理由是"有关疟疾新疗法的发现"。这是中国科学家因为在中国本土进行的科学研究而首次获诺贝尔科学奖,是中国医学界迄今为止获得的最高奖项,也是中医药成果获得的最高奖项。屠呦呦的获奖,提振了中医药界的信心。中医药是中华民族数千年实践经验与智慧的结晶,是

---

① 《中国的中医药》白皮书[EB/OL].(2016-12-06)[2019-06-21].http://www.scio.gov.cn/ztk/dtzt/34102/35624/35634/Document/1534704/1534704.htm.

最具原始创新性的学科领域。中医药既是传统的,又是现代的;既是中国的,又是世界的。

2. 传统医学正式纳入国际疾病分类,中医药走向世界迎来里程碑

2019 年 5 月 25 日,第 72 届世界卫生大会审议通过了《国际疾病分类第十一次修订本(ICD－11)》,首次纳入起源于中医药的传统医学章节,这是我国政府与中医专家历经十余年持续努力所取得的宝贵成果。ICD－11 的正式发布有助于我国建立与国际标准相衔接并体现我国中医药卫生服务信息的统计网络,从统计分析的角度彰显我国中医药服务在人类健康服务中的能力和地位,有利于中医药国际交流与合作,促进中医药与世界各国医疗卫生体系融合发展,为世界各国认识中医药、了解中医药、使用中医药奠定基础,具有非常重要的现实意义和极为深远的历史意义。此外,截至 2019 年 5 月,国际标准化组织(ISO)颁布的中医药国际标准已达 45 项。其中,由中国专家担任项目提案人的占 71%[①]。

3. 中医药医疗服务能力显著增强

《2017 年我国卫生健康事业发展统计公报》表明:截至 2017 年年底,中医类医疗卫生机构数为 54 243 个,比 1978 年增加了 10.16 倍,占全国医院总数的 15.14%;中医医疗机构卫生技术人员达 104 万,占全国医疗卫生机构卫生技术人员数 8.9%。全国每万人口的中医类医院中医执业(助理)医师数从 1988 年的 2.60 人提高到 2017 年的 3.48 人;中医类医疗机构总诊疗量达 10.2 亿人次,占全国医疗卫生机构总诊疗量的 15.9%;中医类医院的平均住院日为 9.67 天,与 1978 年的 28.5 天相比减少了 18.83 天;基层中医药服务能力也不断提升,截至 2017 年年底,98.2%的社区卫生服务中心、96.0%的乡镇卫生院、85.5%的社区卫生服务站和 66.4%的村卫生室能够提供中医药服务,分别比 2012 年年底提高了 22.6%、29.5%、33.9%、8.9%。

4. 中医药健康管理服务特色更加突出

为满足人民群众日益增长的中医药健康管理服务需求,2007 年,国家中医药管理局启动了治未病健康工程,先后确立了 65 个"治未病"预防保健服务试点地区、173 家"治未病"预防保健服务试点单位。目前,二级以上中医医院普遍设立治未病科;2013 年起,中医药健康管理服务正式纳入国家基本公共卫生服务项目,65 岁以上老年人能够接受中医体质辨识及健康干预服务,0～36 个月儿

---

① 国际标准化组织(ISO)颁布中医药国际标准达 45 项[EB/OL].(2019－06－13)[2019－06－21]. https://baijiahao.baidu.com/s? id=1636219715288194124&wfr=spider&for=pc.

童能够接受中医调养服务①。

5. 中医药高等教育地位进一步提升

为促进中医药人才培养,加快中医药继承创新,国家不断提升中医药高等教育水平。据国务院新闻办 2016 年 12 月发布的《中国的中医药》白皮书,截至 2015 年年底,全国高等中医药院校有 42 所;在校生人数达 75.2 万人。目前,6 所中医药院校入选"双一流"建设高校名单,11 个中医药相关学科入选"双一流"建设学科名单;评选了三届 90 名国医大师,首届 100 名全国名中医,60 名中医药高等学校教学名师,首届 99 名岐黄学者。

四、新时代对中医药发展的思考

在以习近平同志为核心的党中央高度重视下,中医药事业迎来了高质量发展的新时代。在中医药事业传承发展的实践中,要坚定不移用习近平总书记关于发展中医药的重要论述全面统领中医药工作,持续强化责任担当,推动习近平总书记关于发展中医药的重要指示精神以及国家相关中医药政策落地落实。一是聚焦制约中医药发展的瓶颈性问题和热点难点问题,开展战略研究。二是加强中医药防治重大疾病、疑难疾病、新发突发传染性疾病的研究,发挥中医药独特优势。三是主动对接"一带一路"倡议、京津冀协同发展战略、粤港澳大湾区发展战略、长三角区域一体化发展战略等一系列国家战略。

1. 加强中医药政策法规体系的落实

2016 年 2 月国务院印发了《中医药发展战略规划纲要(2016—2030 年)》,2016 年 12 月颁布了《中华人民共和国中医药法》,为中医药事业健康发展提供了政策法律保障。由于上述政策法规颁布施行时间不长,地方性配套法规制度和实施细则还未能全面跟进,譬如在中医诊所备案管理、师承和确有专长人员分类考核、中医药知识产权保护、中医药服务贸易、中医药人才培养、中药材资源保护等领域,还有待在实践探索中不断完善。建议各地以中医药法为依据,进一步抓紧研究制定配套法规制度,促进中医药政策法规的落地落实工作。

2. 加强中医药理论的传承与挖掘

应该加强中医药理论方法继承研究,全面梳理历代各家学术理论、流派及学说,继承当代名老中医药专家的学术思想和临床诊疗经验,总结中医优势病种临

---

① 数说中医药 40 年之医疗保健[EB/OL].(2018-12-21)[2019-05-25].https://cntcm.com.cn/2018-12/21/content_54541.htm.

床基本诊疗规律。开展中医古籍文献资源普查,抢救濒临失传的珍稀与珍贵古籍文献,推动中医古籍数字化。加强中医药传统知识保护与技术挖掘。加强中医临床诊疗技术、养生保健技术、康复技术筛选,开展对中医药民间特色诊疗技术的调查、挖掘整理、研究评价及推广应用等工作。

3. 加强全方位多层次的中医药人才培养

中医药人才培养是中医药事业发展的基础。应该全方位多层次加强中医药人才的培养,实施以院校教育为主体、师承教育、毕业后教育、继续教育、专题培训等多种形式并存的中医药人才培养模式,特别要注重发挥中医药学术团体(学会)综合平台作用。一是在院校教育方面,加强中医药人才培养模式的创新,以适应中医药介入全生命周期健康服务链的社会需求。二是在中医药师承教育方面,由于众多名老中医陆续退休,成为"社会人",可否建立以学会平台为核心的教育模式,吸引、鼓励名老中医药专家和长期服务基层的中医药专家通过师承模式培养多层次的中医药骨干人才? 三是在"西学中"方面,由学会搭建平台,给更多西医学习中医的机会,多方位培养中西医结合人才。

4. 加强中医药理论与技术的创新

应该组织现代科学技术和传统中医药研究两支队伍的力量,深化中医基础理论、方法与技术的研究。加强对重大疑难疾病、重大传染病防治的联合攻关和对常见病、多发病、慢性病的中医药防治研究,形成一批防治重大疾病和治未病的重大产品和技术成果,更好地发挥中医药在治未病中的主导作用、在重大疾病治疗中的协同作用、在疾病康复中的核心作用。

5. 坚定中医药发展自信

要坚定中医药发展自信,必须坚定中医药的理论自信、学术自信、临床自信和文化自信。上海中医药大学原校长严世芸教授在谈到中西医结合问题时,认为:"我们要有坚定的科学自信,明了中医的独特价值,破除对西医的迷信,从认识论上厘清中国与西方、中医与西医的差异,处理好中医与西医的关系,用开放包容的心态促进传统医学与现代医学更好地融合,坚持中西医互学互鉴、携手造福人类。"[①]坚定中医药发展自信,是坚定民族自信的重要体现,是实现中华民族伟大复兴中国梦的内在要求。

目前,党中央正在全党部署开展"不忘初心、牢记使命"主题教育,也恰逢《中华人民共和国中医药法》施行两周年。对于中医药发展而言,我们要深入学

---

① 王一茗.严世芸:以高度文化自信振兴中医药事业[J].检察风云,2019(7):5.

习贯彻习近平总书记关于发展中医药的重要论述,深入贯彻落实《中华人民共和国中医药法》,同时也要深刻思考什么是中医药发展的"初心"、什么是中医药人的"使命"。在中医药发展方面,也必须做到"守初心、担使命、找差距、抓落实"。守初心,就是中医药发展要以服务人民群众健康为中心,把提高临床疗效放在首要位置,充分发挥中医药在治未病中的主导作用、在重大疾病治疗中的协同作用、在疾病康复中的核心作用。担使命,就是中医药人要承担起传承发展中医药事业的重要使命,把中医药继承好、发展好、利用好。找差距,就是要找出中医药服务能力与人民群众日益增长的中医药健康服务需求之间的差距,找出当前中医药发展现状与高质量发展要求之间的差距,从而解决中医药发展不平衡不充分的突出问题。抓落实,就是要深入贯彻习近平总书记关于发展中医药的重要论述和国家相关中医药政策法规,充分发挥中医药"五种资源"优势,加强中医古籍、传统知识和诊疗技术的保护、抢救、整理,推进中医药科技创新,加强中医药对外交流合作,力争在重大疾病防治方面有所突破,以实际行动更好地造福人类健康、助力实现中华民族伟大复兴中国梦。

本文作者吴勉华、黄亚博、文庠、冯广清,发表于《江苏中医药》2019 年第 7 期

身国共治，援医弘道：
传统中医药文化的时代新蕴

——论习近平总书记关于中医药的系列论述

一、赋力中医药文化历史传统承载现实价值

中医药文化孕育和滥觞于中华优秀传统文化，其理论体系、价值观念和制度形态深深地植根于中华优秀传统文化，构成了最为紧密的体用关系，用最凝练也最容易为社会所感知的文字描述两者关系，或可为："儒必通医""医必知道""医心近佛""以儒治世，以道治身，以佛治心"。2010年6月20日，习近平总书记在澳大利亚出席由南京中医药大学与皇家墨尔本理工大学共建的中医孔子学院授牌仪式上指出，"中医药学凝聚着深邃的哲学智慧和中华民族几千年的健康养生理念及其实践经验，是中国古代科学的瑰宝，也是打开中华文明宝库的钥匙"[①]。生活处处有中医，中医药文化寓于其中，百姓日用而不知。

1. 近代以来中医存废发展之争的本质是缺少文化自信

近代以来，国人关于中医的存废之争一直没有消停。1929年2月，南京国民政府卫生部召开第一届中央卫生委员会议，会上讨论了四项关于"废止中医"的提案，最后通过了余云岫起草的《废止中医案》，中医界为谋求自身生存而进行了殊死抗争。由于整个社会流行和追崇以科学和民主为主要内涵的新文化，这一次的中医存废之争，不局限于中西医在学理和具体实践上的是非之争，更是扩大到思想文化和意识形态层面。一直到2006年，还有知名大学的教授公开发表《告别中医中药》并在网络上发动"取消中医"的签名活动，从中也能窥见相当一部分人在现代化浪潮中对待包括中医药在内的中华优秀传统文化的错误态度和立场。及至2020年，在抗击新冠肺炎疫情这一生死攸关的社会危机中，在中医药力量已经确切地发挥了重要作用的事实面前，依然存在着大量的质疑声音。

---

① 杜尚泽，李景卫.习近平出席皇家墨尔本理工大学中医孔子学院授牌仪式[N].人民日报，2010-06-21(1).

　　保持民族文化的独立性和主体性是世界文明多样性的前提,中华民族五千年博大精深和源远流长的历史,使得我们有充分的理由坚持自信、保持文化独立性和主体性。与中华民族一样有着悠久灿烂文化的法兰西民族,基于对国家和民族文化独立的重要性的敏锐认识,在 20 世纪 90 年代初关于关贸总协定的谈判中,就坚决而果断地把文化排除在一般性服务贸易之外,并在实践中反对美国式、娱乐化的文化,扶持保护本民族的传统精英文化,这也是"文化例外"这个词汇的来源背景。马克思在讨论精神世界问题时,曾这样向对方发问:"你们赞美大自然令人赏心悦目的千姿百态和无穷无尽的丰富宝藏,你们并不要求玫瑰花也发出和紫罗兰一样的芳香。但是你们为什么却要求世界上最丰富的东西——精神,只能有一种存在形式呢?"①历史和现实表明,灿烂悠久的历史文化是一个国家和民族的思想灵魂和风采写照,与时俱进的时代文化是一个国家和民族的思想动力和精神血脉。如果一个民族抛弃或者背叛了自己的历史文化,很可能会上演一幕幕历史悲剧。

　　2. 客观理性对待中医药就是秉承和坚守中华文化立场

　　中医药文化既有鲜明的科学属性,又有显著的人文特征;在文化形态上,具有物质的文化遗存,又有非物质的文化知识;作为一种具体的医学实践,又具有心身一元并治的特点,这些特殊情形就决定了中医药文化特有的内涵。在现代文化背景下,中医药文化与中华优秀传统文化的关系就显得更加紧密,其中一方的复兴都有赖于另一方的滋养和助推。"只有民族的,才是世界的。"因此,对待中医药的态度和立场就是对待中华优秀传统文化的态度和立场,也是对待中国先进文化的态度和立场。从中医药与中华优秀传统文化互根互用的密切关系而言,继承、发展和利用好中医药,就是捍卫、维护和弘扬中华优秀传统文化。遵此逻辑,我们可以说,正确认知中医药文化就是坚持民族文化立场,坚持民族文化的主体性和独立性。在这个问题上,我们必须十分清醒而不能有半点含糊。并且,由于中医药现实存在的社会功用,与其他领域和形式的中华文化形态和载体相比,其传扬中华优秀传统文化的效益将会更加显著。

　　3. 中医药资源属性决定其必然可以发挥现实社会功用

　　习近平总书记关于中医药的"瑰宝论"充分肯定了中医药的历史和当代价值,"钥匙论"形象说明了中医药的现实地位和功能,这一论断以及其后的系列论述和重大制度安排,在客观上澄清和消弭了中医存废之争,为中医药赢得了宝

---

①　马克思,恩格斯.马克思恩格斯全集:第一卷[M].北京:人民出版社,1995:111.

贵的生存和发展空间。2015 年 12 月,习近平总书记在致信祝贺中国中医科学院成立 60 周年时指出,当前中医药振兴发展迎来天时、地利、人和的大好时机①! 这一大好时机,对于近代以来历经磨难的中医药来说自然是来之不易、弥足珍贵,饱含着习近平总书记对中医药事业的关爱和匡扶。2019 年 3 月 4 日,著名演员冯远征回忆参加全国政协十三届二次会议文艺和社科界别联组会的情景时难掩兴奋:习近平总书记说知道《老中医》这部戏。见微知著,小小的细节更是展露出总书记对中医药的深情厚谊②。中国外文局对外传播研究中心 2019年发布的《中国国家形象全球调查报告 2018》指出,50%的海外受访者认为中医药是中国文化的代表元素,位于选择中餐的人数之后;而 67%的中国受访者认为中医药是中华文化的代表元素,超过了选择中餐的人数。海内外的数据两相比照,充分说明了中医药文化深厚的传统文化根基,及其在助力中华优秀传统文化海外传播过程中的强大力量,这一局面来之不易。

二、赋能中医药文化现代转化彰显全新功用

富有生命力的传统文化从来都不是久远的历史或者不可亲近与感知的,恰恰还是现代生活的一个有机组成部分,具有超越时空的思想力量,我们仿佛在与历史对话,而历史又是这样的鲜活,从来没有远离我们。包括中医药文化在内的中华优秀传统文化资源,是中国共产党治国理政的思想源泉。习近平总书记在中央党校 2009 年春季开学典礼上的讲话中指出,传统文化中的许多优秀文化典籍蕴涵着做人做事和治国理政的大道理,可以提高人文素养,增强对人与人、人与社会、人与自然关系的认识和把握能力③。习近平总书记说中医药凝聚着深邃的哲学智慧,这是一个客观鲜明并且富含能量的判断。

1. 中医药文化蕴涵着治国理政思想资源的本态特征

中医药文化在长期发展的过程中寓中国传统哲学的智慧于自身理论体系之中,形成了人与自然、人与社会、人与人、人与自我之间关系的总的认识和系列理论,具有高度的哲学自觉和丰富的哲学内涵,其本体论是具有朴素的唯物主义思想的元气论,认识论是主张心身统一的形神合一,方法论是整体观念和辩证论

① 习近平.习近平致中国中医科学院成立 60 周年贺信[N].人民日报,2015-12-23(1).
② 项佳丽.冯远征委员:一定要创作出有灵魂的人物[EB/OL].[2019-03-11].http://cen.ce.cn/more/201903/11/t20190311_31648836.shtml.
③ 习近平.领导干部要爱读书读好书善读书[EB/OL].[2009-05-18].http://theory.people.com.cn/GB/49169/49171/9315765.html.

治,具体内容包括本体论角度下的自然观、生命观、身体观,认识论角度下的道德观、伦理观、心理观,实践论角度下的健康观、养生观、治疗观①。中医学不仅治病、治身,还治人、治世。古语明训:"上医治国,中医治人,下医治病。"可以说,中医药文化蕴涵着治国理政思想资源的本态特征,也自然获得了习近平总书记的青睐,成为其治国理政时问诊、把脉、审证、开方的思想源泉之一。中医药文化中的治病治身之术,也在习近平总书记准确、灵活和巧妙运用中现实地转化为针对现实分析和解决问题的治国治世之道。作为传统中医药文化的忠实弘扬者和积极发展者,习近平总书记十八大以来发表了系列熔铸中医药文化思想和理念的重要论述,深刻传神、通俗易懂,将中医药文化所蕴含的世界观和方法论推向了医学文明之外更广阔的社会场景和世界舞台之中,赋予其新的文化功用,促进了中医药文化的传播,弘扬了中医药文化的特色,彰显了中医药文化的优势,也客观上推动中医药文化更加自信、稳健地走向未来发展之路。

2. 中医药文化创造性转化为治国理政新论断新理念

身国共治,援医弘道。习近平总书记注重将传统中医药文化创造性转化为治国理政新论断新理念,赋予其时代新蕴。枚举几例,2012 年 12 月,习近平总书记在广东考察工作讲到改革的方法时指出,改革也要辨证论治,既要养血润燥,化瘀行血,又要固本培元,壮筋续骨,使各项改革都能够发挥最大功能②。2013 年 2 月,习近平总书记在党的十八届二中全会上讲话时指出,用中医的话来形容形式主义、官僚主义、享乐主义等问题,就是"肝风内动""血虚生风"③。2013 年 6 月,习近平总书记在党的群众路线教育实践活动工作会议上讲话时指出,人的思想和作风有了毛病,也必须抓紧治。如果讳疾忌医,就可能小病拖成大病,由病在表皮发展到病入膏肓,最终无药可治,正所谓"禁微则易,救末者难"④。2013 年 12 月,习近平总书记在中央城镇化工作会议上谈到推进农业转移人口市民化时指出,要注意解决大马路、大广场、大绿地、大园区等土地利用率很低这样的消化不良问题,否则就要脘腹痞胀、宿食不化,实际上这是外强中干、

---

① 殷忠勇.中医心身一元医学思想及其现代价值研究[D].南京:南京中医药大学,2015.
② 中共中央文献研究室.习近平关于全面深化改革论述摘编[M].北京:中央文献出版社,2014:32.
③ 习近平.在党的十八届二中全会第二次全体会议上的讲话(节选)[EB/OL].[2015-03-17].http://xxgk.yn.gov.cn/Info_Detail.aspx? DocumentKeyID=17A685B6077B459BB35A1D991452584A.
④ 习近平.习近平在党的群众路线教育实践活动工作会议上的讲话[EB/OL].[2013-07-26].http://qzlx.people.com.cn/n/2013/0726/c365007-22344078.html.

真阳不足、脾气虚弱①。2017 年 6 月,习近平总书记在深度贫困地区脱贫攻坚座谈会上强调,"病有标本""知标本者,万举万当;不知标本者,是谓妄行",推进深度贫困地区脱贫攻坚,需要找准导致深度贫困的主要原因,采取有针对性的脱贫攻坚举措②。2018 年 4 月,习近平总书记在武汉主持召开深入推动长江经济带发展座谈会并发表重要讲话时强调"长江病了",而且病得还不轻;治好"长江病",要科学运用中医整体观,追根溯源、诊断病因、找准病根、分类施策、系统治疗③。在国际舞台上,习近平总书记也会形象生动地妙用中医术语。2015 年 11 月,习近平总书记在二十国集团领导人第十次峰会上就世界经济形势发言时指出,"善治病者,必医其受病之处;善救弊者,必塞其起弊之原"④。2016 年 11 月,习近平总书记在亚太经合组织第二十四次领导人非正式会议上发言指出,中医讲"通则不痛,痛则不通",要坚定不移破解区域互联互通瓶颈⑤。

三、赋命中医药文化鼎新发展担当时代新任

作为一种特殊的人类文明,医学集中承载了一定科学技术条件和历史文化环境下的物质、精神和制度文明及其优秀成果,并在日益发展中不断赋予新的时代内涵与要求。但是,有别于古希腊、古印度、古埃及医学,中医学尽管也出现过几次不同程度的危机,整体上却没有出现过学术理论和临床实践的中断。从本质上讲,这是因为中华文明从来没有发生过根本性的断层和裂变,也善于吸收外来文明的补充和滋养。因而,我们学习习近平总书记关于中医药的重要论述,要注重将其归置到关于传承和发展中华优秀传统文化、经济社会发展大局和实施国家重大战略的重要论述中,充分发挥中医药在卫生、经济、科技、文化、生态等方面的资源优势。

1. 弘扬和发展中医药文化是宣传阐释中国特色"四个讲清楚"和构建中国特色哲学社会科学学科体系的题中应有之义

2013 年 8 月,习近平总书记在全国宣传思想工作会议强调宣传阐释中国特色要"四个讲清楚"⑥。在当代社会环境和科学技术条件下,创造性转化和创新

---

① 中共中央文献研究室.十八大以来重要文献选编(上)[M].北京:中央文献出版社,2014:595.
② 习近平.在深度贫困地区脱贫攻坚座谈会上的讲话[N].人民日报,2017-09-01(2).
③ 习近平.在深入推动长江经济带发展座谈会上的讲话[N].人民日报,2018-06-14(2).
④ 习近平.创新增长路径 共享发展成果[N].人民日报,2015-11-16(2).
⑤ 习近平.面向未来开拓进取促进亚太发展繁荣[N].人民日报,2016-11-22(2).
⑥ 习近平.习近平谈治国理政[M].北京:外文出版社,2014:155.

性发展中医药文化,本身就是传播阐释中华优秀传统文化的一种行之有效的方式,对于光大和弘扬中华优秀传统文化,推动中医药学术传承、创新和发展,增进全世界人民的健康福祉,具有重要的理论意义和实践价值。2016 年 5 月,习近平总书记在哲学社会科学工作座谈会上指出,加快构建中国特色哲学社会科学体系要体现继承性、民族性,体现原创性、时代性,体现系统性、专业性,我们不仅要让世界知道"舌尖上的中国",还要让世界知道"学术中的中国""理论中的中国""哲学社会科学中的中国",让世界知道"发展中的中国""开放中的中国""为人类文明作贡献的中国"①。

当代中国在讲述中国故事、塑造中国形象的过程中,需要善用讲故事的形式开展对外宣传,采用和重构融通中外的概念、范畴、表述,把我们想讲的和受众想听的结合起来,把"陈情"和"说理"结合起来,把"自己讲"和"别人讲"结合起来,增强话语的创造力、感召力和公信力。就讲好中医药故事而言,我们可以秉承"继承不泥古,创新不离宗"的基本原则,因循冯友兰先生创设的"照着讲"和"接着讲"的哲学进路,照着和接着中国传统医学讲,讲清楚其哲学视野下的原始风貌和原旨原义;照着和接着西方现代医学讲,讲清楚中西医学哲学基础的本质异同和时代危机;照着和接着当代医学科学的发展趋势讲,讲清楚哲学进路下中西医学交流互鉴的历史必然和融合汇通的现实可能。如此,中医药文化所凝聚着的深邃的哲学智慧,才能在现代语境下更加清晰、明朗、形塑起来,与社会实现沟通、互融,勾勒出中华文化的基本面貌、构建起中国特色的学科体系,不断增强中华文化的传播力和影响力。

2. 弘扬和发展中医药文化是坚持新时期卫生与健康工作方针和建设健康中国的内在要求

中国是一个发展中国家,将长期处于社会主义初级阶段,但是当前已经进入了快速老龄化的轨道。如果按照西方国家高医疗福利的模式来维护和促进国民健康,对国家来说将是一个非常沉重的经济负担,很难较好地予以实现和维持。而发挥中医药"简验便廉"的特点,促进中医药健康养生文化在国民医学素养提升中的作用,则是一条符合中国国情的不二之路,既契合中国人的传统文化习惯,也符合卫生经济学的规律。2016 年 8 月,习近平总书记在全国卫生与健康大会上讲话时指出,要坚持正确的卫生与健康工作方针,着力推动中医药振兴发展,坚持中西医并重,推动中医药和西医药相互补充、协调发展,努力实现中医药

---

① 习近平.习近平谈治国理政:第二卷[M].北京:外文出版社,2017.

健康养生文化的创造性转化、创新性发展①。

2015年2月，习近平考察西安市雁塔区电子城街道二〇五所社区中医馆时指出，因为中医药副作用小、疗效好，中草药价格相对便宜，像我们自己也喜欢看中医②。2016年2月，习近平总书记到江西考察江中药谷制造基地时指出，江西把中医药作为发展的一个着力点是正确的，也很有前景，一定要保护好、发掘好、发展好、传承好中医药这一中华民族的瑰宝，在全民健康中应该更好发挥作用③。可以看出，无论是在商议国是的"庙堂之高"，还是在关注民生的"江湖之远"，习近平总书记热爱中医、发展中医、提高中医的情结一直萦绕心中。

在抗击庚子早春一场肆虐全国的新冠肺炎疫情中，正是在习近平总书记多次强调坚持中西医结合、中西医并重的明确要求下，中医药才从疫情防控早期的边缘地位和补充角色中解脱出来，奋力走向了疫情防控人民战争、总体战、阻击战的一线，实现了关口前移、早期介入、深度结合、全程干预，最大程度地发挥了重要作用，使得中医药的出色表现和杰出贡献再次吸引了全社会、全世界的目光，这在中医药千百年发展史上注定要留下浓墨重彩的一笔。当然，我们由此反思并提出改革公共卫生服务和应急管理体系、疾病预防控制体系、重大疫情防控救治体系时，就更需要在法律制定和制度设计中统筹安排中医药的位置，注重充分发挥其重要作用，这是由历史和现实检验过的事实决定的。

3. 弘扬和发展中医药文化是构建人类命运共同体和践行"一带一路"倡议的重要推手

习近平总书记在党的十九大报告中强调"中国秉持共商共建共享的全球治理观"。这就需要不同文明和文化之间不断化解纷争和矛盾、消弭战乱和冲突，实现著名社会学家费孝通先生提出的"各美其美，美人之美，美美与共，天下大同"的生动局面。2014年9月，习近平总书记在印度世界事务委员会的演讲中指出，"国之交在于民相亲。中国太极和印度瑜伽、中国中医和印度阿育吠陀有惊人的相似之处，两国人民数千年来奉行的生活哲理深度相似。"④

①　习近平.习近平谈治国理政：第二卷[M].北京：外文出版社，2017：371.
②　霍小光.习近平春节前夕赴陕西看望慰问广大干部群众[N].人民日报，2015-02-17(1).
③　成岚.习近平：人民群众的事情就是我们的牵挂[EB/OL].[2016-02-03].http://www.xinhuanet.com//politice/2016/02/03/c_128700094.htm.
④　习近平.习近平在印度演讲：携手追寻民族复兴之梦——在印度世界事务委员会的演讲[N].人民日报，2014-09-19(1).

近代之初,西方的科学技术和思维理念就曾以"援教入医""借医弘教"的方式进入中国,审视和反观当代社会历史条件下的"中学西传",仍然具有现实启示。多年来,中医学是除了中国语言学科外中国(大陆地区)接收海外留学生最多的学科。近年来,中医孔子学院和海外中医中心不断成立,极大地促进了中华优秀传统文化的对外传播和交流,也现实地增进了世界各国人民的健康福祉。习近平总书记不仅出席一些中医孔子学院、中医药海外中心的揭牌仪式,也不断推进中医药与其他传统医学的对话。2013 年 9 月,习近平总书记在上海合作组织成员国元首理事会第十三次会议上的讲话中指出,传统医学是各方合作的新领域,中方愿意同各成员国合作建设中医医疗机构,充分利用传统医学资源为成员国人民健康服务[①]。2019 年 7 月 24 日,中央全面深化改革委员会第九次会议审议通过的《中共中央、国务院关于促进中医药传承创新发展的意见》,明确指出:传承创新发展中医药对于弘扬中华优秀传统文化、增强民族自信和文化自信,促进文明互鉴和民心相通、推动构建人类命运共同体具有重要意义。

习近平总书记注重发挥世界卫生组织在推进传统医学发展过程中的作用并多次会见陈冯富珍总干事。2013 年 8 月,习近平在人民大会堂会见陈冯富珍时表示,愿促进中西医结合及中医药在海外发展,为促进全球卫生事业、实现联合国千年发展目标作出更大贡献[②]。2017 年 1 月,习近平又在瑞士日内瓦出席中国向世界卫生组织赠送针灸铜人雕塑揭幕仪式时表示,要用开放包容的心态促进传统医学和现代医学更好融合,为促进人类健康、改善全球卫生治理作出更大贡献[③]。世界卫生大会在 2019 年发布的第 11 版全球医学纲要中首次收录提供有关利用中医药的详细疾病分类信息,这将会促进世界其他文明逐渐客观地认识中医药,客观上加速中医药知识和技术的应用与扩张。

拿破仑曾言,"世上有两种力量,利剑和思想;从长而论,利剑总是败在思想手下"。先进的、自信的文化,必定引领着一个国家和民族顺应历史发展的浩荡之势和绵延潮流,不断从胜利走向胜利,从辉煌走向辉煌,从文明走向文

①　习近平.习近平在上海合作组织成员国元首理事会第十三次会议上的讲话弘扬"上海精神"促进共同发展[N].人民日报,2013-09-14(2).

②　习近平 20 日会见世界卫生组织总干事陈冯富珍[EB/OL].[2013-08-20].http://www.gov.cn/ldhd/2013-08/20content_2470625.htm.

③　习近平.习近平在瑞士媒体发表署名文章:深化务实合作共谋和平发展[N].人民日报,2017-01-15(1).

明。传统中医药文化将会在迎接新一轮科技革命的拥抱中焕发出更加璀璨的光彩，以一种更加自信的姿态从容地走向世界，为弘扬和发展中华优秀传统文化，为省思医学目的、完善医学模式、创新医学理论体系、丰富医学治疗方式作出新的更大贡献。丘吉尔说过，"不要浪费一场危机"。在客观、公正地审视和评价中医药在新冠疫情防控中的实际贡献后，我们将会在"后疫情"时代更加理性、深刻地认识和理解坚持中西医并重作为我国卫生健康工作方针的重要内涵和中国特色医药卫生健康事业的显著优势，更加坚定习近平总书记嘱咐的"切实把中医药这一祖先留给我们的宝贵财富继承好、发展好、利用好"的思想自觉和行动自信。

本文作者殷忠勇，发表于《南京中医药大学学报（社会科学版）》2020年第2期

习近平关于中医药发展
重要论述的时代价值

一、习近平总书记关于中医药发展重要论述的科学内涵

党的十八大以来,习近平总书记就中医药传承创新发展等方面作出重要论述。这些重要论述,是习近平新时代中国特色社会主义思想科学体系的重要组成部分,鲜明地回答了新时代"为什么传承发展中医药、如何传承发展中医药"的重大理论问题。对于习近平总书记关于中医药发展重要论述的科学内涵,专家学者们见仁见智。本文把习近平总书记关于中医药发展重要论述的科学内涵界定为:是以习近平同志为核心的党中央为传承发展中华优秀传统文化,推动中医药复兴,促进健康中国建设和构建人类健康命运共同体目标而提出的一系列新思想、新论断和新要求,主要包括中医药定位论、中医药自信论、中医药创新论、中西医并重论、中医药发展目标论等方面。

中医药定位论是指中医药是"我国古代科学的瑰宝,是打开中华文明宝库的钥匙"①和"中医药是我国独特的卫生资源"②两个方面。关于中医药自信论,2015年12月,习近平总书记致信祝贺中国中医科学院成立60周年,强调指出:"希望广大中医药工作者增强民族自信。"关于中医药创新论,习近平总书记指出:"要遵循中医药发展规律,传承精华,守正创新"③;"努力实现中医药健康养生文化的创造性转化、创新性发展"④。关于中西医并重论,习近平总书记指出:

---

① 习近平:中医孔子学院将有助于澳民众了解中国文化[EB/OL].[2010-06-20].http://www.gov.cn/ldhd/2010-06/20/content_1631961.htm

② 同上.

③ 习近平对中医药工作作出重要指示强调传承精华守正创新为建设健康中国贡献力量[EB/OL].[2019-10-25].https://baijiahao.baidu.com/s? id=1648346010636012064&wfr=spider&for=pc.

④ 王君平.人民时评:擦亮中医文化瑰宝——共建共享我们的"健康中国"[N].人民日报,2019-08-16(15).

"坚持中西医并重,传承发展中医药事业"①;"推动中医药和西医药相互补充、协调发展"②。关于中医药发展目标论,习近平总书记认为,中医药发展目标是在健康中国建设中充分发挥中医药防病治病中的优势和作用,在人类卫生健康共同体建设中贡献中国智慧、提供中国方案。正如习近平总书记所说:"中国期待世界卫生组织为推动传统医学振兴发展发挥更大作用,为促进人类健康、改善全球卫生治理作出更大贡献。"③

中医药定位论是习近平总书记关于中医药发展重要论述的本质,中医药自信论是内在要求,中医药创新论是理论品质,中西医并重论是指导方针,中医药发展目标论是崇高追求,它们相互联系、相互作用,共同构成了完整的习近平总书记关于中医药发展重要论述的思想体系。

二、新时代传承发展中医药的意义和作用

新时代传承发展中医药,对于推进健康中国建设,传承和弘扬中华优秀传统文化,提升中医药国际话语权,增强中国文化软实力,构建人类卫生健康共同体具有重要的意义和价值。

1. 推进健康中国建设

十八大以来,习近平总书记提出了"坚持预防为主……倡导健康文明生活方式",中医药"在全民健康中应该更好发挥作用"④等新思想新论断新要求,为健康中国建设提供根本遵循和行动指南。

(1) 倡导健康文明的生活方式

2017年10月18日,习近平在中国共产党第十九次全国代表大会上的报告中指出:"坚持预防为主,深入开展爱国卫生运动,倡导健康文明生活方式。"⑤世界卫生组织1996年宣布:健康生活方式就是健康的基石。开展健康中国建

---

① 习近平:决胜全面建成小康社会夺取新时代中国特色社会主义伟大胜利——在中国共产党第十九次全国代表大会上的报告[EB/OL].[2017-10-27].http://www.xinhuanet.com/politics/leaders/2017-10/27/c_1121867529.htm.

② 习近平对中医药工作作出重要指示[EB/OL].[2019-10-25].http://www.gov.cn/xinwen/2019-10/25/content_5444863.htm

③ 习近平访问世界卫生组织并会见陈冯富珍总干事[EB/OL].[2017-01-19].https://www.gov.cn/xinwen/2017-01/19/content_5161090.htm.

④ 保障人民健康安全,习近平总书记这样说[EB/OL].[2018-08-19].http://health.people.com.cn/n1/2018/0819/c408564-30236944.html.

⑤ 同①.

设,需要我们养成健康良好的生活方式。《素问·上古天真论》云:"食饮有节,起居有常,不妄作劳,故能形与神俱,而尽终其天年,度百岁乃去。""食饮有节"是指饮食要有规律。"起居有常"是指人的生活作息时间,应该顺应自然规律。"不妄作劳"主要包括三层含义:一是指体力劳动方面要有劳有逸;二是心情方面要放松,"恬淡虚无,真气从之,精神内守,病安从来"(《素问·上古天真论》);三是节制"房事",不要妄泄肾精。遵守这些养生原则,就是一种健康文明的生活方式。健康中国建设,倡导人们养成健康文明的生活方式至关重要。

(2)预防为主,发挥"治未病"优势

2019年7月24日,习近平在紧密结合"不忘初心、牢记使命"主题教育活动中指出:"要发挥中医药在疾病治疗和预防中的特殊作用。"①推进健康中国建设,其中非常重要的一环就是坚持"治未病"思想。《素问·四气调神大论》曰:"是故圣人不治已病治未病,不治已乱治未乱,此之谓也。"《难经·七十七难》云:"所谓治未病者,见肝之病,则知肝当传之与脾,故先实其脾气。"中医"治未病"理论包含三层含义:一是"未病先防",二是"既病防变",三是"瘥后防复"。中医主张"正气存内、邪不可干""邪气所凑,其气必虚"。所以,健康中国建设,要实行"疾病关口前移,以预防为主,防治结合"。中医"治未病"思想使人不得病、少生病,将"已病就医"转为"未病先防",不但能够减轻家庭的医疗支出,同时可以降低世界各国的医疗负担。开展中医"治未病"工作,为保障人类卫生健康提供了新的思路,为全球卫生治理提供新的方案,从而最终在全球形成"未病先防、已病早治、既病防变、愈后防复"的人类健康服务体系。

(3)发挥中医药"简便廉验"优势,实现人人享有卫生保健的权利

2015年2月15日,习近平在西安考察时指出:现在发展中医药,很多患者喜欢看中医,因为副作用小,疗效好,中草药价格相对便宜②。实现人人享有卫生保健一直是世界各国医疗改革追求的目标,也是开展健康中国建设的重要载体。中医药因其"简便廉验"的特色和优势,有利于实现人人享有卫生保健的权利。"简"是指因时制宜,选择操作简便的方式,还指中医以简驭繁的智

---

① 习近平:紧密结合"不忘初心、牢记使命"主题教育推动改革[EB/OL].[2019-07-25].https://baijiahao.baidu.com/s?id=1639990478645385869&wfr=spider&for=pc.

② 习近平春节前夕赴陕西看望慰问广大干部群众[EB/OL].[2015-02-16].http://www.xinhuanet.com/politics/2015/02/16/c_127503704.htm.

慧;"便"指方便合宜,因地制宜,就地取材;"廉"是针对"看病贵"而言,旨在降低医药卫生成本,减轻患者经济负担,实现人人都能享有卫生保健的权利;"验"是指验证、效验等义,这里特指临床有疗效。中医药历经千年传承,有很多验方和治疗方法。如在抗击新冠肺炎疫情中,中医药的"三药三方"取得了非常好的疗效。

2. 助力文化强国建设

习近平总书记关于中医药发展的重要论述有利于提升中医药文化自觉,增强中医药文化自信,实现中医药文化自强,扩大中医药文化国际传播,增强中医药国际话语权,提升中国文化软实力,助力文化强国建设。

(1)提升中医药文化自信

文化是民族的血脉、人民的精神家园,积淀着一个民族最深层的精神追求。文化兴则国运兴,文化强则民族强。文化自信是一个国家和民族最基本、最深层、最持久的力量。作为中华优秀传统文化的亮丽名片——中医药文化,凝聚着深邃的哲学智慧,是中医药的根基和灵魂。要实现中医药的复兴,中医药人要增强民族自信、文化自信。习近平总书记指出:"希望广大中医药工作者增强民族自信,充分发挥中医药的独特优势"①。近代以来,伴随着西学东渐、西医东渐,由于西方学者坚持西方文化霸权主义、西方医学沙文主义,以西医范式为评价准则,顺西方医学者昌、逆西方医学者亡,对包括中医药在内的传统医学进行贬低和污蔑,这给中医药人带来深深的文化自卑感。事实上,中医药与西医药是两种不同的医学范式,它们在地位上是平等的,只是思维方式"差异"的关系,不是科学与玄学、先进与落后、创新与保守的"差距"关系。因此,我们中医药人首先要增强民族自信、文化自信。习近平总书记对中医药的地位和价值进行高度评价,强调我们的文化自信"建立在五千多年文明传承基础上"。同时,要加强对中医药文化的挖掘和阐发,使中医药文化基因与当代文化相适应、与现代社会相协调,把跨越时空、超越国界、富有永恒魅力、具有当代价值的中医药文化精神弘扬起来。

(2)扩大中医药文化国际传播

近代以来,在西方医药文化占主导地位的视域下,中医药文化的国际传播声音微弱、传播效果不尽如人意,这在一定程度上制约了其作用的发挥。习近平总书记

---

① 习近平:希望中医药工作者增强民族自信[EB/OL].[2015-12-22].http://www.china.com.cn/news/2015-12/22/content_37374403.htm.

基于历史的考量、重塑中医药话语权及回应现实的需要,在国际重要场合,弘扬和传播中医药文化,提升中医药文化的吸引力和影响力,提升中医药文化软实力。

2010 年 6 月 20 日,习近平同志在出席澳大利亚皇家墨尔本理工大学中医孔子学院授牌仪式上明确指出:"中医药学凝聚着深邃的哲学智慧……必将为澳大利亚民众开启一扇了解中国文化新的窗口。"① 2017 年 7 月 6 日,习近平总书记在致金砖国家卫生部长会暨传统医药高级别会议的贺信中指出:"中医药是其中的杰出代表,以其在疾病预防、治疗、康复等方面的独特优势受到许多国家民众广泛认可。"① 2017 年 7 月 24 日,习近平总书记在致第十九届国际植物学大会的贺信中再次指出:"中医药学为人类健康作出了重要贡献。"②

第四次中国国家形象全球调查的结果显示,中医药被认为是最具有代表性的中国元素,选择比例近 50%。因此,从某种意义上我们可以说,中华文化"走出去"战略中,中医药文化是先行者。"推动中医药文化走向国际是将中医药文化资源转化为文化软实力的重要方式。"③

(3) 提升中医药话语权

中医药话语权是指通过语言或文本掌控社会舆论影响中医药发展的能力和实力,它是一种柔性权利与权力,规定着中医药接受和使用的程度和范围,体现中医药的引导力与影响力。十八大以来,习近平总书记从实现中华民族伟大复兴的战略高度,立足于文化强国战略的时代背景,努力振兴发展中医药事业,增强中医药话语权。

首先,对中医药的地位、特性、价值重新进行了科学界定,为增强中医药话语权奠定知识论基础。中医药学全面、系统、完整地保有中国古代儒、释、道等哲学智慧,是打开中华文明宝库的钥匙。习近平总书记对中医药学地位、价值的准确界定,为中医药走向世界、获得世界人民的认同奠定了知识论基础。其次,积极支持中医药参与新冠肺炎疫情等防治,用确切的临床疗效为增强中医药话语权提供实践论基础。据统计,"在全国新冠肺炎确诊病例中,有 74 187人使用了中医药,占 91.5%。临床疗效观察显示,中医药总有效率达到了 90%以上,能够有效缓解症状,减少轻型、普通型向重型发展,能够提高治愈率、降

① 习近平致 2017 年金砖国家卫生部长会暨传统医药高级别会议的贺信[EB/OL].[2017-07-06]. http://www.xinhuanet.com/politics/2017-07/06/c_1121276812.htm.

② 习近平致第十九届国际植物学大会的贺信[EB/OL].[2017-07-24].http://www.xinhuanet.com/politics/2017-07/24/c_1121372408.htm.

③ 颜欢,林芮.国际社会积极评价中医药抗疫[N].人民日报,2020-03-24(3).

低病亡率,促进恢复期人群机体康复。对于轻症、普通型患者,中医药完全可以治疗"①。最后,鼓励中医药不断创新,为增强中医药话语权提供动力论基础。2016年8月19日,习近平总书记强调:"努力实现中医药健康养生文化的创造性转化、创新性发展"②。

3. 为构建人类卫生健康共同体贡献中国智慧、提供中国方案

2020年3月,习近平总书记在致法国总统马克龙的慰问电中指出,中方愿同法方共同推进疫情防控国际合作,支持联合国及世界卫生组织在完善全球公共卫生治理中发挥核心作用,打造人类卫生健康共同体。习近平总书记关于"人类卫生健康共同体"的崭新提法,既是对"人类命运共同体"思想的进一步升华,也是国际社会目前迫切需要的战略理念。

面对新冠肺炎疫情等突发性公共卫生事件,习近平总书记关于坚持中西医并重、中西医结合的指示精神为战胜新冠肺炎疫情起到了重要的作用,扩大了新时代中医药的吸引力和影响力,为人类卫生健康共同体建设贡献中国智慧、提供中国方案。

(1)为人类卫生健康共同体建设贡献中国智慧

在习近平总书记关于中医药发展的重要论述中,他一方面对中医药的健康养生智慧进行了非常精辟的现代阐述,另一方面将中医药提高到为全人类服务的高度,强调中医药既是中国人民的中医药,也是世界人民的中医药;中医药不仅要为中国人民的生命安全和身体健康服务,而且要为人类卫生健康共同体建设贡献中国智慧。

中医药学凝聚着儒释道等中国哲学的养生智慧及经过几千年临床实践证明其确切疗效的健康养生理念,可以为人类卫生健康共同体建设提供重要启示。如"不治已病治未病"的预防理念,身心一元的哲学智慧,春夏养阳、秋冬养阴的顺时养生原则,简、便、廉、验的治疗手段及刮痧、针灸、按摩、推拿等非药物疗法等。正如习近平总书记所说:"坚持预防为主","要发挥中医药在治未病、重大疾病治疗、疾病康复中的重要作用"③。因此,在促进人类健康、改善全球卫生治理方面,中医药可以作出重要贡献。

---

① 中国中医药界:愿同有需求的国家开展疫情防控国际合作[EB/OL].[2020-03-24].http://www.satcm.gov.cnxinxifabu/meitibaodao12020-03-24/14226.htm.

② 全国卫生与健康大会19日至20日在京召开[EB/OL].[2016-08-20].http://www.gov.cn/guowuyuan/2016-08/20/content_5101024.htm.

③ 齐征.中医药发展正处于"天时、地利、人和"的大好时机[N].中国青年报,2017-01-12(5)

（2）为人类卫生健康共同体建设提供中国方案

2013年8月20日，国家主席习近平在会见世界卫生组织总干事陈冯富珍时指出："中方重视世界卫生组织的重要作用，愿继续加强双方合作，促进中西医结合及中医药在海外发展……为促进全球卫生事业、实现联合国千年发展目标作出更大贡献。"①2013年10月21日，习近平会见马其顿总统伊万诺夫时强调："中方愿同马方携手努力……扩大教育、文化、艺术、中医药等领域交流。"②2018年7月23日，习近平在南非媒体发表署名文章《携手开创中南友好新时代》，文章强调："中国中医药企业正积极开拓南非市场，为南非民众通过针灸、拔罐等中医药疗法祛病除疾、增进健康提供了新选择。"③

三、新时代传承发展中医药的方向与路径

1. 对中医药重新科学定位，坚定中医药人的信心和决心

近代百年，中医药命运多舛。从1912年的"漏列中医案"、1929年的"废止中医案"到1933年国民党提出废除中医中药等，造成了中医药的生存与发展危机。新中国成立以来，党和政府采取了一系列扶持发展中医药的政策措施，中医药得到了比较好的发展环境。但在科学沙文主义的影响下，中医是否科学等争论都或多或少影响着国人对待中医药的态度。在这种时代背景下，习近平同志明确指出："中医药学……是中国古代科学的瑰宝，也是打开中华文明宝库的钥匙。"④习近平总书记对中医药的地位、特性、价值重新进行了科学界定，一扫笼罩在中医药人面前的疑虑和困惑，坚定了中医药人的信心和决心。

2. 把中医药发展上升为国家战略

以习近平同志为核心的党中央从实现中华民族伟大复兴的战略高度出发，把传承发展中医药事业提升到助力健康中国建设、传承发展中华优秀传统文化、构建具有中国特色的医疗卫生治理体系、打造人类卫生健康共同体等战略高度。颁布和实施了《中华人民共和国中医药法》，为振兴发展中医药事业提供了法律

---

① 习近平20日会见世界卫生组织总干事陈冯富珍[EB/OL].[2013-08-20].http://www.gov.cn/guowuyuan/2013-08/20/content_2589651.htm.

② 习近平会见马其顿总统伊万诺夫[EB/OL].[2013-10-21].http://www.gov.cn/2013-10/21/content_2511664.htm.

③ 习近平在南非媒体发表署名文章[EB/OL].[2018-07-22].http://www.xinhuanet.com/world/2018-07/22/c_1123160894.htm.

④ 习近平：中医孔子学院将有助于澳民众了解中国文化[EB/OL].[2010-06-20].http://www.gov.cn/ldhd/2010-06/20/content_1631961.htm.

保障;发布了《中医药发展战略规划纲要(2016—2030年)》,为中医药事业振兴发展提供了制度保障;制定了《中共中央国务院关于促进中医药传承创新发展的意见》,为中医药创新发展指明了方向。由此将发展中医药事业上升为国家战略。

3. 坚持中西医并重,传承发展中医药事业

2016年,习近平在出席全国卫生与健康大会时的讲话中指出:"要着力推动中医药振兴发展,坚持中西医并重。"①2017年,习近平总书记在党的十九大报告中再次强调:"坚持中西医并重,传承发展中医药事业。"②

坚持中西医并重,关键要增强文化自信,用开放包容的心态促进传统医学和现代医学更好融合。……中西医学是两种不同的医学范式,它们之间不存在高低优劣之分。如果说西医重分析还原,善用"利矛"击败细菌、病毒等,那么中医重整体综合,善用"坚盾",提高人体免疫力、抵抗力以达到"正气存内,邪不可干"的目的。其实,中西医各有所长,也各有所短,在面对人类共同的敌人——疾病时,中西医是战友,不是对手。在治病过程中,因病而异,因人而宜,需要中医治疗用中医,需要西医治疗用西医,或先中后西,或先西后中,或中西医结合进行治疗,一切以病人受益最大化为原则。正如习近平在统筹推进新冠肺炎疫情防控和经济社会发展工作部署会议上的讲话中指出:"要加大重症患者救治力度,加快推广行之有效的诊疗方案,加强中西医结合,疗效明显的药物、先进管用的仪器设备都要优先用于救治重症患者。"③

4. 传承精华,守正创新

2019年10月25日,习近平总书记在全国中医药大会中强调:"要遵循中医药发展规律,传承精华,守正创新。"④新时代传承发展中医药,首先要深入挖掘中医药宝库中的精华,加以有效传承,因为没有传承就不能正本清源,振兴发展中医药就会变成无源之水、无本之木。只传承不创新,中医药就会在医疗市场慢

---

① 全国卫生与健康大会19日至20日在京召开[EB/OL].[2016-08-20].http://www.gov.cn/guowuyuan/2016-08/20/content_5101024.htm.

② 习近平:决胜全面建成小康社会夺取新时代中国特色社会主义伟大胜利——在中国共产党第十九次全国代表大会上的报告[EB/OL].[2017-10-27].http://www.chinanews.com.cn/gn/2017/10-27/8362199.shtml.

③ 习近平.在统筹推进新冠肺炎疫情防控和经济社会发展工作部署会议上的讲话[EB/OL].[2020-02-24].http://www.gov.cn/xinwen/2020-02/24/content_5482502.htm.

④ 习近平对中医药工作作出重要指示[EB/OL].[2019-10-25].http://www.gov.cn/xinwen/2019-10/25/content_5444863.htm.

慢失去竞争力。中医药创新必须坚持守正,特别是坚持中医药的思维方式和价值观,否则创新就会迷失方向,与新时代传承发展中医药的要求渐行渐远。只有既传承精华,又守正创新,中医药发展才会越来越好,才能为健康中国建设作出更大贡献。

四、结语

以习近平同志为核心的党中央立足中华民族伟大复兴的战略高度,开展新时代中国特色社会主义"为什么传承发展中医药、如何传承发展中医药"的重大理论创新,是新中国成立以来中医药思想的新发展。新时代中医药发展不仅是医疗、保健、科研、教育、产业、文化等方面的问题,更关乎中华民族健康繁衍、党执政兴国、健康中国战略以及中华民族伟大复兴中国梦的实现。习近平总书记关于中医药发展的重要论述既是健康中国建设、文化强国建设的加速器,也是人类卫生健康共同体建设的助推器,必将为中医药复兴、为中华民族的伟大复兴作出更大贡献。

本文作者张洪雷,发表于《南京中医药大学学报(社会科学版)》2020年第2期

习近平关于发展中医药的系列论述
与其传统文化观的关系

一、历史定位

对于中华优秀传统文化,习近平基于马克思主义的立场,科学地、客观地肯定了其历史地位和价值。他认为,中华传统文化是由中华各族人民在历史的长河中所创造的精神财富,其中最核心的内容已经成为中华民族最基本的文化基因。习近平强调:"文化是一个国家、一个民族的灵魂。"①抛弃或者背叛自身历史文化的民族只能上演历史悲剧,因此我们不能割断本国的历史和文化传统,特别是作为马克思主义者的中国共产党人,不能做历史和文化的虚无主义者,要理性地看待传统文化。习近平指出,历史地看,中国传统思想文化中的优秀成分对中华文明形成并延续、对国家统一与民族团结的形成和维护、对中华民族精神的形成和丰富、对中国社会发展进步的推动和促进等,都发挥了十分重要的作用②。质言之,中华优秀传统文化是中华民族的根和魂,如果丢掉这一文化传统,就等于"切断了中华民族永续发展的精神血脉"。理性的态度应是,要对中华传统文化进行科学的、理性的分析,取其精华、去其糟粕,既不能全盘接受,亦不能全盘抛弃③。

习近平在文化观层面对中华传统文化的历史地位和价值作了科学分析、理性定位,这一思路同样被运用到他的关于发展中医药的相关思想中。习近平指出:"中医药学凝聚着深邃的哲学智慧和中华民族几千年的健康养生理念及其实践经验,是中国古代科学的瑰宝,也是打开中华文明宝库的钥匙。"④这一论述

---

① 习近平.习近平谈治国理政:第二卷[M].北京:外文出版社,2017.

② 习近平.在纪念孔子诞辰 2565 周年国际学术研讨会暨国际儒学联合会第五届会员大会开幕会上的讲话[N].人民日报,2014-09-25(2).

③ 习近平在中共中央政治局第十八次集体学习时强调:牢记历史经验历史教训历史警示为国家治理能力现代化提供有益借鉴[N].人民日报,2014-10-14(1).

④ 习近平.中医孔子学院将有助于澳民众了解中国文化[N].人民日报,2010-06-20(1).

从哲学和科学两个层面充分肯定了中医药学的价值。首先,中医药学作为"中华文明的瑰宝",其孕育于传统文化的沃土之中,同时也凝聚了后者的精华(哲学智慧)。传统中医药学中的"天人合一""道法自然""药取天然""仁和精诚""以人为本"等核心思想观念,无不是源自中国传统哲学的智慧。其次,肯定中医药学的科学性质,认为其是古代的科学。习近平强调,中医药学虽貌似神秘,但不能将之等同于巫术或迷信,因为"它已经做了部分科学化总结,上升到规律"。他还强调,"深入研究和科学总结中医药学,对丰富世界医学事业、推进生命科学研究具有积极意义"。这实际上是同时肯定了作为科学的中医药学的历史价值和当代意义(对当今世界的医学和生命科学的贡献)。

二、当代价值

传统文化虽然产生于过去,但对一个民族或国家来说,它并不只是过去的陈迹,而是与现在甚至未来相联系的东西。习近平指出:"历史虽然是过去发生的事情,但总会以这样那样的方式出现在当今人们的生活之中。……古代思想文化对今人仍然具有很深刻的影响。"习近平对于传统文化的当代作用及价值作了着重强调,他认为:"中华文化积淀着中华民族最深沉的精神追求,是中华民族生生不息、发展壮大的丰厚滋养。"[①]在习近平看来,中华优秀传统文化经过几千年的发展、积淀,已经浸入中华民族的心灵深处,潜移默化地影响着中国人的思想观念、风俗习惯、生活方式、情感样式,在当代社会仍有着重要的时代价值、现实意义。中华优秀传统文化中所蕴含的丰富哲学思想、人文精神、价值理念、道德规范等,对解决当代人类面临的诸多难题(如认识和改造世界、治国理政、道德建设等方面)有着重要的启示意义[②]。

习近平对传统文化当代价值的肯定,同样影响到其对中医药当代价值、现实意义的评价。2015 年,习近平强调要"切实把中医药这一祖先留给我们的宝贵财富继承好、发展好、利用好"[③]。推动中医药助推健康中国战略的实施,是习近平向中医药工作者发出的号召、部署的任务。2016 年,习近平在全国卫生与健康大会上指出:"要发挥中医药在治未病、重大疾病治疗、疾病康复中的重要作

①　习近平.习近平谈治国理政[M].北京:外文出版社,2014:155.

②　中共中央宣传部.习近平新时代中国特色社会主义思想学习纲要[M].北京:学习出版社,人民出版社,2019.

③　习近平致中国中医科学院成立 60 周年贺信[N].人民日报,2015-12-23(1).

用……力争在重大疾病防治方面有所突破。"①习近平充分肯定了中医药学自身的特色和优势,尤其是在防病、治病等方面的当代价值。习近平还指出了中医药学对于维护全人类健康的重要贡献。他说:"传统医药是优秀传统文化的重要载体……中医药是其中的杰出代表,以其在疾病预防、治疗、康复等方面的独特优势受到许多国家民众广泛认可。"②

应当指出,中医药学作为中华文明宝库的重要组成部分,其中蕴藏着多元的特色资源。国务院副总理刘延东认为中医药蕴含五大优势资源,包括卫生、经济、科技、文化、生态等资源③;国医大师孙光荣先生也认为中医药有助于推动一个社会的经济、政治、文化、社会、生态文明等领域的建设④。习近平也正是这样看待中医药的当代价值,他除了肯定中医药在医学层面的价值外,同时还强调中医药在政治建设、经济建设、文化建设等领域的当代价值。比如在政治建设层面,习近平通过汲取传统中医药文化中的智慧,大量运用中医药术语,把中医药智慧巧妙运用到治国理政中,既丰富了治国理政的智慧,又助推了治国理政的实践。在经济建设层面,习近平洞察到了中医药在服务经济社会发展中的独特优势。2019年在重庆市石柱土家族自治县中益乡华溪村开展调研时,习近平对当地通过发展中药材种植业而脱贫的方式给予了高度评价。在文化建设层面,习近平强调发展和传播中医药有助于推动文明的交流互鉴。"传统医药是优秀传统文化的重要载体",讲好"中医药故事",推动中医药"走出去",有助于中华优秀传统文化的国际交流和传播。

三、实践路径

习近平指出:"不忘本来才能开辟未来,善于继承才能更好创新。"⑤"中华优秀传统文化是中华民族的根和魂,是中国特色社会主义植根的文化沃土"⑥,要实现中华民族伟大复兴,必须结合新的时代条件传承和弘扬中华优秀传统文化。而要传承和弘扬中华优秀传统文化,就要"努力实现传统文化的创造性转化、创

---

① 习近平.在全国卫生与健康大会发表重要讲话[N].人民日报,2016-08-20(1).
② 习近平致2017年金砖国家卫生部长会暨传统医药高级别会议的贺信[N].人民日报,2017-07-07(1).
③ 刘延东.加快发展中医药事业更好服务经济社会发展大局[N].光明日报,2014-10-31(3).
④ 孙光荣.习近平发展中医药思想基本内涵解读[J].中医药通报,2018,17(1):1-5.
⑤ 习近平.习近平谈治国理政:第二卷[M].北京:外文出版社,2017.
⑥ 中共中央宣传部.习近平新时代中国特色社会主义思想学习纲要[M].北京:学习出版社,人民出版社,2019.

新性发展"。所谓创造性转化,是指按照时代的要求,以现代表达形式改造传统文化,发掘并传承其中有普遍意义和价值的内涵;所谓创新性发展,是指顺应时代发展的潮流,对传统文化的内涵加以补充、拓展、完善①。

习近平指出,传统文化受其形成时的时代条件、社会制度等因素的影响,并非铁板一块,而是精华与糟粕、积极的内容与消极的内容混杂、并存的。这就要求我们在对待传统文化时坚持理性的、辩证的态度:既不能照单全收,也不能全盘否定。具体言之,就是要批判地继承,有扬弃地继承。在习近平看来,传承和弘扬中华优秀传统文化,一方面要认真汲取其中的思想精华和道德精髓,另一方面要坚持从本国本民族的实际出发,学习借鉴各种文明养分以丰富和发展中华文化。前者涉及历史与现实的维度,后者涉及中国和世界的维度②。

习近平所持的"实现传统文化的创造性转化、创新性发展"的传统文化观,也深刻地影响了其中医药文化思想。2016 年习近平指出:"要努力实现中医药健康养生文化的创造性转化、创新性发展。"③此即所谓的中医药"两创"思想,这一思想显然来源于习近平传统文化观中的"两创"思想。2015 年,习近平致信祝贺中国中医科学院成立 60 周年,指出要"切实把中医药这一祖先留给我们的宝贵财富继承好、发展好、利用好"④。2019 年,习近平在对中医药工作的重要指示中强调,"要遵循中医药发展规律,传承精华,守正创新"⑤。所谓"继承好、发展好、利用好"中医药、"传承精华,守正创新",亦是与中医药的"两创"思想类似的论述。

为何要推动中医药的"两创"? 其理由与为何要推动传统文化的"两创"之理由大致相同。与传统文化类似,受时代条件的限制,传统中医药学亦是一个精华与糟粕,积极的内容与消极的内容混杂、并存的矛盾统一体。基于这一特点,中医药学唯有经过创造性转化、创新性发展,才能在当今时代再现光芒。

那么,如何实现中医药的"两创"呢? 在习近平看来,可以从两个方面展

---

① 中共中央宣传部.习近平新时代中国特色社会主义思想学习纲要[M].北京:学习出版社,人民出版社,2019.

② 同上.

③ 习近平.在全国卫生与健康大会发表重要讲话[N].人民日报,2016-08-20(1).

④ 习近平致中国中医科学院成立 60 周年贺信[N].人民日报,2015-12-23(1).

⑤ 习近平对中医药工作作出重要指示[EB/OL].[2019-10-25].http://www.gov.cn/xinwen/2019-10/25/content_5444863.htm.

开：其一，要"传承精华"，"深入发掘中医药宝库中的精华，充分发挥中医药的独特优势"①，这是中医药创造性转化的问题，亦可谓中医药当代传承的问题。习近平认为，传统中医药作为有中国特色的医药学，在防病、治病与养生等方面都有自身的独特优势，通过相应的制度配套，可以让中医药在当代社会发挥积极的作用。他说："要发挥中医药在治未病、重大疾病治疗、疾病康复中的重要作用……推进中医药科技创新……力争在重大疾病防治方面有所突破。"②习近平还强调"中医药学凝聚着深邃的哲学智慧"，如整体观、中和观、人本观、因循观等，这些哲学智慧经过创造性转化，还可以在当今时代发挥价值，在推动治国理政、经济发展、文化建设、社会发展等方面产生积极作用。

其二，要"守正创新"，"推进中医药现代化，推动中医药走向世界"③，这涉及中医药创新性发展的问题。中医药学不能故步自封，而要在继承的基础上创新，要以开放的心态积极学习和吸收现代科学理论和技术（包括西方医学）。习近平指出，要"推进中医药科技创新，加强中医药对外交流合作，力争在重大疾病防治方面有所突破"④。中医药创新的一个重要途径是致力于中西医的相互补充、协调发展。习近平强调，"在推进健康中国建设的过程中，要中西医并重"；"要着力推动中医药振兴发展，坚持中西医并重，推动中医药和西医药相互补充、协调发展"⑤。中西医各具优势和特色，在很大程度上可以实现融合式发展，坚持中西医药并重互补、协调发展，是中国医疗卫生事业的显著优势⑥。习近平认为，经过创新性发展的中医药学甚至可以对世界医学事业的发展贡献自身的智慧。

关于中医药的现代化问题，有学者对习近平的相关思想作了创造性的发挥，如国医大师孙光荣先生即提出"创新性发展"中医药的五大范畴：理论创新、技术创新、人才培养模式创新、科学研究模式创新、文化传播方式创新⑦。孙先生的上述观点虽是一家之言，但亦可作为理解习近平关于中医药"两创"思想的一种参考。

① 习近平致中国中医科学院成立 60 周年贺信[N].人民日报,2015-12-23(1).
② 习近平.在全国卫生与健康大会发表重要讲话[N].人民日报,2016-08-20(1)
③ 同①.
④ 同②.
⑤ 同②.
⑥ 习近平.紧密结合"不忘初心、牢记使命"主题教育推动改革补短板强弱项激活力抓落实[N].人民日报,2019-07-25(1).
⑦ 孙光荣.习近平发展中医药思想基本内涵解读[J].中医药通报,2018,17(1)：1-5.

四、文明互鉴

习近平认为,一个民族或国家的文明,"只有同其他文明交流互鉴、取长补短,才能保持旺盛生命活力"①。作为一个开放的体系,中华文明正是在与其他外来民族文化的不断交流和互鉴中形成与发展起来的。习近平反复强调在全球化时代我们必须以更加开放的胸襟,积极学习、借鉴其他国家人民创造的优秀文明成果,坚持"不忘本来、吸收外来、面向未来,在继承中转化,在学习中超越"②的原则,推动中华文化"走出去",在文明的交流互鉴中提升中华文化的软实力。

推动中华文化的交流互鉴,可以从以下两方面着手:其一,在坚持本民族文化主体地位的基础上,学习、借鉴其他国家或民族的优秀文化成果。习近平强调,中华民族历来就是一个兼容并蓄的民族,总是在不断学习、借鉴、汲取其他民族文化精华的过程中形成自身的民族文化特色③。其二,积极推进中华优秀传统文化的国际传播。习近平指出,要在全球化时代提高国家文化软实力,需要向世界讲好中国故事,传播好中国声音;而向国际社会宣介优秀传统文化是"讲好中国故事"的重要方式之一④。

习近平传统文化观中的文明交流互鉴思想同样影响到其关于发展中医药的论述。在习近平看来,中医药不仅为中华民族,同时也为全人类健康作出了重要贡献,对世界文明进步产生了积极影响,所以中医药可以而且应当"走出去"。2010 年,习近平出访澳大利亚时就曾指出:"中医孔子学院把传统和现代中医药科学同汉语教学相融合,必将为澳大利亚民众开启一扇了解中国文化新的窗口,为加强两国人民心灵沟通、增进传统友好搭起一座新的桥梁。"⑤可以说,中医药为中外文明的交流互鉴提供了非常好的窗口、平台。2013 年,习近平在《弘扬"上海精神"促进共同发展》的讲话中指出:"传统医学是各方合作的新领域,中方愿意同各成员国合作建设中医医疗机构,充分利用传统医学资源为成员国人

　①　习近平.深化文明交流互鉴 共建亚洲命运共同体——在亚洲文明对话大会开幕式上的主旨演讲[N].人民日报,2019-05-16(2).

　②　习近平.习近平谈治国理政:第二卷[M].北京:外文出版社,2017.

　③　中共中央宣传部.习近平新时代中国特色社会主义思想学习纲要[M].北京:学习出版社,人民出版社,2019.

　④　同上.

　⑤　习近平.中医孔子学院将有助于澳民众了解中国文化[N].人民日报,2010-06-20(1).

民健康服务。"①2018 年 10 月，习近平在考察广东时，也强调要深入发掘中医药宝库中的精华，推进产学研一体化，推进中医药产业化、现代化，让中医药走向世界。在习近平的构想中，作为"优秀传统文化的重要载体"的中医药，已成为中国与其他国家、民族开展文化交流的一张重要的文化名片。

中医药的交流互鉴不仅是要"走出去"，而且同时要"拿进来"，这就涉及对其他不同国家、民族医药成就的学习、借鉴、吸收的问题。对于这一点，习近平同样有相关讨论，特别是在论述中医药现代化的时候有所涉及，主要是强调中医药应以开放的心态积极学习和吸收现代科学理论和技术（包括西方医学）。他反复强调中医药现代化的正途是坚持中西医并重、互鉴，中医药和西医药相互补充、协调发展。

总而言之，习近平关于发展中医药的系列论述尽管是在不同时间和场合的随机感发，但并不是杂乱、琐碎的拼盘，其随机论述的背后有着系统的理论基础，而这个思想理论基础即是其传统文化观。习近平传统文化观涉及对中华优秀传统文化历史价值的客观肯定、当代意义的理性分析，以及如何在"两创"思想、"文明互鉴"观念的精神指引下传承发展传统文化，上述这些思想都或直接或间接地影响到其关于发展中医药的相关论述。在这个意义上我们也可以说，若不了解习近平的传统文化观，我们也就不能深入、系统地领悟习近平关于发展中医药的系列论述中的思想精髓。

本文作者林合华，发表于《南京中医药大学学报（社会科学版）》2020 年第 2 期

---

① 习近平在上海合作组织成员国元首理事会第十三次会议上的讲话弘扬"上海精神"促进共同发展[N].人民日报,2013-09-14(2).

习近平关于传承和发展中医药文化遗产重要论述的时代价值

一、中医药学是中国古代科学的瑰宝,对其保护与传承是历史赋予中医界的重要使命

习近平高度重视中华传统文化的继承与发展,他反复强调,"没有中华文化繁荣兴盛,就没有中华民族伟大复兴"①。作为传统文化的载体,文化遗产蕴含着深邃悠远的精神内涵。习近平认为,"文化遗产是民族智慧的结晶,是民族文化的见证"②,"保护文物功在当代、利在千秋"③,提出要贯彻"保护为主、抢救第一、合理利用、加强管理"的文物保护16字方针④。习近平身体力行,在长期的工作实践中特别珍视文化遗产的价值。早在1982年3月至1985年5月,习近平在河北正定工作期间,就对古城文物的保护与修缮倾注了深厚的情感⑤。1985年6月至2002年10月,习近平在福建任职期间,提出了促进文化遗产保护的新思路,并实施了许多重要举措⑥。在主政浙江期间,习近平更是全力开展文化遗产保护工作,全省各市县(区)重要的文化遗址、遗迹都留下了他的身影⑦。十八大以来,中国共产党肩负着实现中华民族伟大复兴的重任,习近平对保护和发展传统文化作出全面部署,提出一系列重要思想和精辟论断,科学总结了文化遗产保护的理念、原则和方法,其实质就是要求在保护过程中充分体现传统文化

① 习近平.在文艺工作座谈会上的讲话[M].北京:人民出版社,2015.

② 唐梦霞,金毅.习近平与浙江文化遗产二三事[N].中国文化报,2015-06-15(1).

③ 习近平对文物工作作出重要指示[EB/OL].[2016-04-12].http://www.xinhuanet.net/politics/2016-04/12/c_1118599561.htm.

④ 学习路上:习近平提文物保护16字方针 展现共产党人历史自觉文化自信[EB/OL].[2016-04-14].http://cpc.people.com.cn/xuexi/BIG5/n1/2016/0414/c385474-28275331.html.

⑤ 王柠.保护古城文物瑰宝传承正定历史文化——习近平在正定的文化遗产保护工作纪实[J].美术研究,2020(2):4-12.

⑥ 段金柱,郑璜."像爱惜自己的生命一样保护好文化遗产"——习近平在福建保护文化遗产纪事[N].福建日报,2015-01-06(2).

⑦ 习近平.之江新语[M].杭州:浙江人民出版社,2007:17.

的精神内核,弘扬中华文化经久不衰的时代价值。

中医药学自肇源至今,兼容并蓄、创新开放,形成了人文与生命科学相融的系统整体的医学知识体系。中医药文化源远流长、典籍浩瀚、意蕴丰赡,是中华文明宝库中的璀璨明珠。从被誉为"奉生之始、至道之宗"的《黄帝内经》到医圣张仲景"方书之祖"的《伤寒杂病论》,从神农尝百草到明代李时珍被誉为"百科全书"的《本草纲目》,从伏羲制九针到北宋《新铸铜人腧穴针灸图经》形成针灸腧穴国家规范,无数彪炳史册的中医药学家树起一座座丰碑,被世人广为传颂。习近平指出:"中医药学凝聚着深邃的哲学智慧和中华民族几千年的健康养生理念及其实践经验,是中国古代科学的瑰宝,也是打开中华文明宝库的钥匙。"①中医针灸、太极拳、藏医药相继入选联合国人类非物质文化遗产代表作名录;传统医学经典名著《黄帝内经》《本草纲目》和《四部医典》入选世界记忆名录。中医药文化遗产是极具民族特色的独一无二的宝贵资源,凝聚着祖辈先贤的智慧,承载着珍贵的历史脉络,蕴藏着中医药文化的重要基因密码,是具有重要价值的中医药标志物与"活化石"②。

然而近代以来有关中医药的存废之争一直没有停止,即使中医药在许多重大疾病中发挥了十分重要的作用,依然存在着质疑和否定的声音。一些中医药文献、名医故居(祠堂\墓冢)、碑刻、老字号药铺及医药学校、医馆旧址等遗物或遗迹历经数千年,或毁于战火,或自然损坏,或已散佚、灭迹;许多非物质文化遗产如中医对生命与疾病的认知方法、中医诊法、临床疗法、中药炮制技艺、组方制剂技艺、养生方法等因后继乏人而湮没于历史的尘烟。事实证明,这些都是缺乏文化自信的表现。要实现中医药的伟大复兴,就要不断增强文化自觉和文化自信,正如习近平指出,我们的文化自信"建立在五千多年文明传承基础上"③。保护和传承中医药文化遗产是坚定文化自信的具体体现,是延续中医药文化根脉的有力保障,更是新时代中医药人的历史使命,对于守护中华民族精神家园具有重要意义。

二、中医药是中华优秀传统文化的杰出代表,是立足新时代讲好中国故事的重要载体

传统文化对一个国家或民族的现在和未来将产生不可估量的影响。中华

---

① 杜尚泽,李景卫.习近平出席皇家墨尔本理工大学中医孔子学院授牌仪式[N].人民日报,2010-06-21(1).

② 范玉强,陈景林.中国中医药文化遗存[M].天津:天津社会科学院出版社,2015:2.

③ 习近平:希望中医药工作者增强民族自信[EB/OL].[2015-12-22].http://www.china.com.cn/news/2015-12/22/content_37374403.htm.

文化植根于我国各族人民的心灵深处,潜移默化地影响着人们生产生活的各个方面,体现了中国人特有的民族精神和文化内涵。习近平指出:"中华文化积淀着中华民族最深沉的精神追求,是中华民族生生不息、发展壮大的丰厚滋养。"①经过数千年的历史流变,传统文化已深深融入华夏儿女的血脉,成为最基本的文化基因。新冠肺炎疫情肆虐之际,英勇的白衣战士逆行出征,不顾个人安危,全力抢救民众生命。伟大的抗疫精神,"同中华民族长期形成的特质禀赋和文化基因一脉相承"②。事实上,传统文化在长期演进过程中不是一成不变的,需要融入新的科学理念、价值观念等时代元素,而对当下人们面临的难题发挥启迪和指导作用。习近平强调:"要使中华民族最基本的文化基因与当代文化相适应、与现代社会相协调,以人们喜闻乐见、具有广泛参与性的方式推广开来"③,"要系统梳理传统文化资源,让收藏在禁宫里的文物、陈列在广阔大地上的遗产、书写在古籍里的文字都活起来"④。习近平的科学阐述为新时代中华文化,同时也为中医药文化的传承与创新发展提供了正确的精神指引。

在传统文化的浸润下,历代医家秉承"未病先防、既病防变、治病求本"的防治原则,以草药银针济世,凭丹心妙手传薪。习近平高度赞赏中医药学在保护人类健康方面作出的重要贡献,"传统医药是优秀传统文化的重要载体,在促进文明互鉴、维护人民健康等方面发挥着重要作用。中医药是其中的杰出代表,以其在疾病预防、治疗、康复等方面的独特优势受到许多国家民众广泛认可"⑤。2016 年 8 月,习近平在全国卫生与健康大会上指出:"要发挥中医药在治未病、重大疾病治疗、疾病康复中的重要作用。"习近平要求守正开新、扬弃继承,使中医药健康养生智慧得以传播和推广,为健康中国建设作出新的贡献。

除了强调中医药的医疗价值,习近平还将中医药智慧运用于国家建设多个领域。在政治建设方面,习近平大量引用蕴含中医思维与理念的术语生动阐明

①　习近平.习近平谈治国理政[M].北京:外文出版社,2014:155.

②　习近平在全国抗击新冠肺炎疫情表彰大会上的讲话[N].科技日报,2020-09-12.

③　习近平:建设社会主义文化强国 着力提高国家文化软实力[EB/OL].[2014-01-01].http://politics.people.com.cn/n/2014/0101/c1001-23994334.html.

④　中共中央宣传部.习近平新时代中国特色社会主义思想学习纲要[M].北京:学习出版社,人民出版社,2019:147-148.

⑤　习近平致2017年金砖国家卫生部长会暨传统医药高级别会议的贺信[N].人民日报,2017-07-07(1).

治国理政之道。习近平提出建设美丽中国,要科学运用中医整体观,遵循天人合一、道法自然的理念,追根溯源,分类施策,寻求可持续发展之路①;为建设小康社会,有必要基于辨证论治原则解决改革过程中出现的问题,既要养血润燥,化瘀行血,又要固本培元,壮筋续骨②;干部队伍建设要以扶正祛邪之法提升精气神,以猛药去疴、刮骨疗毒的决心对症下药③。在经济建设方面,习近平着力推动中医药为健康产业发展和百姓脱贫致富作出积极贡献。早在担任浙江省委书记期间,他就鼓励淳安县下姜村打造中药材黄栀子种植基地,为村民谋福利④。2019年4月,习近平高度评价了重庆石柱土家族自治县通过种植中药材脱贫致富的做法⑤。在文化建设方面,他鼓励传承和弘扬中医药文化,"推动中医药走出去",助力中华优秀传统文化的交流互鉴。事实上,中医药文化总是以物质或者非物质的文化符号和形态存在于人们的生活语境之中,通过传承和发扬得以呈现和表达。中医药文化遗产是由各民族中华儿女共同创造的文化资源,是在不断融合发展中形成的文明遗存,对其保护和传承是习近平新时代中国特色社会主义思想的重要组成部分,是讲好中国故事、提供中国智慧的重要基础,是世界人民了解中华文化的有效途径。

三、处理好继承、保护与发展的辩证关系,促进中医药文化创造性转化和创新性发展

尽管传统文化历经数千年的洗礼和沉淀,但在其传承过程中仍存在一些局限性。这就要求我们要以辩证唯物史观和辩证否定观正确认识和对待文化遗产,要求我们在传统文化传承与保护实践过程中善于区分,去粗取精,去伪存真。习近平指出:"传承中华文化,绝对不是简单的复古,也不是盲目的排外,而是古为今用、洋为中用、辩证取舍、推陈出新,摒弃消极因素,继承积极思想,'以古人

---

① 习近平在气候变化巴黎大会开幕式上的讲话(全文)[EB/OL].[2015-12-01].http://www.xinhuanet.com/world/2015-12/01/c_1117309642.htm.

② 光明日报:固本培元壮筋续骨[EB/OL].[2017-05-11].https://baijiahao.baidu.com/s?id=1567052149229476&wfr=spider&for=pc.

③ 习近平:强化反腐败体制机制创新和制度保障深入推进党风廉政建设和反腐败斗争[EB/OL].[2014-01-15].http://cpc.people.com.cn/n/20141/0115/c87228-24126583.html.

④ 王慧敏,方敏.心无百姓莫为官——习近平同志帮扶下姜村纪实[N],人民日报,2017-12-28(1).

⑤ 习近平在重庆考察并主持召开解决"两不愁三保障"突出问题座谈会[EB/OL].[2019-04-17].http://www.xinhuanet.com/politics/leaders/2019-04/17/c_1124380570.htm.

之规矩,开自己之生面',实现中华文化的创造性转化和创新性发展。"①习近平提倡通过适度发展和建设,以更好地保护文化遗产,要把文化遗产的保护与改善生态环境、修建名城名镇、综合发展文化旅游等结合起来②。

习近平对传统文化的"两创"思想也深刻影响了中医药文化的传承与发展。在当今西方医学和现代科学技术的强势冲击之下,中医药学面临前所未有的困难和挑战。在这样的文化发展现实语境之下,中医药只有通过创造性转化和创新性发展,才能在当代创造辉煌的未来。2016 年 8 月,习近平在全国卫生与健康大会上强调:"要把老祖宗留给我们的中医药宝库保护好、传承好、发展好,坚持古为今用,要努力实现中医药健康养生文化的创造性转化、创新性发展。"③2019 年 10 月,习近平对中医药工作作出重要指示:"要遵循中医药发展规律,传承精华,守正创新。"④习近平的观点内涵深刻精辟,为辩证处理好中医药文化遗产继承、保护与发展之间的关系厘清了思路,为新时代中医药文化走出困境提供了破解之道。

习近平"保护好、传承好、发展好"中医药、"传承精华,守正创新"的思想,为实现中医药文化创造性转化、创新性发展指明了路径。一方面,我们应加强对中医药文化的保护和传承,深入挖掘中医药独特的理论精髓和丰富的文化内涵,充分彰显其卓越疗效和科学价值。习近平认为,中医药在疾病预防、治疗与健康养护等方面的独特优势,以及中医药深厚的哲学智慧,可以通过创造性转化,在当代社会发挥积极作用。另一方面,要充分发展和利用中医药文化,促进中医药现代化和国际化,实现中医药文化创新性发展。习近平强调,"要着力推动中医药振兴发展,坚持中西医并重,推动中医药和西医药相互补充、协调发展","推进中医药科技创新,加强中医药对外交流合作,力争在重大疾病防治方面有所突破"⑤。长期以来,中医药在科技创新方面不断取得丰硕成果:屠呦呦从《肘后备急方》中获得灵感提取了青蒿素,挽救了全球数百万人的生命;陈竺和张亭栋采用中药砒霜治疗急性早幼粒细胞白血病,给白血病患者带来了福音;中国科学

① 习近平.在文艺工作座谈会上的讲话[M].北京:人民出版社,2015.

② 习近平在江苏考察时强调贯彻新发展理念构建新发展格局推动经济社会高质量发展可持续发展[EB/OL].[2020-11-14].http://gov.cn/xinwen/2020-11/14/content_5561530.htm.

③ 习近平.在全国卫生与健康大会发表重要讲话[N].人民日报,2016-08-20(1).

④ 习近平对中医药工作作出重要指示[EB/OL].[2019-10-25].http://www.gov.cn/xinwen/2019-10/25/content_5444863.htm

⑤ 同③.

家从天然药物中提取薏苡仁油、丹参酮、喜树碱等中药单体用于临床疾病防治，引起世界关注；改良后的中医经典名方制剂特色优势不断彰显。我们有理由相信，经过创造性转化和创新性发展的中医药学将对世界医学的发展贡献更多的智慧；蕴含自然理法、辩证精神的中医药宝库将焕发出更加绚丽的光芒。

四、促进文明交流互鉴，扩大中医药文化国际传播，助推人类卫生健康共同体的构建

文化交流和文明互鉴是历史发展的重要动因。习近平强调："我们要加强世界上不同国家、不同民族、不同文化的交流互鉴，夯实共建亚洲命运共同体、人类命运共同体的人文基础。"①习近平倡导学习国外文化遗产保护的先进经验，使中国传统文化遗产充满活力，让人们充分感知中华灿烂历史、感受民族醇美文化。2019年8月，习近平在敦煌莫高窟考察时指出，要"更加广泛地开展同各国的文化交流，更加积极主动地学习借鉴一切优秀文明的成果"②。这充分表明了习近平主张中华文化的交流互鉴，鼓励文化遗产的合理利用和有序开发的指导思想。

中医药自古以来就是中外文化交流的亮丽名片。相传秦代徐福东渡日本，有百工技艺及医人随行。晋唐时期，中国医学西传西域、东传日本，绵延数千公里的丝绸之路沿途都留下了中外医学交流的印迹。我国诸多医药文献如《肘后备急方》《本草经集注》《明堂图》等相继在海外翻刻传世；大唐高僧鉴真六次东渡日本，弘扬佛法、传授医药知识。宋金元时期，陆地和海上丝绸之路十分畅达，中医药也伴随商贸活动为沿线国家和地区的民众带去健康。朝鲜、日本、东南亚和阿拉伯国家的医药发展都深受中医药的影响。同时，我国从海外进口许多香料药物，丰富了中药品种，拓展了中医治法。明代中外交流频仍，郑和七下西洋，每次随行医官、医士多达180人。郑和从国外带回珍奇动植物，将其养殖和种植在南京狮子山静海寺，李时珍在编写《本草纲目》时曾实地考察。新中国成立以来，党和国家高度重视中医药振兴发展。目前，中医药已传播至全球近两百个国家和地区，有超过40多亿人使用中医药或天然药物；针灸被纳入多国主流医疗

---

① 习近平在亚洲文明对话大会开幕式上的主旨演讲（全文）[EB/OL].[2019-05-15].http://www.xinhuanet.com/politics/leaders/2019-05/15/c_1124497022.htm.

② 习近平总书记考察敦煌莫高窟[EB/OL].[2019-08-19].http://www.xinhuanet.com/politics/leaders/2019-08/19/c_1124894920.htm.

体系,世界卫生组织(WHO)在全球医学纲要中认可传统医学。

中医药发展不能墨守成规,要以开放包容的态度与西方精准医学先进的基因技术、生物信息、人工智能、大数据科学等融通应用。习近平充分肯定了中医药对人类生命健康和世界文明进步作出的卓越贡献,也对中医药事业的更好发展提出了新的要求。2018 年 10 月,习近平在考察广东时强调,"要深入发掘中医药宝库中的精华,推进产学研一体化,推进中医药产业化、现代化,让中医药走向世界"①。习近平提倡借鉴不同国家、不同民族的医药发展成就,不仅要"走出去",更要"拿进来",在开放中发展,在合作中共赢,"为促进人类健康、改善全球卫生治理作出更大贡献"②。迄今我国在"一带一路"沿线 30 多个国家和地区累计建设了数十个中医药海外中心,已与 40 多个外国政府和国际组织签署了中医药合作协议。习近平关于中医药文化交流互鉴的深刻论述,不仅有助于健康中国建设和中华民族的伟大复兴事业,而且可以促使多元医药文化兼容并蓄、取长补短,更有助于建立人类卫生健康共同体的世界格局。2020 年 5 月,习近平在第七十三届世界卫生大会视频会议开幕式上呼吁:"团结合作战胜疫情,共同构建人类卫生健康共同体。"③"人类卫生健康共同体"的概念是习近平对"人类命运共同体"内涵的补充和升华,是我国促进全球多元化和文明发展的一个重大举措。中医药在新时代展露全新风采,成为中国与其他各国共同增进健康福祉的重要载体。

本文作者刘洪、李文林,发表于《南京中医药大学学报(社会科学版)》2021 年第 3 期

① 习近平在广东考察时强调:高举新时代改革开放旗帜把改革开放不断推向深入[N].人民日报,2018-10-26(1).

② 习近平访问世界卫生组织并会见陈冯富珍总干事[EB/OL].[2017-01-19].http://www.gov.cn/xinwen/2017-01/19/content_5161090.htm.

③ 习近平:团结合作战胜疫情共同构建人类卫生健康共同体[EB/OL].[2020-05-19].http://cpc.people.com.cn/big5/n1/2020/0519/c64094-31713992.html.

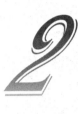

中医文化
学科构建

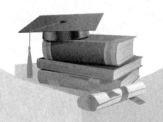

中医药的文化定位问题

最近几年出现"文化中医"这一提法。"文化中医"与"中医文化"似乎只是"文化""中医"两个词的颠倒，文字游戏而已，没有质的区别。实际上并非如此，而是有其深意的。笔者早就有此想法，并表达过相关的观点，只是未著专文进行论述。在此表示赞同这一提法，并试作简要分析。

一、为何提出"文化中医"

在回答这一问题之前，有必要回顾一下近二十多年来的中医文化研究。

改革开放以来，在传统文化热的影响下，兴起了中医文化热。传统文化热是对极"左"思潮完全否定传统文化的拨乱反正，具有巨大的历史意义。但在具体研究和宣传的过程中，难免会出现矫枉过正即拔高传统文化特别是儒家思想的现象。与此相对应，在近二十多年的中医文化研究中，人们的视线基本上聚焦于中医药体系中的传统文化成分，特别是哲学、宗教、政治思想、伦理道德等对中医药的积极影响。无疑，这是必要的，也是有成绩的。但也不可过于乐观。反观此前的研究，局限和偏差也是存在的，并且十分明显。至少有两个方面：一是将中医药仅仅看作传统文化的受体，而传统文化则是发挥作用的绝对授体，有意无意地削弱甚至否定了中医药在传统文化中的相对独立性。二是受传统文化热的影响，对中医药中的传统文化成分及其作用评价偏高，似乎是尽善尽美的，没有消极影响。特别是对医中之易，缺乏起码的一分为二的态度，以致产生诸多不良作用。尽管有人提出不同的观点，主张一分为二地考察医中之易，但并不为大多数人所接受，以致把易学中的迷信成分也加以"弘扬"。为了克服这些不足和尊重历史实际，笔者认为有必要转换视角，全面考察和评估"文化中医"及其历史地位。

二、何谓"文化中医"

在回答这个问题之先，有必要简析一下"中医文化"这个概念。

16年前，有关学者曾就此进行讨论，最后得出大家基本认同的看法，即：中医文化"决不仅仅是为了强调一下中医本身就是一种文化,而是另有其特定的含义。所谓中医文化,不是或主要的不是指中医作为科学技术本身,而是指这种科学技术所特有的社会形式、文化印记,是指形成中医学自己特色的社会环境、文化氛围,也即中医学发展同整个社会文化背景的联系以及中医学所体现的特有文化特征"①。这一表述以否定、肯定的两种句式和语气,突出两点:一是否定中医文化是什么。它"不是或主要的不是指中医作为科学技术本身",不强调"中医本身就是一种文化";二是肯定中医文化是什么。它就是指中医"这种科学技术所特有的社会形式、文化印记",具体而言就是指中医药体系所吸纳的各种社会文化形式及其所体现的社会文化特征。一言以蔽之:中医文化就是中医药中的文化,中医药体系中所包含和体现的传统文化。对中医文化的这一看法,无疑是改革开放以来兴起的传统文化热的产物,对此后的中医文化研究起过积极的推动作用。但如果仅仅按照这一看法和思路继续研究下去,就不能全面反映中医药在社会历史、思想文化上的实际地位。

与"中医文化"这一概念不同,"文化中医"就是将整个中医药体系看作文化。不仅承认和重视历史上和现实中的各种文化形式、要素对中医药的渗透和影响,而且强调中医药本身也是一种文化形式和社会文化要素;它不仅接受其他文化形式、要素的影响,而且给予其他文化形式、要素以作用,是互动的关系,而不是单向的授受关系。例如:儒家的治国之道、道家的治身之道、佛家的治心之道,均曾从中医药中获取知识和启迪。特别重要的是,它在历史上和现实中,不仅能够防治疾病,还发挥了思想文化的作用。诸如破除鬼神迷信、移风易俗;在思想方法上给世人以启迪,"讳疾忌医""辨证施治""对症下药""对症施治""良药苦口"等,已经被人们广泛接受。看不到这种作用,是认识的局限;如果有意贬低这种作用,就是思想偏见了。强调此点,可以提升中医药应有的文化地位,并非无意义。

能否将整个中医药体系看作文化? 难免有人提出这样的疑问。如果以中国传统"文化"概念来回答这一问题,则是大体可以的。因为传统意义的所谓"文化",与"武功"相对,就是用文德进行教化,基本上是一个政治概念,是最高统治者运用"文德"对内对外进行征服和统治。《易·小畜·象》曰:"君子以懿文德。"②《论语·季氏》言:"远人不服,则修文德以来之。"③"文德"的主要内容是

① 薛公忱.中医文化溯源·导言[M].南京:南京出版社,1993:2.
② 易经[M].武汉:武汉市古籍书店,1988:12.
③ 朱熹.四书集注[M].上海:世界书局,1947:114.

政治思想和伦理道德。在实施"文德"教化的过程中,也包括运用中医药,帮助被征服、被统治者防治疾病,显然也是收买人心的手段之一。在中国历史上,医药往往是作为政治手段而使用的。所谓医乃"仁术",就是把医药看作推行仁义的手段。两汉以后的历代朝廷,大都重视医药,有时赐医药于下民。宋代还设立惠民药局,对民众提供优质价廉的药物。在对外交往中,医药也是修好的手段之一。如文成公主、金城公主远嫁吐蕃(西藏),鉴真和尚东渡日本,都带去大量医药,并起到非常积极的作用。这种意义上的医药,显然就是"文化"。撇开其中的政治意义,仅从传播文明、反对鬼神迷信的作用来看,中医药的历史文化功绩更是不可否认和低估的。

如果从马克思主义来看,整个中医药体系更是理所当然地属于文化。马克思主义所谓文化,是哲学和历史概念,有广义、狭义之分。广义乃指人类社会历史实践过程中所创造的物质财富和精神财富的总和;狭义乃指精神财富的总和,包括政治法律、伦理、文艺、哲学、宗教以及科学、教育等。更狭义的文化乃指意识形态,"是一定社会的政治和经济在观念形态的反映"①。以此审视中医药体系,它既属于广义的文化,也属于狭义的文化。其中的一部分内容亦属于更狭义的文化。因为中医药包括物质技术(工具、药物)和思想理论方法两大部分,可大致分别归入物质财富和精神财富。其中的政治思想、伦理道德、哲学观念、宗教信仰又属于意识形态。这些都是人类的创造物,是人类实践经验的升华,是思想智慧的结晶。这就是说,将整个中医药体系看作文化,在逻辑和事实上都是没有疑问的。

三、文化中医与传统文化

承认文化的中医药,它与传统文化的关系,也就了然了。

1. 文化中医是传统文化中的一个特殊的方面

相对于其他方面,它自成体系,没有隶属关系。它既不属于儒家、道家、道教、佛教,也不属于哲学、政治、伦理道德,甚至不完全属于自然科学和社会科学。中医药就是中医药,不可把它归入其他的文化形式或体系。历史上和现实中,总有人喜欢把中医药归入某一文化形式或体系,如归于儒家的"仁术",归于道家的"道术",归于佛家的"五明"之一"医方明",归于哲学中的自然哲学等,都是不妥当的,没有必要的。

---

① 毛泽东著作选读[M].北京:人民出版社,1985:384.

2. 文化中医与传统文化相互包含

文化中医既属于传统文化的一部分,又在一定程度上包含全体。因为它是传统文化的结晶,吸收、借鉴了其他部分、体系的成分。几乎可以从中找到所有古代重要的文化体系、形式的因素,尤其以哲学、宗教、伦理的成分为多。借用当代的全息论,可称文化中医是传统文化的全息体。尽管全息论被打成"伪科学",但生物"克隆"的成功,证明全息论是正确的。

3. 文化中医超越传统文化

文化中医虽属于传统文化的一部分,但并未受其束缚。它所吸收的其他体系、形式的成分,大都是经过选择和改造的,有的则予以发展,与本来的意义不同,甚至相去甚远。如中医药中的五行说、气一元论、阴阳说,远非哲学中这些学说之旧。"五行"已经不再是五种物质资料,而是作为一种思想方法的符号了。"阴阳"也不再仅仅表示天地、阴晴、寒暑、水火、男女、君臣、夫妇的概念了,而是相互对立、互根、消长、转化的矛盾两方面了,即如毛泽东所说,是古代的"两点论"。有人诬称中医阴阳学说是"封建迷信",这是无知妄说,拿不出可靠的根据。"气"也不再是表示由"道"或"太极"、"理"产生的无形之物,而是天地、万物及人的终极本原。再如中医药学所说的"节欲",也不再是理学家窒息人性的说教,而是养生的必要方法。"金丹"本为道教的所谓"仙药",可使人长生不老。但经医家的改造,成为外治的重要药物。此类超越表明,不可把中医药学的相关成分完全等同于传统文化中的其他形式和体系。

4. 文化中医仍在与时俱进

传统文化中的其他形式和体系,大都成为历史,不可能再有所发展。如儒家文化、道家文化等,甚至传统哲学,也不可能再出现新的发展阶段或理论体系。现在人们研究它,只是为了批判继承,并非要做新儒家、新道家。即使个别学者想这样,也难以成功。这些思想体系中的合理成分将被新理论所吸纳。文化中医就不同了,它将汲取现代科技文化,实现现代化。有人提出"悖论"说,认为中医药吸收现代科技文化就不再是中医药了;如果不吸收,中医药就不能发展。此说在中医药与现代科技文化之间划了一条不可逾越的鸿沟。这是不符合中医药的历史和现实的。两千多年来,中医药一直在吸取新的科技成果,只是近代停滞了,目前正在努力赶上。只要中医药不断与新的科技文化实现内在结合,其生命力就是无限的。近百年来,西医药之所以突飞猛进,其奥秘就在这里。就此而论,岂能将中医药与传统文化中的儒家思想、道家思想等同日而语?

四、文化中医与文化西医

中医药体系是文化,西医药体系也是文化。两种文化体系分别产生于不同的社会历史条件下。它们分别从不同的侧面探索人的生理、病理规律和防治疾病的方法和手段。作为有限的认识,各有所长和所短。理应互相取长补短,相互促进,共同发展。但近代以来,二者的关系一直比较紧张。原因在于早先的西方殖民主义者把西医药当作侵略、扩张的手段,引起中国爱国之士的反抗;而中医药人士为了图存,也极力拒斥西医药,以致失去了二者友好相处的历史机遇。一些系统学过西方科技文化的人,也轻视本国的传统文化和中医药,一再用西医药做标准衡量中医药,也引起人们的反感。直到现在仍有人公然主张"告别中医药",以西医药取代中医药。这是二者不能友好相处、相互促进的历史的、思想的根源。当今历史条件不同了,应该理性地处理二者的关系。从中医药方面来看,应该承认、尊重西医药这一科技文化体系,它也是人类实践经验的升华,是智慧的结晶。应该汲取其长,以补中医药之不足。在此方面,不可感情用事,以所谓其人之道还治其人之身。中医药要实现现代化,必须过好学习西医药和现代科学技术这一关,否则难以达到目的。但学习绝不是全盘西化,而应为我所用,用以弥补不足,丰富充实、完善自身。否则,不但不能达到预期的目的,反而会使"文化中医"异化为"文化西医"的一部分。这是关心中医药的人们不得不予以慎重思考的。

提出"文化中医",并非要用以取代现行的"中医文化"概念。只是提醒人们,要把整个中医药体系看作文化,看作人类创造的物质财富和精神财富的一个综合体系,是具有相对独立性的开放的文化体系,而不能仅仅将中医药的一部分看作文化,或将它看作其他文化体系的附属物。这样看待中医药,才符合历史和中医药的实际,有利于其继续发展和发挥应有的科技文化作用。

本文作者薛公忱,发表于《南京中医药大学学报(社会科学版)》2007 年第 3 期

试论中医药文化内涵的界定

2009 年 8 月 4 日，国家中医药管理局印发《中医医院中医药文化建设指南》，指出："中医药文化是中华民族优秀传统文化的重要组成部分，是中医药学发生发展过程中的精神财富和物质财富，是中华民族几千年来认识生命、维护健康、防止疾病的思想和方法体系，是中医药服务的内在精神和思想基础。"[①]认为"在医院核心价值体系建设中充分体现中医药文化，是坚持以中医为主的办院方向，保持中医药特色优势的灵魂，是改进医院各方面工作，增强员工凝聚力的有效途径，是提高医院创造力和竞争力的源泉，是中医药事业生存和发展的基本保证"。文件对中医药文化的地位和作用给予了高度的评价。这一文件的贯彻与落实必将在全国中医界引起对中医药文化的全面审视和高度重视。但是，在贯彻与落实中，人们必然会遇到一个不可回避的问题：中医药文化这一概念的内涵究竟是什么？由于文化概念本身的模糊性和中医药本身的特殊性，这一概念目前还没有一个统一的认识。对"中医药文化"的定义，同样也是莫衷一是。

中华中医药学会中医药文化分会在 2005 年 8 月召开的全国第八届中医药文化研讨会上，首次给"中医药文化"下了定义：中医药文化是中华民族优秀传统文化中体现中医药本质与特色的精神文明和物质文明的总和[②]。这一定义是从广义文化（即：文化是人类创造的精神财富和物质财富的总和）的角度下的，在具体的操作中比较难于把握。《中医医院中医药文化建设指南》概括了中医药文化的核心价值，但未明确中医药文化的内涵。对这一问题如果没有一个明确的认识，肯定会影响国家中医药管理局文件精神的贯彻与落实。

笔者认为"中医药文化"的内涵可以从以下几个方面加以界定：

一、中医的根是中国传统文化

祖先留给我们的一份宝贵的文化遗产——中医药学，是中国传统文化的一

① 国家中医药管理局.中医医院中医药文化建设指南[R].2009.
② 张其成,刘理想,李海英.近十年来中医药文化学发展回顾[J].中医药文化,2009,4（1）：22.

个重要组成部分。其哲学体系、思维模式、价值观念,以及发展历程,与中国传统文化一脉相承、水乳相融、休戚相关。其与传统文化的关系如鱼在水,不可分离。中医药学正是熔铸了传统文化中哲学、易学、天文学、气象学、地理学、生物学、人体学、心理学、语言文字学等诸科知识并通过阴阳五行学说加以建构,才形成了自己的医学理论体系。中医药学是在民族传统文化的大背景下成长、发展、成熟起来的。可以说,传统文化是中医药学的根。没有这个根,中医药学就会失去生命原动力。中医药蕴含着中国传统文化最基本的要素,"中华医道既是生命之道,更包含着自然与社会之道。揭示生命之道,便可揭示自然与社会之道。……以人为本是中华医道的根本,也是中华民族复兴的根本"①。在遗存至今的古老的传统知识体系中,没有任何一门学科能像中医学这么全方位地含蓄着中国传统文化的方方面面。

二、中医蕴含着传统人文精神

从本质上讲,能体现人文精神的思想、理论、知识和行为活动才够得上称文化。恰恰在这一点上,中医蕴含着极其丰厚的传统人文精神。"道之大者,拟于天地,配于四海"(《素问·征四失论》)。古人认为医道广大,充盈于天地四海之间。认为"医道之大尚矣,其上医国,其下医人"(《儒门事亲·后序》)。"夫治身与治国,一理之术也"(《吕氏春秋·审分》)。医人之病与医国之病道理相通,故范仲淹有"不为良相,愿为良医"之慨。传统文化称儒术为仁术,同样亦称医术为仁术,二者同具仁爱之心。"医以活人为心。故曰医乃仁术"(明·王绍隆《医灯续焰·序》),"人命至重,有贵千金"(《千金要方·序》)。清代徐延祚写道:"欲救人而学医则可,欲谋利而学医则不可",认为只有谋利的心淡薄了,良心和责任心才能产生。因此,他一再告诫医家:"医虽小道而所系甚重,略一举手,人之生死因之,可不敬惧乎!"(《医粹精言·胞以为怀》)历代医家皆以"医乃仁术"为行医宗旨和医德的基本原则。中医不仅仅是治病的医术,而且还是治人的医道。中医是治病的人,不单是治人的病。这些都是中医人文精神之所在。

最新颁发的《中医医院中医药文化建设指南》指出:"中医药文化的核心价值,大家普遍认为,主要体现为以人为本、医乃仁术、天人合一、调和致中、大医精

---

① 傅景华.捍卫中医[M].北京:中国协和医科大学出版社,2007:130.

诚等理念,可以用仁和、精、诚四个字来概括。"①仁、和、精、诚四个字实际上就是儒家精神的集中反映:樊迟问仁,子曰:"爱人"(《论语·颜渊》);"仁以为己任,不亦重乎"(《论语泰伯》);"礼之用,和为贵"(《论语·学而》);"和也者,天下之达道也"(《中庸·第一章》);"惟精惟一,允执厥中"(《尚书·大禹谟》);"精义入神,以致用也"(《周易·系辞下》);"诚者,天之道也;诚之者,人之道也"(《中庸·第二十章》);"惟天下至诚,……知天地之化育"(《中庸·第三十二章》)。这些思想与孔子所言五常(仁、义、礼、智、信)五德(恭、宽、信、敏、惠)等都是中国传统文化人文精神之体现。

三、中医药融入传统文化的各个领域

中国传统文化连绵数千年,辉煌灿烂,在人类文化的各个领域都取得了巨大的成就。中医药不仅与传统哲学、天文学、地理学、生物学、化学,与史学、文学、伦理学、语言文字学,与阴阳、五行、干支、八卦等数术密切相关,而且还充实发展了这些学科。中医经典《黄帝内经》就是集阴阳五行、集天地人三才、集相术、集气学、集象学、集养生学、集人体学等学术之大成的皇皇巨著。今人所著《中医体质学》《中国气象学》《中医养生学》《中医文献学》《中医康复学》《中医老年学》等等,都是对传统和现代化的促进和发展。中医药不仅在学术文化方面如此,而且还渗透到人们的日常文化生活中,除文学艺术、饮食起居外,民风民俗中也具有中医药色彩,如端午节家家将菖蒲艾叶插于门楣,饮雄黄酒,佩香囊以避邪驱瘟。重阳节登高远眺,插茱萸,吃重阳糕,饮菊花酒等。在民俗观念中,九九重阳,因为与"久久"同音,包含有生命长久、健康长寿的寓意。1989年,我国把每年的农历九月九日定为老人节,倡导全社会树立尊老、敬老、爱老、助老的风气,因此重阳节又多了一层新含意。中医药已形成一道别具一格的民俗风景线。

四、中医学体现着人类医学的终极价值

《黄帝内经》提出"圣人不治已病治未病,不治已乱治未乱"(《素问·四气调神大论》),"上工刺其未生者也……下工刺其方袭者也"(《灵枢·逆顺》)。唐代大医家孙思邈在《黄帝内经》的基础上,从医学的社会价值层面归纳出"上医医国,中医医人,下医医病;上医医未病之病,中医医欲病之病,下医医已病之

---

① 国家中医药管理局.中医医院中医药文化建设指南[R].2009.

病"(《千金要方·大医习业》)。这一观点突破了医学本身的社会价值,体现了大医之道的终极价值。第一层面表述的是:国家治理好了,政治清明、经济繁荣、社会和谐,百姓安居乐业,人民的健康就有了充分的保障。人心治理好了,产生疾病的心理因素和不良生活习惯得到了改善,人们患病的可能性也就大大地减少了。医家治病的水平提高了,许多疾病就能得到有效的治疗。第二层面表述的是:上等水平的医家能够防治尚未出现的疾病,体现的是疾病预防;中等水平的医家能够把疾病控制在初发阶段,体现的是疾病早治;次等水平的医家能够治疗症状明显的疾病,体现的是疾病治疗。先秦著作《鹖冠子》曾记载了古代医家扁鹊的一则故事,说的就是这一思想:"魏文王问扁鹊曰:'子昆弟三人其孰最善为医?'扁鹊曰:'长兄最善,中兄次之,扁鹊最为下。'魏文侯曰:'可得闻邪?'扁鹊曰:'长兄于病视神,未有形而除之,故名不出于家。中兄治病,其在毫毛,故名不出于闾。若扁鹊者,镵血脉,投毒药,副肌肤,闲而名出闻于诸侯。'"古人认为能治"未"病者为上工,今人则认为能治"危"病者为上工。一字之变更,大道遂不显。中医"上工治未病"的思想与传统文化中其他学科的精神是一脉相承的。古代军事上主张"百战百胜,非善之善者;不战而屈人之兵,为善之善者也"(孙武《孙子兵法·谋攻》)。政治上讲"圣人者,常治无患之患,故无患也"。主张"治国君民,教学为先"等,都体现了孔子"吾道一以贯之"的重在防患于未然的思想。《周易》中的一个重要人文精神就是忧患意识。由此可见,古人谈的是医道,今人谈的是医学。中医谈的是医学终极价值,今人谈的多是医学的经济价值。

五、中医十分强调医家的文化素质

中医学的文化属性不仅表现在医学理论和医学思想上,而且也反映在医家个体的知识结构和文化素养上,尤其是传统文化的素养上。传统中医如同绘画作文,需要主体综合素质的参与,临证的效果关键取决于医家主体。"通乎儒不通乎医者,容有已,未有通乎医而不通乎儒者也。徒通乎医者,庸人也;兼通乎儒者,明医也。"(《图注八十一难经》徐昂序)这里所讲的儒,实际上就是传统文化。历代医家几乎都说过:"医者,意也。"这里的"意"就是指思维活动,认为中医是一门注重思维活动的学科。而现代科学则注重实验,西医发展的特点是以术传人。理论的突破和技术设备的更新,决定着临床效果。引进一台 CT 机,可使整个医院诊断水平提高。而中医发展的特点是以人传术。个人主体悟性的强化和临床经验的积累,决定着临床的效果。同一个道理,各人理解和掌握的程度往往是不一样的。中医理论的效应与医家的主体综合素质极为密切。因此需要强化的是个人的素质和悟性:"流变在乎病,主治在乎物,制用在乎人"(宋·赵佶《圣济经》卷十),"物之性有尽也,制而用之,将使之无尽;物之用有穷也,变而通之,将使之无穷"(宋·赵佶《圣济经》卷九)。中医临证最忌讳的是胶柱鼓瑟、按图索骥,这是历代医家一再谆谆告诫的。为培养和激发个人的悟性,需要阅读大量的古代哲学典籍和重要医著,此"他山之石,可以攻玉"之谓也。早在两千多年前《黄帝内经》就指出,执医者必须"上知天文,下知地理,中知人事"(《素问·著至教论》)。唐代大医家孙思邈强调:凡欲为大医者,除必须熟读医家经方本草外,还"须涉猎群书,何者?若不读五经,不知有仁义之道;不读三史,不知有古今之事;不读诸子,睹事则不能默而识之;不读内经,则不知有慈悲喜舍之德;不读老庄,不能任真体运,则吉凶拘忌,触涂而生。至于五行休旺,七曜天文,并须探赜。若能具而学之,则于医道无所滞碍,而尽善尽美者矣"(《千金要方·大医习业》)。

中医临证带有很大的个人技艺性,这是中医的一个重要特点。晋代杨泉指出:"夫医者,非仁爱之士不可托也;非聪明达理不可任也;非廉洁淳良不可信也。"(《物理论·论医》)清代医家徐大椿更进一步强调:非聪明敏哲之人,非渊博通达之人,非虚怀灵变之人,非勤读善记之人,非精鉴确诚之人,不可学医。医非小道,不是什么人都可以学医的。重视医家的素质,实际上就是重视医学,重视人命,这是医德的一种表现。

以上5个方面涉及中医药所处的文化地位、蕴含的人文精神、表现的文化形态、体现的价值观念以及运用的思维方式等,显示的都是文化内涵而不单是医学理论和临床技术。由此可以这样界定:中医药文化是包含和超越中医药本身的,是一种文化形态,与中国传统文化的其他形态融为一体,并渗透到人们的日常文化生活当中。中医药文化是中华民族的原创文化,她根植于中国传统文化的土壤之中,是具有中华民族特色的文化符号。

本文作者吉文辉,发表于《南京中医药大学学报(社会科学版)》2009 年第 3 期

中医文化学：问题与思考

中华民族传统的中医药学经过近现代百年来对其"科学"身份证的寻觅以及"科学"内涵的挖掘，它本身已经或终将以一个有机联系的科学体系的姿态，走向自己现代化的历程。适值此时，我们提出中医文化学问题，不但具有将中医药学简单化之嫌，又有不伦不类之视觉。

正如晚年牛顿执着地寻求他的"第一推动力"——上帝一样，后来微耳和（Rudolf L.K. Virchow）由于对生命活动的整体有序性无法解释而最终诉诸他心中的"内在目的的灵性原则"。现代医学模式的转变及加速度的发展证明他确实错了。中医文化学问题的提出，正是正视历史的进程步伐，根据中医药学内在发展的规律而作出的研究范式的选择。本文将通过比较概要的论述表达我们的一些思考。

一、科学对超稳态结构的质疑

始于 17 世纪，由牛顿、伽利略、莱布尼茨等所奠基的近代科学体系，以愈来愈壮观的步伐和迅捷的速度，惊人而又精致地构建着自己的动力站——理论体系。

与此处于同一时代的中医药学，较之它的同行西方医学，进展的速度十分缓慢甚至还存在着发展停滞的危机。然而，它并没有被淘汰而依然顽强地存在着。"科学"惊异而困惑地探索这种状况的原因。最终"科学"以其发展的十分娴熟的"折零"技巧将审视分析的目光聚焦于中医药学那神秘的理论体系的"超稳态结构"上。

所谓科学范式，按库恩的说法：在广义上是指某一学术流派成员共同具有的一整套理论信念、科学方法或指一科学团体在研究活动中共同遵循的守则等。在狭义上是指一个有影响的科学理论的"范例"。所以，范式在科学家们选题、科研形式和实验等方面，具有决定性的地位。范式为科学家们提供的不仅是张地图，而且还为制作地图提供某些重要的指导。在剖析中医理论体系的经典源头——《内经》的范例时，一般认为：由于阴阳、五行、形神、精气等中国古代哲学概念的运用构成超稳态的、封闭的理论体系的"基因"，历代医家对经典著作的论证致研究对象异化从而阻断了实践对理论反馈作用的链条；中国古代整体科学水平的落后欠缺学科群落互激效应以及形式逻辑研究的薄弱使理论自身正反馈链缺欠。所有这些均从不同角度说明《内经》范例"超稳态结构"的原因。

假若我们再深入一步追寻上述原因之链的"纽结"，思维便必然发散至中国古代传统文化领域。儒学正统的道德伦理认为的"身体发肤，受之父母，不敢毁伤，孝之始也"成为中医解剖学发展的桎梏；崇古法古、贵和求同的民族心理奉经典著作为金科玉律，取之不尽、用之不竭之观念淡化了理论研究的冲动；重伦轻理、重考轻技、玄想猜悟、格物致知等等传统文化观念的束缚，致使中医学难以突破性发展。科学无偶像、无禁区、没有教条，正是科学理性气质的光辉。对于中医药学而言，打破恶性闭锁循环之链，消弭发展滞缓的各种障碍点，引入科学动力学规律的循环加速机制，乃是中医药学现代化的必然步骤。

我们不禁要问：难道传统的中医药学理论在今天真成为中医药学前进的沉重负担了吗？它只配成为标志自己"荣耀的过去"的历史文物了吗？它为什么又能够有"荣耀的过去"呢？在当代，为什么中医药学现代化，中西医结合一直困扰着的就是西方医学化的阴云？中医药学现代化如何阔步向前，如何"化"之？诸多问题促使我们在更为广阔的领域去开垦和探索。

"……科学不是一个'独立变量'，它是嵌在社会之中的一个开放系统，由非常稠密的反馈环与社会连接起来，它受到其外部环境的有力影响，而且一般说来，它的发展是因为文化接受了它的统治思想。"（伊·普里戈金）中医药学荣耀的过去正是因为它不但为自己社会的文化所接受，而且它在建构其理论大厦时，广泛而细致地饱吸了中国古代传统文化的"血肉"。

二、文化现象的相关生长律

恩格斯在《自然辩证法》中曾经提到："首先是由于达尔文所称的相关生长律。依据这一规律，一个有机生物的个别部分的特定形态，总是和其他部分的某些形态相联系，虽然在表面上和这些形态似乎没有任何关联。"实际上，这一规律不仅适用于生物界，而且适应于整个自然界，同时也适应于反映自然界规律的自然科学的各个领域和反映社会现象及其演化规律的社会科学的各个领域。中医药学不但是自然科学的一个分支,尤为重要的是它还是一种文化现象。

从兴时性的形态——中医药学理论体系的考察可见:"医者意也",医易相通。《易经》是中国经典文化的"原体",号谓"群经之首"。它通过卦的形象变化来寻求自然、人事变化的规律。其主要价值在于生动地反映了中国古代朴素的辩证法思想。胡煦评《易经》云:"浅之则格物穷理之资,深之则博文约理之具,精之则天人合一之旨,体则参赞化育之能,是全体大用之要归。"医本于儒而源于《易》,因为《内经》的理论体系乃是通过近取诸身、远察诸物、取类比象的方法而建构的。明代张介宾《医易同源论》曰:"易者易也,具阴阳动静之妙;医者意也,合阴阳消长之机。虽阴阳已备于《内经》,而变化莫大于《医易》。故曰天人一理者,一此阴阳也;医易同源者,同此变化也。岂非医易相通,理无二致,可以医而不知易乎。"医易同源的含义,不仅仅在于方法论上的相合,更为重要的是二者在理论形态上的合一。

十分有趣的是,一部中国古代气功史中,医、文、史、哲等中国古代文化的各门分支的著名学者,无一不通晓或论及气功之术。李时珍在《奇经八脉考》中曰:"内景隧道,唯返观者,能明察之。"又云:"医不知此,罔探病机,仙不知此,难安炉鼎。"董仲舒的"执虚静以致精",老、庄的"专气致柔,能如婴儿"。刘勰著《文心雕龙》五十篇,认为"养气"能保持良好的创作状态,他说:"是以吐纳文艺,务在节宜,清和其心,调畅其气,烦而即舍,勿使壅滞……"司马迁、白居易、王充等等,无一不重此道。

于此可见,源于《易经》的气功方法即是他们修炼直觉顿悟灵感思维的径路,又具体地构成他们相应的文化学说体系。《易经》、气功、医学、哲学是联体的,其纽带在于外察形象,内体道理。西方近代实验科学专于"静物求理";中国古代文化讲究"静心悟道"。尽管东、西方哲人们所"静"不同,但"致知"一定要静却是二者共同之处。

从历史性的动态发展追寻中医药学演化的历程:中医药学理论体系在古代曾经有过三次高潮。第一次高潮为从战国到秦汉时期医学理论体系的奠定。淳于意首创医案"诊籍";涪翁著《针经》;华佗开外科学之先河,在世界医学史上被称为中国的希波克拉底。《内经》《神农本草经》《伤寒杂病论》等相继问世,宣告中医理论体系的基本形成。第二次高潮为唐宋金元医学分科大发展的兴盛局面和金元四大家学术思想的脱颖而出,群星灿烂,充满益然的生机。第三次高潮为明清时代。《本草纲目》的问世,温病学理论体系的奠基以及吴又可"疠气学说"的提出和王清任《医林改错》的产生,充满革新气象。而这三次高潮恰与中国古代文化的正宗主流儒学的三次兴盛发展周期重叠。

中国古代文化气氛产生了中医药学理论体系的范式,使它以整体观念的"天人合一"、辨证施治的"三因治宜"而独具特色。这一特色一方面标志着中医药学的最高成就,另一方面它又羁绊着中医药学发展的手足。所谓范式本身就预示着一种深刻的片面倾向。回顾历史,中医药学确能持有自己的特色而发展演化,面对现状,却又十分不尽如人意。问题的结论难道必然地陷入这种肯定与否定二极对立的往返循环式答案吗? 不! 我们应该具有感知时代脉搏跳动的敏锐思想,我们拥有一个充满理性和科学内涵的自然科学意义上的中国古代医学,这是我们的财富;我们也拥有一个充满幻想和东方文化特色的社会科学意义上的中国古代医学,这无疑也值得我们去深入研究。

三、中医文化学: 中医药学的自我觉悟

中医文化学是中医药学与文化学相互交叉而形成的中医药学交叉学科之一,属于多学科研究中医药学的学科范畴。它主要应用文化学方法通过对中医药学理论本体的审视,揭示其发生、发展的规律。它本身包括两大研究范畴和三大时代界限:中医文化学、中医角色文化学及古代、近代、现代的机制轨迹。

当代在人与自然新的对话中,各门文化学分支学科和文化哲学流派峰出并呈,学说思想很不一致。然而,毕竟今天的文化再也不是东方诗性的"道可道,非常道,名可名,非常名"的浑浊无序状态了。文化学具有自己独特的研究范式、研究方法。这种意义上的文化是指:文化是一个标志着人类在真善美诸方面的发展水平的哲学范畴。是人处理其与客观世界的多重现实的对象性关系和解决人类心灵深处永恒矛盾的方式。这种方式表现为:对象化为千态万状的文化现象。具体地说:是"人化的自然""自然的人化"对象化活动中介的有机统一体。它包括三个互相联系的领域:作为主体的内在性的人的主观心态的领域,作为过程的对象化活动的领域,作为结果的对象化活动的领域。人的主观心态包括心理的表层结构(风尚层)、中层结构(观念层)和深层结构(集体无意识层),人的对象化活动的产物包括物质文化、制度文化、观念形态的文化和一切具有物质载体的文化事物。

　　中医文化学正是在上述的文化意义上,把中医药学看作一种文化现象和文化体系。通过对中医文化体系发生、发展、传承、演化、结构、特质等在广阔的中国古代文化氛围、土壤里的分析,回答中医药学其所以然的内在缘由。经过对中医文化角色心理、情感、行为、思维、价值观的检讨,促进角色的自我理解和主体意识的觉悟。尤为重要的是:它复其本体的研究范式和成果结论,对当代中医药学现代化的实践历程、标准评述、目标选择及中医文化角色的更新塑造具有十分重大的现实意义。

　　本文作者刘兴旺、周建英、任殿雷(指导),发表于《医学与哲学》1992年第2期

中医文化学构想

中医文化热的兴起已有 30 年。但中医文化学至今仍无踪影，千呼万唤不出来。其重要原因之一是，有关学者尚不能准确回答什么是中医文化学的问题。从名称看，这是崭新的学科，其出现时间最多不超过 20 年。若从内容看，则甚为古老，最早可追溯到《黄帝内经》，其实际存在已有两千多年。就像哲学这个名称近代才有，但其实际存在最早可追溯到殷周之际，最迟不晚于春秋战国时代。此即所谓名后于实，历史上屡见不鲜。现在若要对中医文化学给出一个恰如其分的定义，即严格规定其内涵和外延，尚须认真探讨和科学考量。至少应当明确解答其研究对象、理论界限、基本内容、思想方法、学科意义是什么等问题，恐怕一时难有成熟的结论。笔者不揣浅陋，献出管见，聊充引玉之砖，期盼早日看到奠基之作。

一、研究对象

任何一门学科都是人类的一种认识，必须具有实际存在的、明确的、特定的认识客体，即研究对象，否则没有存在的必要和成立的根据。这里所谓实际存在，包括自然存在、社会存在，物质现象、精神现象等。作为一门学科，中医文化学所要认识的客体是什么？一言以蔽之，就是中医药学历史上曾经包含和现在乃至将来应当汲取的种种文化元素，诸如哲学、宗教、伦理、逻辑、语言、政法思想、军事谋略、文学艺术、科学技术、民俗民智等。这些思想意识或技能技巧均为社会进步到一定阶段的文明成果，对于中医药学的产生、存在、发展、提升和传播、传承具有一定的作用，故被中医药学已经或将要吸收和运用，成为其中不可或缺的构成元素。中医文化学就是要广泛探索中医药学已经和将要包含哪些文化元素，但其重点并非对每一种元素进行深入、细致的研究，而是从整体上考察这些文化元素，科学揭示其来源、特质、结构、变化、价值、传播、前途等。明确了这一研究对象，才能把握其学科定位。

二、理论界限

中医文化学在现有复杂的学科序列和网络中处于什么位置？若要回答这个问题，必须划清其理论界限。具体而言，主要就是明确以下三个方面的联系和区别。

1. 中医文化学与中医文化

现在大多相关学者都认为中医文化学就是中医文化，中医文化就是中医文化学，它们是二而一的。这样的看法很不恰当。其实它们既有联系又有区别。犹如文化学与文化、中国文化学与中国文化、宗教学与宗教、哲学与世界观，既有联系又有区别。已研究多年的中医文化虽取得了不少成果，其中不乏一定的理论深度，但远未形成中医文化学。迄今为止，至多只是基本探明了在中医药学这个伟大宝库中存在哪些文化矿藏，为中医文化学的形成提供了比较丰富的资料和明确的研究对象。如果没有中医文化这样的实际存在及其发掘、整理、研究，就不会提出建立中医文化学这一历史任务，更不可能完成。中医文化学就是以中医文化为前提和研究对象的一门新学科，是中医文化的全面概括和总结，使之形成理论性的体系。或者说，中医文化学就是系统性、理论性的中医文化。没有中医文化学，中医文化就是散乱的、零碎的文化知识。所以二者既密不可分，又相互区别。

2. 中医文化学与文化中医学

与"中医文化"相类似，已有学者提出并使用"文化中医"这一概念。按照中医文化终究上升为中医文化学的发展逻辑，文化中医必将演变出文化中医学。这两对概念及其相互交叉关系亦须厘清。从表面上看，文化中医与中医文化只是两个词或概念的颠倒，似乎没有区别。其实既有区别又有联系。文化中医不仅包括中医文化，还包括整个中医药学，即将整个中医药学看作文化，因为它也是人类的创造物，属于精神产品。很显然，文化中医的外延大于中医文化，二者是整体与部分的关系。按此关系推演，文化中医学是文化中医的理论化、系统化，它涵盖中医文化学，此二者也是整体与部分的关系。就二者的侧重点和医学意义而言，中医文化学重在文化，论述中医药学的文化基础，仅有诊治疾病的辅助作用；而文化中医学，理应侧重于中医药学，论述中医药学的整体文化属性，在一定程度上和范围内可以直接诊治疾病。所以亦不可将二者混为一谈。

3. 中医文化学与哲学社会科学

由上所述，不难理解，无论是中医文化与中医文化学，还是文化中医与文化中医学,虽然涉及物质文化,但基本上均属于精神文化的范畴。因为它们都是人类的精神产品,只是有些部分被物化而已。如古代砭石、骨针、针灸铜人和现代各种诊疗工具、精密仪器设备、炮制的药物等,当视为物化的精神产品。精神文化范围广泛,包括各种观念、思想、学说、理论、技能技巧等,哲学、社会科学、自然科学则是其中的精华。中医文化及中医文化学与此三者均有不可分割的关系。但从整体上看,中医文化学应属于哲学、社会科学,是哲学、社会科学在中医药学中的应用和表现;其中的自然科学技术成分所占比例不大,故不是论述的重点。如从医药学的视角来看,它又属于中医药学的一部分,是这门学科的分支。如按现代的生物、心理、社会医学模式,它应当归入心理、社会部分。质言之,中医文化学有两个归属,一是哲学、社会科学,二是中医药学。因此,亦可视之为哲学、社会科学与中医药学的交叉学科。

三、中医文化学的基本内容与主要任务

1. 考察中医文化的来源及发展史

这是正确认识中医文化的重要环节,否则就不可能取得符合实际的认识。其来源主要有三:一是中国固有的传统文化,即从古代流传下来的本土文化;二是地区文化,即不同地方产生、具有特色的文化,如中原文化、燕赵文化、齐鲁文化、吴越文化、荆楚文化、闽粤文化、巴蜀文化等;三是外来文化,即周边民族及国家传入的文化,特别是由佛教携入的西域、天竺即古印度文化,影响甚大。中医文化就是这几方面文化在中医药学内逐步融合的结果。其形成经历了从无到有、从简单到复杂的漫长历史过程,已有三千多年。在此过程中曾经发生诸多曲折和碰撞,最终融合成统一的中医文化体系,并随历史条件的变迁而呈现不同的面貌。先秦、两汉、魏晋南北朝、隋唐、宋元明清乃至民初、当今等各个时期的中医文化,其具体内容、主要倾向均不相同,但又一以贯之。必须通过实事求是的考察,分清主次,抓住内核,以取得具体的规律性的认识。

2. 总结中医药学汲取文化元素的步骤及趋势

不同的文化元素,融入中医药学的时间有先后,演变程度有差异,作用有悬殊。但从整体来看,则经过以下环节或步骤:

一是选择,即中医药学在其发展的不同阶段,分别从上述三方面的文化中选择自己需要的成分加以吸收,对其他成分则不顾及和采取。如在春秋战国时期,诸子思想非常丰富、复杂,正在形成的中医药学并没有兼收并蓄,

而是经过精心选择的。它主要吸收了阴阳五行家和道家的学说,对其他诸家吸收甚少。即使对此二家,也未全盘吸收,而是进行剪裁,如舍弃了其中的神秘内容。

二是移植,即将需要的概念、理论搬入中医药,加以运用。如以气、阴阳、五行解释世界本原、生命起源及人的生理、病理演变;西汉中期以后,把儒家之仁爱、佛家之悲悯、道家之慈善引入,作为医德的核心思想。

三是变异,即将移植的文化元素加以改变,使之更加适合中医药的需要,最典型的就是五行的变异。原始五行就是五材,先民日常必需的五种物质资料。但移入中医药学后,其物质资料的本义逐渐淡化,方法论的作用日益增强,以至变为符号化的理论模型,反映世界特别是人体的整体性、系统性。后世的五行仅仅是假借原先五行之躯壳而已。就像现代汉字中的"朋友"之"朋"与古代"朋贝"之"朋",字符虽同,其意义经过转化,已大相径庭。

四是升华,即把融入中医药学的文化元素重新解释,加以变异,使之趋向合理。认为"太虚"不是空无所有,而是"真气之所充";将"气"看作世界的唯一本原,认为"气"之上无"理"、无"道"、无"佛";视"太极"为"一元之气",而不是宋明理学家所说的"理"和心学家所说的"心"。可见,中医药学对其他文化元素的吸收,并非全盘接受和机械套用,而是具有一定的创造性,不但促进了中医药学整个体系的逐步形成和完善,也丰富了传统文化。

3. 分析中医文化的层次结构

中医文化的构成元素虽然较多,但并非杂乱无章,而是存在井然有序的层次结构的。大体而言,可分三层:

一是表层,即由医者随时随地表现出来的文化修养,如生活情趣、诊疗风格、为人气质、日常习俗、技能技巧等。

二是中层,即思维方式、道德操守、思想信念、人生目标、自然观、生命观等。

三是最里层,即哲学世界观、方法论。马克思说:"各种外部表现证明哲学已获得了这样的意义:它是文明的活的灵魂。"①无疑,哲学也是中医文化的灵魂。所以它居于最里层,决定中层,中层则决定表层,这是层层决定的关系;反之,表层表现中层,中层表现最里层,这是层层表现的关系:从而构成一个完整

---

① 中共中央马克思恩格斯列宁斯大林著作编译局.马克思恩格斯全集:第1卷(上册)[M].北京:人民出版社,1956:121.

的医学文化体系。

4. 揭示中医文化的特质

"一定的文化(当作观念形态的文化)是一定社会的政治和经济的反映。"①中医文化既然总体上是意识形态,属于哲学、社会科学,它亦应是一定社会的经济、政治的反映。因此不可避免地带有特定的社会属性,诸如阶级性、民族性、时代性。但其中也存在一般性、普遍性,如人民性、普世性、永恒性。可以说,中医文化是这些特殊性与普遍性的辩证统一体。具体而言,包含三个辩证统一:

一是阶级性和人民性的辩证统一。其中封建地主阶级的思想较为浓厚,如君主集权思想、忠孝观念等;同时也有同情、救助下层劳动人民的民本思想,是这两种思想的辩证统一体。

二是民族性和普世性的辩证统一。其中反映了汉民族的风俗习惯、传统意识,如夷夏有别,称外域医药为胡医、胡药等;同时也有普世思想,主张对任何人都"普同一等,皆如至亲之想",尽心尽力,济命扶危。中医文化把这两种对立的思想统一起来了。

三是时代性和永恒性的辩证统一。如先秦、两汉、魏晋南北朝、唐宋、元明清等朝代都在中医发展史中留下痕迹。但中医文化并非仅反映一定阶级、时代、民族的特性,从它的演进和实际应用来看,还反映了历代各个阶级、民族乃至全人类共同的意愿和要求,如敬畏生命、珍爱生命、延年益寿等。这是其发展、完善和走向世界的内在根据。

5. 全面评估中医文化的价值

中医文化之所以产生、存在和发展,直至当今仍要认真研究,并发扬光大,是因为它有价值,能在一定程度上满足社会有关方面的需要,否则弃之弗顾,不必劳神费力。概言之,至少有以下几方面的价值:一是思想价值。它把元气、阴阳、五行等原本先后产生、各自独立的学说,整合成一个相对完整、大致正确的世界观、方法论的理论体系,不但卓有成效地指导医家认识世界、生命和防治疾病,而且对社会各阶层的人们都有广泛、积极的影响。二是伦理价值。它吸收、融合儒道佛等各个派别的道德思想及人民群众的优秀品质,构成了完整的医学伦理体系,在医患关系、同道关系、医者主观修养等方面都有规范,诸如病人为本,有诊无类,普同一等,仁爱为心,慈悲为怀,心术纯正,无欲无求,举止安和,一心赴

---

① 毛泽东.毛泽东选集:第二卷[M].北京:人民出版社,1952:688.

救,不虑己命,尊师重道,谦和谨慎等,至今仍有教育意义①。三是科学价值。主要表现在反对巫术、鬼神迷信和求真求实方面。西汉司马迁记述的先秦名医扁鹊秦越人"六不治"之一就是"信巫不信医"②。《素问·五脏别论》指出:"拘于鬼神者,不可与言至德;恶于针石者,不可与言至巧。"③认为医药学与巫术、鬼神迷信势不两立。此后历代医家大都继承、发扬了这一思想,形成无神论的优良传统,凭借望闻问切"四诊",巧妙通过审证求因、司外揣内、天人相参、古今相验、辨证施治、对症下药等方法,求真求实。认为五脏之疾犹刺、污、结、闭,可拔、可雪、可解、可决,"病虽久,犹可毕也。言不可治者,未得其术也"④。这是比较彻底的可知论,其科学价值不可低估。四是审美价值,主要指医药文献的艺术表达方式。如《黄帝内经》文辞优美,声韵铿锵,巧用对仗,朗朗上口,气势流畅,令读者口舌生香,心神愉悦。再如后代涌现的大量涉及医药的诗、词、歌、赋及小说、戏剧,往往采用拟人化的方法,感情充沛,故事曲折,不仅宣扬医药之理,还富有艺术性,给人以美感。这一方面的遗产,有待挖掘。五是经济价值。传统文化本来重义轻利,但随着商品生产的发展,特别是明清资本主义萌芽的出现,医药日益商品化,职业医家越来越多,求医须付诊金和药资渐成天经地义,从而出现以医药谋生乃至致富的思想。明代外科专家陈实功曾言:医者"凡有所蓄,随其大小,便当置办产业,以为根本"⑤。有些庸医、奸医不顾患者死活和痛苦,千方百计榨取钱财。针对这一情况,陈氏又指出:"药金毋论轻重有无,当尽力一例施与。"⑤这是将义和利适当结合起来了。清代名医徐大椿认为:为医者应志在"存心救人",为此"虚心笃学,则学日进。学日进,则每治必愈,而声名日起,自然求之者众,利亦随之。若专于求利,则名利必两失,医者何苦舍此而蹈彼也?"⑥这是主张医者正当取利,符合儒家所谓"君子爱财,取之有道"的思想。在当今市场经济条件下,仍有借鉴意义。

6. 总结中医文化的传承、传播经验

中医药及其文化因素之所以影响深远,历久弥新,与其传承、传播手段、方式也大有关系。在古代,传承途径大致有四种:一是师徒授受;二是自学,即通过

① 孙思邈.千金要方[M].北京:华夏出版社,1993:1.
② 司马迁.史记[M].长沙:岳麓书社,1988:750.
③ 黄帝内经素问[M].北京:人民卫生出版社,1962:78.
④ 灵枢经[M].北京:人民卫生出版社,1956:7.
⑤ 陈实功.外科正宗[M].天津:天津科学技术出版社,1993.
⑥ 徐大椿.徐灵胎医学全书[M].北京:中国中医药出版社,1999:155.

研读医药文献而成医;三是家传,即通过父传子、兄传弟而延续医术;四是学校教育,唐宋开始出现官办的医药学校,培养医药人才。在这四种途径中,以第一种为主,成就最大,影响最大,是基本的途径。其经验教训值得总结。其他三种其实都离不开师徒授受。至于医药传播,形式更为多样。师徒授受亦是最有效的传播形式,其他如书面存储、艺术表现、诊治实践等形式及宗教、商旅、外交往来等途径,逐步扩大影响,成效显著。现代的幻灯、电影、电视、多媒体、互联网等手段更为便捷、有力,这一方面的手段更值得充分运用和认真总结,以提高成效。

7. 指明中医文化的优势、局限和前途

当今世界科技昌明,物质财富丰厚,社会进步加快,中西两种医学文化并存,形成对峙、竞争的局面。两相比较,中医文化的优势、局限是什么? 它还有无存在的价值? 它应当向何处去? 它如何扬长避短? 这是关系中医药学的存废、进止的大问题,必须给以明确的回答。中医文化学基于对中医文化的历史考察、全面总结和深入研究,应当能够给出具有说服力、感染力的不可置疑的答案,以鼓舞广大中医药工作者,提高他们的信心,坚定他们的意志,推动中医药学快速、稳步发展,为广大中国人民乃至全人类提供优质、安全的卫生保健服务。这是中医文化学的重要意义之一。

四、思想方法

创建中医文化学,除了拥有丰富的真实的历史资料外,还应采用科学的指导思想。在当前,指导思想非马克思主义莫属。具体而言,以下四点至关重要。

1. 坚持历史的观点和方法

中医文化是在历史上发生和形成的,应当将它的诸多元素置于相应的历史环境中加以考察。与此前和同时代的其他同类文化思想比较,它有无创新性? 其创新程度有多大? 与后世新思想比较,它有无合理性? 不可概用今日的思想观点和社会条件作为尺度,去量度、取舍它们。否则,就会堕入历史虚无主义的陷阱。

2. 遵循逻辑规则和辩证法

凡是科学理论,不仅力求反映、接近客观规律,而且还必须遵循逻辑规则和辩证法。思维混乱、不讲逻辑、违反辩证法的理论,不能成为科学的理论。中医文化学既然属于哲学社会科学,亦不能例外。特别是运用唯物辩证法,对客观实际进行全面的考察和分析,更为重要,以避免僵化的片面的错误。

3. 参照现代科学文化

现代科学文化是人类文明的新高峰,站在这一高峰上审视中医文化的发展轨迹,有利于重新发现和正确评估中医文化的历史作用及其蕴涵的合理性。如"天人合一"思想,如从近代征服自然的社会要求来看,是过时的旧观念;如从现代环境科学来看,其合理性则是毋庸置疑的。

4. 以社会实践为检验标准

当代科学文化也是思想认识,不能充当检验其他思想认识的标准。只有人类的实践,包括历史的、现实的乃至未来的社会实践,特别是防治疾病的实践,才是检验中医药学及其文化成分合理与否的客观标准。舍此别无标准。

五、学科意义

由上可见,中医文化学就是对中医文化的全面总结和概括,揭示其来源、特质、规律、结构、价值和前途等,是系统性、理论性的中医文化。

中医文化学的重要意义至少有:一是作为中医文化的综合性学科,描绘了一幅有关思想理论的全景图画,使研究者方向明确,视野开阔,思路清晰,可避免片面性、狭隘性、随意性、保守性等弊端;二是充当中医药学的一门分支学科,为之提供文化理论支撑,有助于总结经验教训,促进其完善和现代化;三是作为哲学、社会科学与中医药学的交叉学科,既具有历史性、现实性,也具有理论性、前瞻性,在一定程度上拓展、深化了传统文化的研究,有助于弘扬优秀的传统文化,特别是其中高尚的医德思想,足可净化现今不良医风医德,对于社会主义精神文明建设亦有积极意义;四是作为马克思主义指导下形成的一门医学文化学,从一个侧面彰显了历史唯物主义和唯物辩证法的思想威力,丰富了马克思主义文化学。

本文作者薛公忱,发表于《南京中医药大学学报(社会科学版)》2014年第3期

中医文化学科建设的问题与思考

近年来,中医文化研究掀起了一个新高潮,取得了可喜成果。但研究者对中医文化学是否构成一个学科还存在不同看法:一种观点认为,中医文化目前只能算是一个研究领域,还没有形成自己独立的研究范式,不能构成一个独立学科;另一种观点认为,中医文化已经从中医医史文献学科中独立出来,具备了自己相对独立的研究对象与范式,已经成为了一个成熟学科。笔者认为,作为一个独立学科,中医文化学仅仅初步形成,距成熟学科还有一段距离,需要进一步加强建设。

一、中医文化学科的初步形成

中医文化研究早已有之,但过去的研究多处于自发状态,成果也不够系统,中医文化尚未作为有特定内涵的概念提出。中医文化作为一个专门研究领域发端于 20 世纪 80 年代中后期,兴起于 20 世纪 90 年代。中医文化之所以受到中医界、哲学界乃至文化界的关注,一方面是受传统文化热的推动,作为传统文化的一个重要组成部分,20 世纪 80 年代传统文化热潮催生带动了中医文化热的兴起;另一方面是中医自身反思的结果,近百年中医科学化、现代化的难题与困惑引发了中医界跳出现代科学的框架,从更广的文化视野为中医合理性进行辩护,从文化的视角探寻中医发展的规律。近 30 年来,中医文化研究价值被广泛认同,学科内涵认识趋近,研究成果走向系统化,学术队伍不断扩大,学科建制初步形成。

1. 研究价值被广泛认同

一个学科独立存在,首先要具备独立的学术与社会文化价值。中医文化研究的价值体现在多个方面。从微观方面看,有利于中医学的学术繁荣。中医学兼自然科学与人文科学属性于一身,但中医学的现代研究大多属于自然科学研究,对于中医学的文化研究则起步晚、成果少、影响力不大。中医文化研究可以在一定程度上纠正中医研究的偏差,弥补现代中医研究的不足。从中观方面看,有利于总结中医学发展规律,为中医学发展提供动力。通过对中医文化内涵及发展规律的揭示,来传承传播中医文化核心价值,保存与发展中医学原创思维,为中医学术发展提供方向引领与动力源泉。从宏观方面看,有利于中华优秀传统文化的传承与复兴。"中医文化是中华优秀传统文化的代表,体现了中华优秀传统文化的核心价值理念、原创思维方式,融合了中国历代自然科学和人文科学的精华,凝聚了古圣先贤和儒、道、佛文化的智慧,充分展现了中华文化的魅力。"①大力弘扬中医文化,大力发展中医文化事业,是提升国家软实力、实现中华民族伟大复兴的战略选择和重要途径。

2. 学科内涵认识趋近

学科内涵是一个学科明确研究对象,区别于其他学科的重要标志。中医文化学是研究中医文化本质及其发展规律的一门学科,关于中医文化的界定非常关键。由于对文化本身认识的多元性,给中医文化的界定带来了复杂性。目前的代表性观点有:"所谓中医文化,不是或主要不是指中医作为科学技术本身,而是指这种科学技术特有的社会形式、文化氛围,也即中医学发展同整个社会文化背景的联系以及中医学中所体现的特有的文化特征。"②这是从中医文化与中医科学技术区别角度来界定的。另外一种是广义文化上的界定,即"中医药文化是中华民族优秀传统文化中体现中医药本质与特色的精神文明和物质文明的总和"③。还有一种是从文化的具体层面来界定,如"中医药文化是中医药学内在的价值观念、思维方式和外在的行为规范、器物形象的总和"④。几种界定尽管角度不同,但对于中医文化的研究对象却基本达成共识,即中医文化以中医学为研究对象,研究中医学与传统文化的联系及中医学自身的精神文化、行为文化与器物文化。

3. 学术研究成果向综合集成

中医文化研究热首先是由传统文化热推动的,中医文化研究早期成果集中在中医学与传统文化特别是中国传统哲学、易学及儒学、道学、佛学的关系上。关于中国古代哲学与中医学关系,有刘长林的《内经的哲学与中医学的方法》;关于易医关系,有杨力的《周易与中医学》、张其成的《东方生命花园——

---

① 张宗明.中医文化复兴是推动中医振兴的根本途径:访全国著名中医文化专家张其成教授[J].南京中医药大学学报(社会科学版),2011,12(1):1-8.
② 薛公忱.中医文化溯源[M].南京:南京出版社,1993:2.
③ 同①.
④ 同①.

易学与中医》;关于中西医文化比较,有何裕民的《差异·困惑与思考——中西医学比较研究》、祝世讷的《中西医学的差异与交融》;关于中医与儒学、中医与道学、中医与佛学方面的研究专著,有薛公忱主编的《儒道佛与中医药学》。作为一门独立学科,历史研究不可或缺。中医学史早已成为一门较为成熟的独立学科,从中医学术史过渡到中医文化史是中医史研究的一个重要转向,也是中医文化学独立的一个重要基础。马伯英的《中国医学文化史》是中医文化史研究的奠基之作。中医哲学作为中医文化的核心内容,中医哲学史研究自然也成为中医文化研究不可或缺的一个重点内容。程雅君的《中医哲学史》计划出版四卷本,目前已经出版二卷,是中医哲学史研究的扛鼎之作。另外,由南京中医药大学牵头组织编写的《中医文化研究》三卷本,从中医文化源流、中西医文化比较、中医文化复兴三个方面对中医文化进行了开创性研究。随着中医文化研究的深入,中医文化教育在高等中医院校中广泛开展,编写教材、构建中医文化与中医哲学知识体系成为中医文化教育工作者的另一项工作任务。《中医药文化基础》《中医哲学基础》《中国传统文化与中医》《中医文化导读》等教材不断创新,有的列入国家规划教材,有的成为省市精品教材。从分化走向综合,是学术研究与学科发展的规律,也是学科走向成熟的重要标志。

4. 学科队伍不断壮大

中医文化研究最初是由两部分人员构成,一是哲学工作者,从中国哲学角度探讨中国传统哲学对于中医理论形成与发展的影响以及中医学思维方式特征,或从科学技术哲学视角探讨中医学方法论及其发展规律;二是中医医史文献专家,如从事医古文、中医史学者是这一群体的先觉者,还有一些中医文献学专业工作者也加入中医文化研究队伍中来,目前许多研究机构的中医文化学科带头人同时也是中医医史文献专家。随着中医药机构文化建设的不断推进,为满足中医文化教育、宣传与传播的需要,一些中医药管理工作者、中医临床专家、中医基础理论教师、思想政治理论教师、外国语教师也介入到中医文化研究与教学中来;同时越来越多不同专业背景的研究生如哲学、语言学、传播学、教育学的研究生也开始关注中医文化,甚至将中医文化研究作为自己的学位论文。

5. 学科建制基本成形

随着中医文化研究的深入,中医文化研究机构也开始先后成立。南京中医药大学于 1994 年成立了全国首家中医文化研究中心。1999 年北京中医药大学成立了中医文化研究中心,2014 年该中心更名为独立建制的国学院、中医药文化研究院。随后,山东省、上海市、福建省、安徽省、河南省、湖北省等省市也先后成立了中医文化研究与传播机构,其中有些研究机构已发展成为省级社会科学重点研究基地,有的机构成为学校 2011 年协同创新中心,还有的中医文化研究团队成为校级或省级科技创新团队。1996 年中华中医药学会中医药文化分会正式成立,从此中医药文化研究有了自己独立的学术团体。2007 年中国哲学史学会中医哲学专业委员会成立,联合中国哲学史及中医基础理论学者,积极开展中医哲学学术研究与学科建设。

专业学术期刊是学科成长的重要平台,也是学术交流的重要园地。《医古文知识》《上海中医药杂志》《中国中医基础医学杂志》等中医学术期刊相应开设“中医文化”专栏,《中医杂志》的“学术探讨”栏目也积极发布中医文化研究成果。1999 年《南京中医药大学学报(社会科学版)》创刊,这是目前全国高等中医药院校学报中唯一的社会科学版学报。2006 年原《医古文知识》更名为《中医药文化》并正式创刊,成为目前国内唯一专门研究中医药文化的学术期刊。

近几年几乎每年都有多项中医文化研究课题被立项为国家社会科学基金项目,甚至是国家社会科学基金的重大招标项目,有的还立项为国家重点基础研究发展计划(“973 计划”),标志着中医文化研究已经上升到了国家战略层面。此外,国家中医药管理局在“十二五”学科规划中将中医文化学作为重点建设学科,包括安徽省、南京市、山东省、上海市、北京市等地多家研究机构入选。国家行业主管部门将中医文化学列入重点建设学科,标志着中医文化学作为一门独立学科具有了合法性。安徽中医药大学等高等院校在中医学一级学科下自主设置中医文化学二级学科硕士学位招生点,南京中医药大学与北京中医药大学率先在中医学一级学科下自主设置中医文化二级学科博士学位招生点,专门培养中医文化研究高级人才。

二、中医文化学科建设存在的问题

中医文化学作为一门学科虽然已初步成形,但由于学科发展时间短,还存在学科界限模糊、研究内容过于分散、研究队伍素养有待提高等诸多问题。

1. 学科界限模糊

作为一门交叉学科,中医文化学与中医史、医古文、中医文献学、中医基础理论学科之间存在着密切联系,一些内容的交叉渗透难以避免。但作为一门独立学科,中医文化学必须进一步明确自己独立的研究对象,否则就会出现一个问题多个学科去"争抢"研究,导致中医文化学科被淡化,甚至学科独立存在的必要性遭受质疑。因此,在保持与其他学科交叉渗透的优势前提下,进一步明确自己的研究重点,划定自己的学科界限非常必要。

2. 研究内容过于分散

在中医文化研究的早期阶段,研究内容分散无可厚非,但作为一个独立建制的学科,则需要将研究视野集中到解决中医文化学科核心问题与关键问题上来。另外,中医文化研究还存在着整体水平不高的问题,正如有研究者指出:"现有研究虽不乏精品,但低水平的所谓'研究'却也占据了相当比例。这种研究水平参差不齐的情况严重影响了中医文化研究的整体水准,使其整体研究状况与其深远的现实意义之间呈现出不平衡的状态。"①中医文化研究重点应从过去"回溯性"研究,转向到解决中医发展的现实问题中来。

3. 研究队伍素养有待提高

由于中医文化研究者来自众多学科领域,受学科视野限制,学者们往往选择自己熟悉的问题,运用自己的学科方法开展研究,而缺乏文化整体视野的观照。目前中医文化研究主体,一是中医药学者,一是文史哲学者。中医药学者研究中医文化具备得天独厚的条件,但部分研究者由于缺乏人文理论素养,不熟悉文化研究方法,导致研究成果容易滞留在医学层面,而未能够深入到中医文化内核。而一些文史哲工作者长于文化研究方法,但缺少必要的中医学知识储备,研究成果容易滞留在文化表层,未能切入中医内部。两个研究主体由于处在不同学科领域,缺乏必要的交流、沟通与理解,所以培养一批热爱中医文化事业、具备深厚中医文化功底的中医文化专职研究队伍刻不容缓。

4. 引导作用未充分发挥

中医文化研究时间不长,在没有统一的理论范式引导下,对中医文化研究中的重大问题并没有取得统一认识,许多问题尚处于见仁见智的阶段。《国务院关于扶持和促进中医药事业发展的若干意见》(国发〔2009〕22 号)提出,要繁荣

---

① 何其灵,朱邦贤.中医学的文化视野考察(续):近十余年中医文化研究回顾[J].医古文知识,2001,18(2):8-9.

发展中医药文化,将中医药文化建设纳入国家文化发展规划,并将其提高到与中医药医疗、保健、科研、教育、产业并列并重地位。中医文化的作用在于引导,但由于学术内涵研究不足、实践研究不够,其在引领中医教育、医疗、科研、保健、产业与对外交流合作方面的作用发挥不尽理想。

三、加强中医文化学科建设的建议

1. 加强学科内涵研究,厘清中医文化学科与其他学科关系

合理界定中医文化学科内涵是中医文化学科建设的一个基础性工作。尽管目前对中医文化学科内涵的认识趋同,但如何从中医文化本质、要素、结构、功能等方面分层界定还需要进一步深入研究。中医文化学科内涵界定既不能广泛无边,否则难以体现中医文化特色;也不可过于狭窄,否则难以起到引领中医药事业发展的作用。界定中医文化内涵,除了需要处理好中医文化与中国传统文化的关系、与中医药事业发展的关系外,还需要处理好中医文化学科与其他中医药学科的关系,厘清中医文化与中医文献、中医史、中医基础理论等学科的界限,在保持为其他学科提供文化背景、思想源泉与发展动力的前提下,保持和维护学科自身的特色与独立性。

2. 聚焦重大需求,解决中医文化重大理论与实践问题

中医文化研究涉及面广,需要解决的问题很多,但作为一个独立的学科,首先需要解决的是本学科的重大基础理论问题,同时还需要解决中医药传承传播领域重大实践问题。在中医文化学科理论问题研究中,除了合理界定中医文化学科内涵外,还需要解决中医科学性、中医文化核心价值体系与中医学思维方式等重大理论问题。中医文化需要解决的重大实践问题,着力点应放在中医文化的保护、传承与传播上。

3. 加强中医文化队伍建设,培养高素质中医文化专门人才

培养与造就一批高素质的中医文化研究与传播人才是中医文化学科建设的关键。一是要海纳百川,吸引人才。由于中医文化学科是个交叉学科群,覆盖研究、教学、传播、宣传、管理等方面,需要中医学、哲学、历史学、语言学、传播学、教育学、管理学等多学科复合型人才。因此,需要以开放的心态接收与包容各学科成员研究与传播中医文化,以解决中医文化学科重大问题为突破,整合多学科力量,组建创新团队,开展协同创新。二是鼓励与支持中医药工作者特别是中医专家走近大众,宣传与普及中医药文化。三是加强中医文化学位点建

设,培养高素质中医文化研究与传播人才。以中医文化学重点学科为依托,在中医学一级学科下自主设置中医文化二级学科或交叉学科硕士、博士学位点,培养一批具有深厚的传统文化底蕴,具备坚实的中医文化基础理论,具备独立从事中医文化研究、传承与传播能力的中医文化高级人才,为中医文化学科建设提供人才保障。

本文作者张宗明,发表于《中医杂志》2015 年第 2 期

3

中医文化
寻源溯流

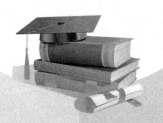

从易学象数模式看中医理论实质

中医理论体系中,至今仍有一些问题难以合理解释。如:为什么要将人体进行阴阳两仪分类和五行分类?"二"和"五"之间有没有深层次联系?"左肝右肺"究竟应该怎样解释?十二经络的定型和三阴三阳的命名是在什么背景下完成的?"经络"到底能不能通过实证、实验的办法找到?寸口脉、尺肤脉、面诊有无结构规律?六经传变、病愈日说有何理论基础?等等。要深层次、客观地解释这些问题,光从这些学说本身内涵去考察、分析是远远不够的,必须从形成这种学说的思维方式的视角进行考察,舍此别无他途。

中医理论体系之所以在世界文化史上卓然独立,其根本原因就在于它拥有一套有别于印度医学、西方医学的思维方式,这种思维方式实质上就是由《周易》所创立和代表的中华文化特有的思维方式①。唯有援易入医,以易训医,才能揭示中医理论的实质。这也正是中医理论研究的必由之路。

一、脏象学说与易象类分

《黄帝内经》以阴阳五行类分人体脏腑,对"象"的分析注重功能、轻视实体,即以功能为"象";采用易象分类原则,以阴阳五行整体划分世界,即以阴阳五行为"象"。

为什么以阴阳分类?这是《周易》阴阳太极象数思维(形象思维、直觉思维、类比思维)的体现。《易经》卦爻符号、《易传》阴阳观念充分反映动态、整体的阴阳思维哲学。

中医学吸收并发展了《周易》"阴阳"概念,在《素问·阴阳应象大论》中以"阴阳"应象为依据,构筑藏象学说。认为天地自然及人体生理、病理,万千形象皆与阴阳之象相对应。以动态、功能之象构筑藏象,成了中医学对人体进行观察的根本方法,具体地说就是以表示事物行为功能的动态形象为本位,以形体器官和物质构成为辅从的方法。

---

① 张其成.《周易》思维方法及偏向发展[J].周易研究,1994,19(1):52

为什么《内经》又以五行分类？阴阳（太极八卦）与五行有没有关系？是否为两个不同的体系？

先让我们来看一看《内经》的有关论述。《素问·金匮真言论》："东方青色，入通入肝，开窍于目……其味酸，其类草木，其畜鸡，其谷麦，其应四时，上为岁星……其音角，其数八……其臭臊……"这段文字，以五行论述五脏所属，其中"鸡、羊、牛、马、彘"乃源于《周易·说卦传》，"八、七、五、九、六"乃是河图五行之成数，是直接受《周易》象数思维影响的产物。

《灵枢·九宫八风篇》首次提出八卦八方八风与人体脏腑、病变部位相对应，与五行归类原理相同。

虽然阴阳八卦基数为"二"，五行基数为"三"，两者之间存在明显差异。但阴阳八卦和五行形成的思路是基本相同的，在《易传》中已有融合趋势，《内经》则沿着这一思维模式进一步发展。五行应看成是两对阴阳（金与木，水与火）加上中土，中土起到调节、平衡阴阳的作用。"二"为对立、冲突，"三"为中和、调节，两者互补。八卦、六十四卦是"二"（阴爻阳爻）和"三"（天、地、人三才）的统一体；太极图也是"二"（阴鱼、阳鱼）和"三"（阴、阳加上中介线）的形象图示。

《素问·六节脏象论》："心者，生之本，神之变也，其华在面，其充在血脉，为阳中之太阳，通于夏气……"这一段文字通过生、神、华、充、通等概念揭示和界定五藏，依据五行的动态功能及属性类分组织器官及相关自然事物。其中五藏五行又分别与阳中之太阳、阴中之太阴、阴中之少阴、阳中之少阳、至阴相配属，太阳、太阴、少阳、少阴为"四象"，正是"阴阳"的高一层次（$2^2=4$）划分。《灵枢·阴阳系日月》阐述了同样道理："心为阳中之太阳，肺为阳中之少阴，肝为阴中之少阳，脾为阴中之至阴，肾为阴中之太阴。"两者均体现阴阳四象与五行的相通性。

至阴中土的作用十分重要。《素问·太阴阳明论》认为中土具有统领、调节水火、木金这两对阴阳的功能，反映了河洛八卦象数动态模式中央五、十的重要性。河图中央"五""十"，其中"五"是四方生数（一、二、三、四）变为四方成数（六、七、八、九）的中介，生数加"五"即为成数，"五"为生数之极，"十"为成数之极。洛书配属八卦，独中五无卦可配，称为"中五立极"，中五不占四方而统领四方。脾藏不独立于四时而统治四时，与之相符。《素问》中已大量引用河洛之数，说明阴阳八卦与五行、河洛之间可互换、互通，"二"和"三"紧密联系。

"左肝右肺"问题是中医脏象学说中一个不易被人理解的问题。《内经》的这种认识与人类早期观点不同。古文《尚书》《吕氏春秋》等均认为肝属金、肺属火、脾属木、心属土、肾属水,依五行配方位原则,肝在西边(右边)、肺在南边(上边)、脾在东边(左边)、心在中央、肾在北边(下边),这是从五脏解剖位置立论的,与五脏实际位置大体吻合。《内经》作者受《周易》重功能、轻实体的象数思维影响,发现这种配应与五脏的生理功能不符,于是改变了五脏的五行配属。"左肝右肺"反映了人体脏腑功能的、动态的特性,而不是形体上的解剖位置。这种方位其实是《易传·说卦》记载的后天八卦的方位。后天八卦方位中,离卦居南(上)配心,坎卦居北(下)配肾,震卦居东(左)配肝,兑卦居西(右)配肺,巽卦居东南(左上)配胆,艮卦居东北(左下)配脾,坤卦居西南(右上)配胃,乾卦居西北(右下)配肠。

二、经络学说与六爻模式

《内经》十二经络的定型和三阴三阳的命名同样是在易学象数模式的深层次作用下确立的。

《灵枢·经脉》十二经脉与早期医家对经络的认识有所不同。1973 年出土的湖南长沙马王堆帛书《阴阳十一脉灸经》作十一脉:(足)钜阳脉、(足)太阴脉、(足)阳明脉、肩脉、耳脉、齿脉、(足)太阴脉、(足)厥阴脉、(足)少阴脉、(手)钜阴脉、(手)少阴脉。马王堆帛书《阴阳十一脉灸经》早于《灵枢·经脉》,无"手""足"冠词,足三阳三阴完备而手三阳三阴不完备(缺"手厥阴"经),手三阳名称不以"钜阳、少阳、阳明"命名。

由十一脉发展为十二脉,由不完全的阴阳命名发展为三阴三阳对称的命名,《周易》六爻模式起了一定作用。

《周易》六十四卦由六爻自下而上排列而成,是一个由低到高、由下至上、阴阳迭用的逐级递进过程,下位为始点,上位为终点,至上位则折返而下,再从初位(下位)开始一个新的演变过程,如此周而复始,反复无终。手、足六经与六爻不仅数量相合,而且阴阳结构相似、功能相同。六经各分为三,可能受六爻分三阴位、三阳位的影响。六经三阳经与三阴经的次序表示人体由表及里、由浅入深的不同层次。六爻的排列与六经的流注均是交错跌宕进行,其演进过程又均表现为由外及里、由少到多的规律,呈现循环往复的周期性。

《内经》还提出了三阴三阳的位里及"开、阖、枢"问题(《素问·阴阳离合论》),说明三阴三阳的方位是阴阳交错的,如同六爻阴位阳位交错排列一样。所谓"开、阖、枢",医易学家张介宾认为:太阳、阳明、少阳分别为三阳之表、三阴之里与表里之间；太阴、厥阴、少阴分别为三阴之表、三阴之里与表里之间，亦是遵循六爻三阳爻与三阴爻下位、上位、中位的模式。

有人认为：六经方位是河图四生数交会组合的结果。河图四生数为一、二、三、四（即五行四生数），其中一、三为阳数，两阳交会为太阳，位于东北艮位；二、四为阴数，两阴交合为太阴，位于西南坤位。一、四合化于西北乾位，主阳明；二、三合化于东南巽位，主少阳；一、二合化为少阴，三、四合化为厥阴。阴从于阳，故少阴在北坎位，厥阴在东震位。六经方位与河图四生数交变化生三阴三阳的方位契合。马王堆帛书十一脉中手六脉只有钜阴、少阴是以"阴"命名的。为什么只此二脉以"阴"命名？也是为了配应九宫八卦之需，足六脉配八方，缺的是正南、正西，正南离心，正西兑肺，所补正巧是手少阴心脉、手太阴肺脉①。

虽然这种推算方法还有待进一步商榷，但六经受河洛易卦象数模式的启迪这种基本观点当是毋庸置疑的。

至于六经传变、六经与脏腑的配应，也是一个象数思维发展过程问题。《素问·热论》仅提到三阳三阴六经，《灵枢·经脉》等篇则有十二经脉及其与脏腑的完整配应。实际上，六经中手厥阴心包经的概念，对于生理、病理与临床诊治都没有什么特殊的意义和独立价值，它与心实为一体关系。《内经》增加这条经脉，只是为了填补阴阳理论框架的空缺，从而集中体现了阴阳对立统一的整体对称之道。

十二经脉在发展过程中，又进一步与时间因素相结合。《灵枢·阴阳系日月》说："寅者正月之生阳也，主左足之少阳；未者六月，主右足之少阳；卯者二月，主左足之太阳；午者五月，主右足之太阳；辰者三月，主左足之阳明；巳者四月，主右足之阳明……申者七月之生阴也，主右足之少阴；丑者十二月，主左足之少阴；酉者八月，主右足之太阴；子者十一月，主左足之太阴；戌者九月，主右足之厥阴；亥者十月，主左足之厥阴。"《素问·阴阳别论》："人有四经十二顺（从），四经应四时，十二顺（从）应十二月，十二月应十二脉。"杨上善解释："四经，谓四时经脉也。十二顺，谓六阴爻、六阳爻相顺者也。肝、心、肺、肾四脉应四时之气，十二爻应十二月。"②将十二经脉与东汉郑玄的"爻辰说"相对应，从而使十二经脉与十二月、十二顺（从）、十二爻有了时空上的联系。

---

① 顾植山.易学模式对《内经》理论体系形成的影响[J].南京中医学院学报,1991(4)：197.

② 杨上善.黄帝内经太素·阴阳杂说[M].北京：人民卫生出版社,1965：46.

笔者认为：十二经络是在中国传统文化——以《周易》为代表的整体思维、象数思维背景下产生的，是个文化学概念，体现了重功能（循经感传）、轻实体（形体结构）的特点，因而，有必要对目前大力提倡并实行的科学实证方法进行反思，用这种方法去寻找、求证经络，花费大量人力、物力，到头来则很可能一无所获。

三、诊断辨证学说与八卦全息律

中医诊断辨证学说同样受到《周易》思维模式的影响，《内经》对面部诊、尺肤诊、寸口脉诊等均有论述，体现了"有诸内必形诸外"的整体观念，即人体内外环境信息的对立统一的思想。面部、尺肤、寸口正是相对独立的全息元，它反映着内脏及整个人体健康或疾病的信息。笔者研究证明，中医诊断（全息元诊断）充分体现了后天八卦全息结构规律①。

《灵枢·五色》提出面部与人体脏腑肢节的全息诊断法，将面部不同部位与脏腑肢节相对应，是遵循后天八卦模式而形成的。到了后天八卦方位，即：左颊为震卦，主肝；颜（额）为离卦，主心；鼻为坤卦，主脾胃；右颊为兑卦，主肺；颐为坎卦，主肾。后世医家对面诊做了一些调整，则完全依据后天八卦方位将面分为八部位而与脏腑相配应。

尺肤诊是切按尺肤的诊病方法。《素问·脉要精微论》将尺肤分成内外、左右、中附上、上附下、上竟上、下竟下等不同部位，依八卦原理分别与人体脏腑肢节相对应。

《内经》还记载了寸口脉诊法，《难经》进一步发展，到王叔和《脉经》则蔚为大观。寸口脉实为尺肤诊的缩影，以左手寸、关、尺分候心、肝、肾，右手寸、关、尺分候肺、脾、肾（命门）。李时珍将脉象、脉位、五脏、六腑统一起来，联系卦象，建立脉象整体系统。可见中医脉诊是在《周易》宇宙统一全息观及象数功能结构模式的指导下逐步发展起来的。

中医诊断方法日益丰富，舌诊、鼻诊、耳诊、肢诊、手诊、足诊、腹诊、第二掌骨侧诊等相继出现，这些诊断方法的理论基础都是《周易》整体观、全息观，其具体部位与脏腑、肢体的对应关系均符合后天八卦结构规律。

笔者研究发现，手、足、腹、舌等二维（面性）全息元依据二维后天八卦的结构规律反映人体信息，脉、第二、第五掌骨侧等一维（线性）全息元则依据一维后

---

① 张其成.人体全息结构律初探[C].海峡两岸医易学术论文专辑，1991：25.

天八卦结构规律反映人体信息①。

在中医辨证学说中,《内经》提出八纲辨证,《伤寒论》提出六经辨证。八纲辨证以表里辨别疾病之部位、寒热辨别疾病之性质、虚实辨别疾病之量数,而所有疾病则只有阴阳两大类,表里定位、寒热定性、虚实定量,均是阴阳总纲的反映,均包括在"阴阳"之中。八纲辨证是易学阴阳八卦学说的具体应用。

六经辨证中太阳、阳明、少阳、太阴、少阴、厥阴六经排列次序源于《内经》,两者比较,《内经》以六经阐明自然界和人体之间气化活动规律,《伤寒》则以六经阐明伤寒病传变的气化活动规律。张仲景在总结病例时发现,疾病的发生发展和其他事物一样,经历着始生、渐长、盛极、渐消、始衰、渐复的循环过程,呈现卦爻六位模式规律。在六位启发下对六经分证加以发挥,将疾病发展各阶段以六经归纳,发现麻黄汤证与桂枝汤证总是出现在疾病初期,白虎汤和承气汤证大多出现在疾病极盛期,小柴胡汤证往往出现在邪正进退对峙期,从而将各方证归结为六经证,并总结出各经证的特点及传变规律。

《伤寒论》还提出了阴阳两大证型的病愈日说,《辨太阳病脉证并治法上》说:"发于阳者七日愈,发于阴者六日愈。以阳数七、阴数六故也。"阳数七、阴数六取自河图之数,即五行之成数,亦是《周易》六爻与七日来复及五行循环理论的体现。

《伤寒论·伤寒例》中提出外感病决病法。直接采用后天八卦图模型,建立四时、八节、二十四气、七十二候观测外感病学说,以乾坤阴阳爻的消长取象比类说明一年四时阴阳变化规律及外感病发病规律。

总之,中医理论体系是在以《周易》为代表的中华文化独特思维方式指导下,以象数为模型构筑起来的,因而一味地用现代自然科学的方法、用西方医学的方法、用实证、实测的方法来研究中医、比较中医,势必犯了方法论的错误,其结果不仅无助于揭示中医的本质,有人还会因此自轻自怨,甚而否定中医、反对中医。对此,不能不引起我们的反思。

本文作者张其成,发表于《南京中医学院学报》1994年第6期

---

① 张其成.人体全息结构律初探[C].海峡两岸医易学术论文专辑,1991:25.

儒道佛与中医药学

儒、道、佛从隋唐开始并称"三教",其中道、佛是公认的宗教。今人对儒是否为宗教,虽有不同看法,但都不否认其有宗教迷信思想,诸如相信天命鬼神、崇拜偶像、主张祭祀等。先秦汉初道家虽不把上帝、鬼神视为世界万物的主宰者,但并不否认其存在,此与科学在根本上是对立的。中医药学作为研究、揭示人的身心疾病产生、变化的规律和防治方法的科学,确与宗教迷信具有严格的界限,不容混淆。但这只是二者实际关系的一个方面。科学与宗教,又是相伴而生和长期并存的。它们在几千年的并存过程中,相互渗透,相互补充,相互为用。所以只承认二者关系的一方面而否认另一方面,那是片面的、不符合历史实际的。

20世纪最伟大的科学家之一、相对论的创立者爱因斯坦,曾于1940年9月在美国"科学、哲学、宗教同民主生活方式的关系讨论会"上发表一篇著名的讲话,指出:"尽管宗教的和科学的领域本身是彼此界线(限)分明的,可是两者之间还是存在着牢固的相互关系和依存性。……这种情况可以用这样一个形象来比喻:科学没有宗教就像瘸子,宗教没有科学就像瞎子。"[①]通过历史的考察和理论的分析,揭示儒、道(包括道家、道教)、佛与中医药学之间历史的、内在的对立和联系,这应是发掘、整理、提高、弘扬祖国传统文化及中医药学这一系统工程不可缺少的重要环节。

一、从中医药学看儒道佛

儒、道是传统文化中固有的两大流派,自先秦以来,影响广泛而深远。佛教虽由外域传人,但自魏晋之后,逐渐中国化,成为传统文化不可忽视的重要组成部分。儒、道、佛三者鼎足而立,在政治、经济、文化、科技及社会生活、风俗习惯等各个领域,无不打上其深刻的烙印。作为传统文化和科学技术一个重要方面的中医药学,也不例外。故从中医药学这一视角,可以窥见三大文化流派历史作

---

① 许良英.爱因斯坦文集:第三卷[M].北京:商务印书馆,1979:182.

用之一斑。就此而论,可以毫不夸张地说,没有儒、道、佛就没有今日完整、系统的中医药学。

历史表明,早在先秦汉初之时,尚处于形成过程中的中医药学,就与道家思想结下了不解之缘。老子以道为本、道法自然的思想,庄子的天下一气、练形吐纳之说,《管子》书中的精气生人、心为身君之论,黄老学派的贵清静主张,不仅为当时的医家提供了根本的世界观和方法论原则,而且启发他们未病先防,尤重养心、治神。这在现存的《黄帝内经》和1973年出土的湖南马王堆汉墓医学帛书和简书中,都有明显的体现。西汉中期以后,儒家居于独尊地位,其天命观,仁义礼智信思想,尊尊、亲亲和修齐治平主张及宋明理学的太极、阴阳、五行、天理、人欲等学说,凭借封建君权,有力、广泛地向中医药学领域渗透;同时有大批儒生涌入医家队伍,形成人数众多、绵延两千多年的儒医群体。正是他们,代表了汉代之后特别是隋唐以来的医药学主流。除道家、儒家之外,两汉之际传入中国的佛教和东汉后期产生的道教对中医药学的影响也无所不在。从病因、病理到药物、药理,从防治法则到为医道德,均带有佛、道二教的痕迹。例如,有些医家认为有所谓"业病",方药不治,只有行善才可消除之,此乃佛教因果报应之说在医学上的移植;有些医家具有慈悲救苦、众生平等、舍命济人等观念行为,无疑是佛教六道轮回、普度众生、积德成佛思想的表现;有些医家劝导患者静养修性,辅以调食、调眠、调身、调息、调心,显然是佛门禅定方法的运用。再如,精、气、神思想,气功导引、按摩疗法、内丹理论、化学药物、性医学内容等,已被公认为现代中医药学体系中不可缺少的、富有特色的组成部分。究其来源,主要出自道教。由此而言,儒、道、佛是中医药学思想、理论、疗法、方药的重要源泉之一。如果从中医药学中除去儒、道、佛的影响,很难想象它会成为什么样子。同时,也不难理解,三者对中医药学的影响并非都是积极的。特别是其中的宗教迷信思想、封建伦理观念等,曾经严重束缚中医药学的理论思维和临床实践的发展。诸如,既然承认"业病",就不必去探求真正的病因和防治方法了;既然规定"男女授受不亲",男性医者就不能对女患者进行检查以提高疗效;既然以"不伤发肤"为孝,就不能进行解剖和外科手术;既然服食金丹或炼养内丹可以长生不老,何必再去研究其他方药?如果没有这些束缚,中医药学也许会出现某种质的飞跃。

纵观两千多年的中医药学发展史,儒、道、佛既是促进其较早产生和日益完善的力量源泉,又是阻滞其快速前进和及时变革的无形桎梏。在其两重性的作用下,中医药学犹如一颗早熟的但不落蒂的果实,经久不断地通过古老的根、干吸收营养和水分,始终保持鲜活,散发醉人的馨香,却未能及时落地生根,孕育新苗。这种情形,既使当今中华儿女由衷地骄傲和自豪,又深感不足和无奈。

二、从儒道佛看中医药学

任何事物之间的渗透总是双向的,儒道佛与中医药学之间也不例外。中医药学既受到儒道佛的影响,儒道佛亦应受到中医药学的作用。当代的有关研究者仅仅着眼于前一影响,而罕有研究后一作用的。或许因为进行这一工作困难较多。但无此研究则不能揭示和把握双方关系的全貌,不能还历史以本来面目。

从儒道佛这一视角来看,中医药学的影响也是比较广泛的,不可忽视的。可大致概括为思想理论上的启迪和生活实践中的运用两大方面。就思想理论而言,儒道佛均在不同意义和程度上借鉴或采纳了中医药学。历代大儒及其编定、注疏、撰著的典籍,或多或少地论及医药。但他们谈论医药的目的往往不是研究医药本身,而是借以阐扬、论证儒理。例如《论语·子路》记孔子之语:"南人有言曰:'人而无恒,不可以作巫医'。善夫!'不恒其德,或承之羞'。"玩读孔子此语,可知其本旨并非在于赞扬巫医,而是借以劝导弟子乃至君子们必须具有恒德。宋代朱熹对此作注说:"恒,常久也。巫,所以交鬼神;医,所以寄死生。故虽贱役而犹不可以无常。"①一个人如果没有恒德,连巫医也不能当,何况做一个儒者和君子呢? 正是在这一意义上,"孔子称其言而善之"②。为进一步明确其意,孔子引述《易·恒·九三》爻辞,指出一个人有德而无恒,就可能使人"承之羞",即受其害,反证恒德之重要。由此可知,孔子赞扬巫医应有之恒德,也是借以阐发《易经》所蕴含的义理。亦可以说,孔子由巫医之恒德得到启发,悟解了《易经》之义,并引申出君子应有之德。再如北宋程颢、程颐说:"医家以不认痛痒谓之不仁,人以不知觉、不认义理为不仁,譬最近。"③二程在此以病理上的"不认痛痒"(即麻木状态)比喻思想上的"不认义理"。前者是具体、形象的,人们可以感知;后者是抽象、无形的,人们难以体会。通过这一比喻,使一般人也能大致了解"不认义理"是思想上无知觉、无是非的一种麻木不仁的病态,从而强调了儒家义理的重要性。也就是说,二程受到病理"不仁"的启发,悟解了思想上、义理上的"不仁"。历代儒者引医论儒,多似此类。同样,道士之引医乃为论道,僧

①② 朱熹.四书五经[M].北京:中国书店,1985:58.
③ 程颢,程颐.二程集[M].北京:中华书局,1981:33.

人之引医乃为论佛。例如两晋之际的道教金丹派理论家葛洪,在其《抱朴子·内篇》中,屡引医药以论证长生成仙的可能。他从五谷养人、草木之药治病这一事实出发,进行联想和类推:五谷、草木之药埋之即腐,煮之即烂,烧之即焦,尚且能够活人延年,何况金丹一类上品之神药,其益于人岂不万倍于五谷及草木之药?因为"金丹之为物,烧之愈久,变化愈妙;黄金入火,百炼不消,埋之毕天不朽。服此二药,炼人身体,故能令人不老不死。此盖假求于外物以自坚固"①。这一推理过程失之于不严密,从正确的前提得出了荒谬的结论,而葛洪确是沿用医药学的思路和方法,以求解决人的长生不死问题。此即所谓"外丹"理论。后世道教中的"内丹"理论,虽然否定"外丹"的作用,但仍依据医理,企图通过炼养人的生命三要素精、气、神,从而达到长生的目的。由印度传入中国的佛教,也从中医药学的理论和方法及其局限性中获得启发,并不失时机地进行吸纳和利用,以期充实、完善、宣扬自身。诸如把佛法喻为治疗世人思想疾病的医药;由医家随病授药而领悟到应随时代而立教;从"五行"属性引申出"五戒";把"两精相搏"的生命起始过程与灵魂转托、"业力"不绝思想结合起来;以各种病理现象证明"因果报应"的存在等。如此之类,不一而足。佛教在思想上对中医药学的汲取和利用,并不比儒、道为少,此乃佛教实现中国化的重要途径和表现之一。

在生活实践中,儒者、道士、僧人的言论、行为、习俗、好恶等方面虽有明显差异,但无不重视和运用医药:一是需要医药防病愈疾。三者虽有入世、出世之别,但他们都是自然的、社会的人,难以避免疾病,故不能离开医药。二是通过行医施药而修心养性。三教的教旨虽有明显差异,但对信徒的思想品德的要求却有共同之处。儒家的仁爱,道教的善良,佛教的慈悲,均蕴含济困扶危之义。而医药的社会功能恰好与之契合,故三者都把行医施药作为个人修炼和积德的途径之一。三是借医药以弘教。儒者借医药以弘儒,道士借医药以弘道,僧人借医药以弘佛,目的不同,手段则一。在此意义上,不妨说中医药学是儒、道、佛的一种共同语言和联系纽带。

纵观儒、道、佛的发展史,中医药学对它们的影响也是不可抹杀的。这一历史事实表明,中医药学不仅仅是一种技术,而且是一种历史悠久、影响深广的文化宝库,儒、道、佛及其他文化派别均从中获取一定的思想营养。有关此点,尚未引起思想史家、文化史家和中医药史家、宗教史家的关注,有待人们深入发掘和认真研究。

---

①　葛洪.抱朴子·内篇[M].上海:上海古籍出版社,1990:22,45.

三、从科技发展看传统文化

儒、道、佛和中医药学都是传统文化的重要方面,它们曾在历史上留下过辉煌。在人类社会刚刚进入新千年的今天,科学技术高歌猛进,日新月异,古老的儒、道、佛和中医药学乃至整个传统文化还有无积极意义和继续存在的必要?这是萦绕于当代中华儿女心头的一个百思难解的疑虑。肯定者大有人在,否定者亦为数不少,各有各的道理。笔者认为,不能一概肯定或否定,而应进行具体分析,肯定其当肯定者,否定其当否定者。若从下列几个方面看,不但应该肯定,还要发扬光大。

1. 人与自然关系的处理

近代以来,西方科学技术经历了三次革命,劳动生产率提高了几十倍乃至几百倍。人类由自然的奴隶一跃而成为自然的主人,颇为志得意满。孰料,正当人类高奏战胜自然的凯歌之时,自然却无情地报复了人类。工业生产所造成的自然环境的破坏、污染、失调以致日趋恶化,严重地威胁着人类的生存。所以西方一些科学家及广大公众开始反思战胜自然的利弊得失,"产生一种与 17 世纪以后的数十年里反叛宗教一样的反叛科学与技术的情绪","如果伏尔泰降世于 20 世纪,也许此刻他的战斗口号将是:'科学,这就是敌人!消灭败类!'"①在这种情况下,许多有识之士把希望的目光投向世界的东方,特别是中国,因为中国传统文化比较正确地处理了人与自然的关系。儒家主张"天人合一""物吾与也"②,视人与自然为一体,把万物当作自己的伙伴;道家、道教主张道法自然,广济众生,反对违背自然本性;佛教则把"不杀生"列为"五戒""十善"之首,爱护一切生命;中医药学也主张顺应自然以防病,运用天地所产之物以愈疾。这些思想、主张无疑有助于调节已经遭到严重损害的人与自然的关系。

若从人类社会发展来看,这种局面的出现也有必然性。古代的生产力低下,人们必须顺应自然方能生存。那时虽有战胜自然的努力,但远未破坏生态环境的平衡,从整体看,人与自然比较和谐。及至近代,随着科学技术和机器工业的发展,人类战胜自然、征服自然的雄心和力量与日俱增,人与自然的关系逐渐失去和谐,以致今天的人们不得不咽下生态环境恶化这一苦果。随着社会的进步

---

① 阿诺德·汤因比.一个历史学家的宗教观[M].晏可佳,张龙华,译.成都:四川人民出版社,1990:260.

② 张载.张载集[M].北京:中华书局,1978:62.

和文化科技的发展,爱护自然环境又逐渐成为人们的共识,并朝着优化环境的目标奋勇前进。这样,人与自然由统一和谐到对立斗争,又将到统一和谐,完成了一个螺旋形上升的否定之否定的周期过程。中国传统文化恰好与这一历史进程的第三阶段的目标比较契合,有利于这一进程的展开,故为当代东、西方人们所共同瞩目。

2. 人与人关系的调节

西方文艺复兴时期,高扬个人主义以反对神权,这为资本主义的发展提供了精神动力。然而,随着资本主义的发展,个人主义逐渐走上极端,形成了利己主义,并集中表现为拜金主义。"人与人之间,除了赤裸裸的利害关系,除了冷酷无情的'现金交易',就再也没有别的任何联系了。"①为了获得金钱,可以出卖亲情、友情和灵魂。商业上的残酷竞争演变为动物之间的弱肉强食。在某一个人的眼中,其他人不是狼就是羊,这种仇他心态严重扭曲了人性。并且,个人主义又演化出另一种形式,即消极沉沦,思想空虚,悲观失望,及时行乐,放浪形骸,道德沦丧,吸毒成风,邪教蔓延。这种颓废情绪与上述仇他心态构成了当前西方资本主义社会的深刻的精神危机和不治之症。出路何在?有些学者企图从东方传统文化中寻找答案。确实,在中国儒、道、佛的文化宝库中,具有值得西方借鉴和汲取的思想成分。诸如儒家倡导仁者"爱人""民吾同胞""老吾老以及人之老,幼吾幼以及人之幼"②;道家、道教倡导"常善救人,故无弃人"③,"慈心于物,恕己及人""乐人之吉,悯人之苦,赒人之急,救人之穷"④;佛教倡导普度众生,"我法平等,高下共均,贵贱同揆"⑤。医家也认为,应"先发大慈恻隐之心,誓愿普救含灵之苦。若有疾厄来求救者,不得问其贵贱贫富……普同一等";"医人不得恃己所长,专心经略财物,但作救苦之心"⑥。这些思想有助于净化灵魂,改善人际关系,克服因疯狂竞争和无穷贪欲所带来的心理疾患及社会弊端。如果说近代以来的西方自然科学在一定范围和程度上解决了"真"的问题,武装了人们的头脑,壮大了人们的现实力量;那么,现实表明,这种"真"尚需"善"的补充和制

---

① 中共中央马克思恩格斯列宁斯大林著作编译局.马克思恩格斯选集:第一卷[M].北京:人民出版社,1966:241.

② 朱熹.四书五经[M].北京:中国书店,1985:6.

③ 马王堆汉墓帛书整理小组.老子·第二十七章.北京:文物出版社,1976:90.

④ 葛洪.抱朴子内篇[M].上海:上海古籍出版社,1990:22,45.

⑤ 赞宁.宋高僧传·卷四[M].北京:中华书局,1987:76.

⑥ 孙思邈.备急千金要方[M].长春:吉林人民出版社,1994:1.

约,否则人们就会向"恶"的方面滑得更快、更远。在这一意义上,包括儒、道、佛、医在内的中国传统文化,确有一定的补救作用。

3. 认知模式和思维方法

西方科学技术是在古希腊、罗马哲学特别是原子论的基础上发展起来的,近代科学中的原子论实为古希腊原子论的证实。这一思想认为,原子是构成宇宙的最小之"砖",不可分割,相互间断,不同数量的原子以一定方式构成不同质量和属性的事物。这种思想引导人们注重事物的微观要素、物质实体、层次结构、具体形态、静止质量和机械运动,而要取得这些认识,就必须进行实验和分析。在此基础上再思考事物的性质、变化、功能及其相互关系等。因此,分析是近代科学研究的主要思维方法,力学是当时的带头学科。其长处是根据确凿,可以通过直观和实验予以证实。它是机器工业的产物,促进了当时科学的发展。其局限在于"把自然界的事物和过程孤立起来,撇开广泛的总联系去进行考察,因此就不是把它们看作运动的东西,而是看作静止的东西;不是看作本质上变化着的东西,而是看作永恒不变的东西;不是看作活的东西,而是看作死的东西"①。这种孤立、片面和静止、僵化、机械的认知模式与思维方法远不能满足工业后社会和现代科学的需要。现代科学已从微观、宏观领域进入超微观、宇观领域,既要深入考察事物的实体要素、层次结构和静态属性,又要总观事物的整体功能、相互关系和动态结构;既要认知客体,又要研究主体及主客体关系。20世纪先后出现的相对论、量子力学、宇宙演化理论、信息论、控制论、系统论、耗散结构理论、超循环论、协同论和环境科学,以及计算机、生物工程、材料制造、航天、海洋开发、新能源利用等方面的新技术,表明现代科技既要分析,更需综合。而中国传统文化的认知模式和思维方法历来以综合见长,与现代科学技术的发展存在一定程度的契合,可以互补。

儒、道及医均认为万物由气构成。隋唐以后的佛教亦在一定程度上承认气的存在和作用。"气"与"原子"相较,具有弥漫性、连续性、恒动性等特征。气分阴阳,阴阳演化为五行,五行构成万物。这一思想引导人们注重考察事物的整体功能、动态结构、相互关系,即把事物、世界看作有机的整体进行宏观把握,一般不必细究内在的微观实体和结构。所以在直观材料的基础上,运用归纳、综合的方法,再辅以演绎、类比,以表知里,以近知远,以人知天,就能得出结论。这种以

---

① 中共中央马克思恩格斯列宁斯大林著作编译局.恩格斯:反杜林论[M].北京:人民出版社,1972:18.

综合为主的思维方法,在古代乃出于不得已,但却比较有效。经过千百年的运用和完善,已在医药学、生物学、气象学、天文学等方面取得举世瞩目的成果。爱因斯坦曾言:"西方科学的发展是以两个伟大成就为基础,那就是:希腊科学家发明形式逻辑体系(在欧几里得几何学中),以及通过系统的实验发现有可能找出因果关系(在文艺复兴时期)。在我看来,中国的贤哲没有走上这两步,那是不用惊奇的,令人惊奇的倒是这些发现(在中国)全部做出来了。"[①]中国古代的"贤哲"虽然没有以"形式逻辑体系"和"系统的实验"这"两个伟大成就为基础",但却有丰富的物质生产及其他社会实践经验和以综合为主的朴素辩证的思维方法,故能把"这些发现全部做出来"。正是这一点令西方一些科学家"惊奇"。耗散结构理论创立者普利高津(亦译"普里戈金")认为:"中国思想对于那些想扩大西方科学的范围和意义的哲学家和科学家来说,始终是个启迪的源泉"[②]。量子力学大师玻尔曾于1937年访问中国,他对阴阳学说情有独钟,后来根据阴阳双鱼太极图设计他家的族徽,认为此图的阴阳互补思想与微观世界的波粒互补一致。而近年来的经典物理学在解释微观现象时则显然有一种根本局限性。"互补一词的意义是:一些经典概念任何确定应用,将排除另一些经典概念的同时应用,而这另一些经典概念在另一种条件下却是阐明现象所同样不可缺少的。"[③]这表明中国传统认知模式和思维方法对现代科学家确有一定程度的启迪作用。当然,对这种启迪作用不可夸大,但也不应缩小和抹杀。

四、应有的态度和方法

通过以上对比、分析,有理由得出这样一个结论:儒、道、佛和中医药学在一定意义上含有当代文化科技发展所需要的思想和方法。就此而论,世界文化科技中心有可能复归东方。中国民谚云:"十年河东转河西。"就人事而言,十年时间确能产生巨变;就世界文化科技中心而论,则大约需要百年乃至几百年。近代以前,中国封建社会创造出灿烂的古代文化,以四大发明为标志的大批科技成果向西方输布,东方是世界文化科技的中心。这些发明成为西方新兴资产阶级攻克封建城堡的锐利武器。此后星移斗转,西方成为世界文化科技中心;如从明末算起,已经过去近四百年;如从清末鸦片战争算起,亦已过去一百五十多年。近

① 许良英,范岱年.爱因斯坦文集:第一卷[M].北京:商务印书馆,1977:574.
② 普利高津.从混沌到有序[M].上海:上海译文出版社,1987:1.
③ 玻尔.原子论和自然的描述[M].郁韬,译.北京:商务印书馆,1964:9.

代以来,中国社会受到西方文化科技特别是马克思主义、列宁主义的巨大影响,实现了生产方式、社会制度的历史跨越。近二十年来的改革开放,更使中国经济繁荣、政治清明、思想活跃,这为文化科技的突飞猛进提供了历史前提。加之上述有利的传统文化,争取世界文化科技中心的复归,则是可能的。这是千载难逢的良机,中华民族千万不能错过。

要实现这一复归,还必须具备充分的主观条件。其中重要方面之一,就是正确对待传统文化,特别是儒、道、佛和中医药学。处理得恰当,就能变废为宝,化腐朽为神奇,使传统文化成为永不枯竭的智慧源泉;处理失误,就会变宝为废,化神奇为腐朽,使传统文化成为十分沉重的思想包袱。所以对此不可小视,必须认真思考。

究竟怎样才能变废为宝,而避免变宝为废呢? 这是一个非常复杂的问题,不是三言两语所能解决的,并且智者、仁者所见不同。但以下几条原则,应当成为共识。

1. 从具体历史条件出发

儒、道、佛和中医药学这四大体系及其相互关系都是一定的、具体的历史条件的产物,它们的出现、存在、发展或衰微,均有客观必然性,其奥秘就隐藏在具体的历史条件之中。后世的人们如欲深入了解和真正把握其精髓,除了研究它们目前的状态外,还必须从具体的历史条件出发,进行考察和比较分析。看看它们较之此前此后的同类思想体系或事物,具有什么合理的、积极的内容和形式,还保留了哪些荒谬的、消极的成分或因素;曾经起过什么性质的作用,产生过哪些影响。而不可以当今的社会条件和公众要求去衡量、褒贬它们。只有坚持这一历史主义的态度和原则,才能正确评价儒、道、佛和中医药学以及全部传统文化,否则就会抹杀历代贤哲的创造,重蹈历史虚无主义的覆辙。

2. 立足于文化科技发展的制高点

从历史条件出发,并非一味留恋过去。研究历史上的儒、道、佛和中医药学及其相互关系,也不是把它们当作古董一样玩赏,而是要批判地继承,建设社会主义精神文明,实现中医药学的现代化。这一目的要求观察者只能立足于当代文化科技发展的最高点。犹如登山一样,只有立于高峰之上,才能看清来路,展望前途。当代自然科学、社会科学、思维科学和哲学,尤其是马克思主义的科学体系,是迄今为止人类所创造的思想文化的最高形态,是精神文明发展史上的巅峰。只有凭借这一高度和视角,才能鸟瞰儒、道、佛和中医药学发展的曲折轨迹及其相互联结,比较正确地评估其现代作用和意义。如果立足点不高,则很难辨清其合理性和局限性,但这并非要以当代文化科技成就为判定儒、道、佛和中医药学的真伪是非的标准,只是作为目前比较适宜的参考系或方法论原则。因为当代文化科技成就亦属人类思想认识领域,仍处于发展过程之中。以之为标准,就像把一个人的后语当作其前言的标准一样可笑。

3. 以人类长期社会实践为标准

只有社会实践才是检验人类一切认识真理性的唯一标准。这里所说的实践包括人类改造客观世界和主观世界的一切能动的社会活动。对于儒、道、佛和中医药学及其相互关系而言,主要是指历代中国人民大众防病愈疾的现实活动,当然也包括域外人士的同类行为。凡是经过此类实践长期、广泛、反复检验,并取得一定防病愈疾效果的思想理论、治则治法和药物方剂,都有其合理性或科学性,应当予以肯定;反之,屡验屡败,则应予以否定。当然,这里所说的肯定或否定不是绝对的,不可一概而论,还应进行分析。总体上的肯定并不能排除其中含有荒谬因素;总体上的否定也不能排除其中存在合理成分。应对历代实践检验的结果采取谨慎、分析的科学态度,千万不能简单地肯定或否定。一般而言,流传至今的古代理、法、方、药及其有关的儒、道、佛思想观点和行为模式,都是经过少则上百年、多至几千年的人体试验,其中必定有其合理性,所以不要轻易否定。特别是对于那些现代科学理论不能解释、当前的科学实验和临床活动尚不能判定的问题,更不要妄下结论,而应留待后贤去解决。否则,势必有害于传统文化的弘扬和中医药学的发展。

基于对祖国传统文化特别是中医药学的珍爱之情,笔者进行了上述理性思考,但较之儒、道、佛和中医药学这四个博大精深的思想体系,这种思考还显得太单薄、太肤浅,仅能作为我们回报祖国母亲"三春晖"的"寸草心"而已。谨希望以此引起广大学者、医家和读者对这一方面研究的密切关注和积极投入。笔者坚信,经过几千年风雨洗礼和亿万人民心血浇灌的祖国传统文化和中医药学之花,在下一个世纪乃至千年中,定会更加美不胜收! 定会对人类作出更大的贡献!

本文作者薛公忱,发表于《南京中医药大学学报(社会科学版)》2000 年第 1 期

气在传统文化中的地位及其内涵

"行医不识气，治病从何据？堪笑道中人，未到知音处"（明·张介宾《景岳全书·传忠录·论治》）。这是明代大医家张景岳针对一般业医者行医不得要领所发出的非同寻常的感慨。这一感慨至今发人深省。盖因今人之不识气，多因思维方式与科学观念同古人相异，而不只是悟性不足所致。本文试从中国传统文化的宏观角度，对气概念的哲学内涵及其思维特征进行概括性的剖析，希望有助于对中医药气的概念的理解和把握。

一、气是中医药理论的核心概念之一

气的概念在中医药学中占有极其显要的地位。举凡中医理论，从运气到生理，从病因到病变，从养生到治疗，从药理到组方，几乎无一处不浸淫着气的理念。举例如人体有先天之元气，有后天之水谷之气，有脏腑之气、经络之气，有营气、卫气，有正气、邪气等；自然界有四时之气、六淫之气、阴阳五行之气，有清气、浊气，有疫气、疠气等；病证有气盛、气虚、气逆、气郁、气滞、气陷等；临证治疗有调气、理气、补气、益气、固气、通气、纳气、泄气等；药物则有气之寒热温凉、气之升降沉浮等。至于针灸和气功则更是以调气为核心而分别形成的系统的疗病养生之术。

作为中医学奠基性的经典著作《内经》，全书162篇，其中以气命名的凡19篇，内容论及气的有131篇，两者相加占总篇数的93%。书中所载各种气名多达2 997个，按内容分类达271种①。气概念在书中所占比例超过任何一个概念。由此可见气在中医学中之地位。

中医对气的认识是从最根本处开始的："夫人生于地，悬命于天，天地合气，命之曰人"；"天覆地载，万物悉备，莫贵于人。人以天地之气生，四时之法成"（《素问·宝命全形论》）。"人有精气津液血脉，余意以为一气耳"（《灵枢·决气篇》）。《内经》认为人是由天地之气化生，因此，气决定着人的生老病死："形

---

① 王明晖.中医气学说理论与临床应用[M].北京：中国医药科技出版社，2000：12.

与气相任则寿，……此天之生命，所以立形定气而视寿夭者，必明乎此"（《灵枢·寿夭刚柔篇》）。"人之生死，全赖于气。气聚则生，气壮则康，气衰则弱，气散则死"（清·王三尊《医权初编》）。"气者，人之根本也。根绝则茎叶枯矣"（《难经·第八难》）。中医认为，导致疾病产生的原因，虽说是外因六淫，内因七情，然究其实质还是在于气之失调。故《内经》云："百病皆生于气：怒则气上，喜则气缓，悲则气消，恐则气下，寒则气收，炅则气泄，惊则气乱，劳则气耗，思则气结"（《素问·举痛论》）。后世医家也一遵此说："气之在人，和则为正气，不和则为邪气。凡表里虚实、逆顺缓急，无不因气而至，故百病皆生于气"（明·张介宾《类经·疾病类》）。纵观中医之辨证施治，千头万绪，千变万化，始终不离气字。故《内经》认为"不知年之所加，气之盛衰，虚实之所起，不可以为工矣"（《素问·六节脏象论》）。要求医家诊断治疗必须从气之盛衰虚实入手，否则难成良医。这里的"工"字，不仅指医家，而且还包含有熟练的意思。中医所言"邪之所凑，其气必虚""正气存内，邪不可干""审察病机，无失气宜""病机气立"等均已成为医家之至论。一部《内经》从阐述天之五运六气、阴阳应象，到人之四气调神、生气通天，到临证之移精变气、宝命全形、逆调寒热、刺节真邪等，全书 162 篇，未见气字的只有 12 篇，仅占 7%。而且即使如此，其具体内容也不离气的思想指导。

气不仅是构成人体最基本的精微物质，而且还具有维持、推动人体生命活动的各种基本功能。气学说与阴阳五行学说一起横贯于中医药学整个理论系统，把天地、人体、脏腑、经络、病机、方药、脉证、治则等有机地串联在一起，形成一个极其稳定、完整的科学知识体系，历数千年而不衰。气作为中医理论的科学内核是当之无愧的。

二、气也是中国传统哲学的核心概念之一

天下万事万物皆有本有源。中医理论中的气学说根植于中国传统文化，与传统哲学气概念一脉相承，薪火相续。气在我国传统哲学中原本就是一个重要的命题，同样也有其显要的地位。这在日常词语中亦可见一斑。属于天者的如天气、云气、暑气、寒气、紫气、瑞气、朔气、节气等；属于地者的如山气、岚气、地气、谷气、海气、蜃气、瘴气等；属于人者的如才气、力气、脾气、意气、志气、英气、通气、布气、炼气、嘘气、叹气、舒气等；属于社会的如风气、景气、民气、土气、官气、运气以及气势、气运、气象、气氛、气尚、气数等。另外，日常成语中含气的成

语俯拾可得,如气壮山河、气贯长虹、气象万千、正气凛然、意气风发、忍气吞声、荡气回肠、天高气爽、心平气和、颐指气使、扬眉吐气、沆瀣一气等,林林总总,不胜枚举。

语言文字是一个民族传统文化的缩影,它最直接最本质地反映着民族传统文化的精神和特色。北京语言学院编制的《现代汉语频率词典》对4 574个汉字的使用频率和构词能力进行了系统的分析。其中气字的使用频率排在第110位。其构词更能排在第8位,按名词排则更在第3位,仅次于心和人字①。古代规模最大的韵书《佩文韵府》载录汉语辞藻50万字,其中收录气字组成的双音词近900个,这在韵书中十分少见。使用频繁和构词力强反映了气内涵的丰富和地位的显著。

气字肇端远古,形体纷呈,其本义原指云气和气息。《康熙字典》于气字条下谓:"《说文》,云气也,象形;一曰息也。"《说文部首订》谓:"气之形与云同,但析言之,则山川初出者为气,升于天者云。"《左传·昭公元年》有谓:"六气曰阴阳风雨晦明也。分为四时,序为五节,过则为灾。"这与《内经》:"夫百病之始生者,必起于燥湿寒暑风雨、阴阳喜怒、饮食居处"(《灵枢·顺气一日分为四时篇》)可谓同类。又解,《礼记·祭义注》云:"气谓嘘吸出入者也。"即人之呼吸之气。云气乃天地之自然,呼吸乃人体之自然,天人相应,万物同理。故知人之识气,盖由主客体两途,其义归一。两者的共同点均是指向那个看不见、摸不着、听不到的精微存在。这与道家学说的"万物之母"——"无"字有着相通之处,虽无实有。以至于后来的道教干脆将气字写作炁。由这看不见的存在逐渐引申开去,遂形成中华文化洋洋大观的气学说。

气作为哲学概念的出现当在春秋战国之前,因为气为万物之源、天地之本的思想在当时已相当流行。《老子》将气纳入其学说体系:"万物负阴而抱阳,冲气以为和"(《老子·四十二章》)。《管子》则进一步提出精气说:"精也者,气之精也";"凡物之精,此则为生,下生五谷,上为列星"(《管子·内业》)。庄子更明确指出万物为一气之变化的见解:"人之生,气之聚。聚则为生,散则为死……故曰,通天下一气耳"(《庄子·知北游》)。荀子亦将气看作万物之本:"水火有气而无生,草木有生而无知,禽兽有知而无义。人有气有生有知亦且有义,故最为天下贵也"(《荀子·王制》)。列子则描绘了天地形成的过程:"夫有形生于无形,则天地安从生?故曰,有太易、有太初、有太始、有太素。太易者,未见气也;

---

① 北京语言学院.现代汉语频率词典[M].北京:北京语言学院出版社,1986:1299,1389.

太初者,气之始也;太始者,形之始也;太素者,质之始也。气、形、质具而未相离,故曰浑沌"(《列子·天瑞》)。

古人认为气之清轻者上为天,浊重者下为地,冲气和者为人。其后《淮南子》的"万物皆乘一气也",董仲舒的"阴阳虽异,而所资一气也",王充的"天地合气,万物自生",以及《内经》的"天地合气,命之曰人"等,均与老子气的思想一脉相传。至北宋张载乃集气论之大成,形成一套相当完整的气学理论体系。张氏指出:"所谓气也者,非待其蒸郁凝聚,接于目而后知之。苟健顺、动止、浩然、湛然之得言,皆可名之象尔";"凡可状,皆有也;凡有,皆象也;凡象,皆气也";"气之聚散于太虚,犹冰凝释于水,知太虚即气无无"(北宋张载《正蒙·神化》《正蒙·乾坤》《正蒙·太和》)。张载的有关论述,直指气的本质。一是认为看不见的并不等于不存在,二是凡呈现有某种状态的现象,不论其虚实,均可确认其存在。此后,宋之二程、朱熹,明之王廷相、罗钦顺、吴廷翰,清之王夫之、黄宗羲等对气均有精辟的论述。

气的思想贯穿于中国古代传统哲学体系。气被用来说明万物的形成、发展、变化以及所呈现的状态。气已远远超越原先的自然形态而成为宇宙的本体和万物构成的基原,从而形成中国哲学的一大特色。气的思想伴随着中国传统哲学发展的全部历程。其他哲学概念或有变化,或被怀疑,唯独气的概念始终如一,岿然不动,而且愈臻丰实。气的思想和气的知识被广泛地应用于日常社会活动和各个文化领域。例如政治上注重民风、民气、国运:"移风易俗,天下皆宁"(《荀子·乐论》);军事上讲究士气、勇气:"民之所以战者,气也。气实则斗,气夺则走"(《尉缭子·战威篇》);文学上讲求气韵、神韵、风骨:"文以气为主。气之清浊有体,不可力强而致"(魏·曹丕《典论·论文》);道德修养上提倡气节、气质、人品:"我善养吾浩然之气"(《孟子·公孙丑》),"天地有正气,杂然赋流形"(宋·文天祥《正气歌》);农业上重视节气、气象、物候;医学上强调运气、精气、气机、调气等;养生上有吐纳、导引、炼气、补气等;做人要有骨气、正气,要讲和气、爽气、静气,要避免傲气、霸气、娇气、浮气等等。气之道,蔚为壮观矣。

综上可知,气学思想已深深地扎根于中国传统文化之中,已构成传统文化不可缺少的一个组成部分,气已成为中国传统哲学的核心概念之一。可以说,不能正确地对待、理解、领会、把握气的概念和气的思想,就不可能真正地认识中国传统文化独具一格的特色,也不可能自觉地掌握传统中医药学。这也体现了中医药学与中国传统文化本源一体、血肉相连的密切关系。

三、气具有非结构性和非机械性特征

气在古代又有元气、精气之说,然其实质内涵不变。气原义是指云气和气息,是一个具象概念或实体概念,今人誉之为朴素的唯物主义自然观。但是,当气一旦进入哲学领域并成为中国古代哲学、医学的核心概念后,就不可再以物化的实体局限之。从哲学的角度审视,气概念具有以下两个方面的特征:

1. 非结构性

传统哲学和医学中的气显然不同于现代物理化学中气体的气。现代科学对气体的认识建立在原子分子学说基础上,各种气体都有自己的分子结构。通过实验方法,是可以检测、分解、化合的。而传统文化中的气则是建立在直观基础上推衍出来的一个非确指的概念。它只能表达一种存在,而无法确指它是一种什么存在,具体结构如何。气是一种连续性的、整体性的存在,弥漫于整个空间。孟子曰:“其为气也,……则塞于天地之间”(《孟子·公孙丑》)。“盖通天地,亘古今,无非一气而已”(明·罗钦顺《困知记》)。王夫之进一步指出:“阴阳二气充满太虚,此外更无他物亦无间隙。天之象,地之形,皆其所范围也”(清·王夫之《正蒙注·卷一》)。气处于一种恍恍惚惚、浑浑沌沌、莫可名状的状态。

气之非结构性主要表现在:一是气之不可见,“视之不见其形,听之不闻其声,扪之不可得也,望之不可极也”(《淮南子·淑真训》)。气聚则显,气散则隐,显则可见,隐则不可见。二是气包含未知,“气凝为形,蕴发为光,窍激为声,皆气也。而未凝、未发、未激之气尚多”(明·方以智《物理小识·卷一》)。这些未凝、未发、未激之气则属于未知范畴。已知者毕竟是有限的,而未知者却是无限的,安能以有限确指无限? 三是气乃以智得之:“以目而视,得形之粗也;以智而视,得形之微者也”(唐·刘禹锡《天论》)。这里的“以智而视”就是采取思辩和推理的方法。中医就是采用这一种方法来把握气的。“观其冥冥者,言形气荣卫之不形于外,而工独知之。以日之寒温、月之虚盛,四时气之浮沉,参伍相合而调之。……通于无穷者,可以传于后世也”(《素问·八正神明论》)。即通过外界相关事物的现象来推知人体内部气机的变化。《内经》认为这种方法可以把握无限,可以传之后世。这种“以智而视”所获取的对象显然与现代科学实验方法所获取的对象是不相同的。后者有明确的空间范围和物质结构,而前者则是意象的产物,不可能是实体结构。尽管如此,古人并未因气之不可见和气含无限就中断了对气的认识,更未就此武断地认定感觉不到的就不存在。“人之所见

太虚者,气也,非虚也。虚涵气,气充虚,无有所谓无者"(清·王夫之《正蒙注·卷一》)。"所谓无形者,非空乎空者,形之希微者也"(唐·刘禹锡《天论》)。在这里,表现了古人伟大的求实精神。

2. 非机械性

机械是人工利用力学原理制造的器具装置,通过物体位置发生移动而产生作用。机械需要借助于外界作用力,赋予它起动。机械性能是可以测量的。而作为宇宙本体的气显然不是人工的产物,"气生天地间",是自然形成的。气有其运动的一面,但不是人工赋予的机械运动。气在古代不仅是一个肇基万物的本体概念,而且还是一个化生万物的动态概念。气化二字最早见于《内经》:"各从其气化也"(《素问·气交变大论》)。《内经》还将气化分为4个阶段"气始而生化,气散而有形,气布而蕃育,气终而象变,其致一也"(《素问·五常政大论》)。气化的思想始终伴随着气的学说。

《周易·系辞》云:"天地絪蕴,化生万物",《太极图说》云:"二气交感,化生万物"。何谓"化"?张载界定为渐化:"气有阴阳,推行有渐为化"(北宋张载《正蒙·神化》),并指出"变"与"化"的区别,"变言其著,化言其渐"(《易说·乾卦》)。变与化都是事物形性的变化,但前者比较显著激烈,后者则比较含蓄缓慢。古人云:"观乎天文,以察时变;观乎人文,以化成天下"(《周易·贲卦·彖辞》)。气化的化,即"潜移默化"的化。

气是如何化育万物的呢?"草木之枯荣,寒暑之运行,地理之刚柔,象纬之顺逆,人物之生化,夫孰使之哉?皆气自为主宰也"(清·黄宗羲《明儒学案》)。气化是一种自我运动的过程,气本身就具有化育运动的能力,不同于机械是由人工赋予的。气所具备的这种自化的能力显然与现代科学的机械性能不同。机械性能如物体的弹性、强度、硬度、速度、重量等均可以通过试验加以检测,可以通过数据加以量化表达。其机械运动可以分解为作用一方与被作用一方,可以通过作用力加以解释。而气的变化却不同于机械运动。气本身亦不具有机械性功能。气在自然界更像一个具有生命力的有机系统,不可能采取机械检测手段加以量化说明。事实上,在古人的所有论述中,也从未对气加以量化说明。但这并不等于说气就无法把握。

古人为此提供了两条识气的途径,一是识机,二是法道。古人认为气化是事物发展变化的一个内部运动过程,并将其内部的动因称作机。"万物皆出于机,入于机"(《列子·天瑞》)。张载亦指出:"凡圜转之物,动必有机。既谓之机,则动非自外也"(张载《正蒙·参两》)。认为把握住机,就是把握住气的关键。中医学也正是采用了这一方法来把握气的。《内经》云:"知机道者不可挂以发,不知机者,扣之不发也"(《素问·离合真邪论》)。这个机就是气之升降出入。

老子云:"人法地,地法天,天法道,道法自然"(《老子·二十五章》)。古人也认为气化流行生生不息就是道。要想深入地把握气,就应当深入地体悟道,充分地发挥主体的主观能动作用。"元气自然,共为天地之性也"(汉·于吉《太平经·名为神诀书》)。万物皆有共性,"道法自然",可以通过对自然的体悟来把握气之运化。例如由水可以领悟气之道。"人,水也,男女精气合,而水流形"(《管子·水地篇》)。东汉王充在《论衡·寒温篇》中更明确提出:"水之在沟,气之在躯,其实一也。"由水之清浊、水之畅阻、水之沟泽、水之涨落、水之运行可推知气之相关,他物亦然。

本文作者吉文辉,发表于《南京中医药大学学报(社会科学版)》2000 年第 3 期

中医古籍中道家语言文化的传承研究

中国历代医籍作为文化哲学载体，蕴含丰富的哲学思想内涵。"在长达一千多年的历史发展中，道教与传统医学形成了一个互融互摄、相互促进的双向作用机制。"①道家和中医学的渊源深厚，由于思想、文化同源，早期中医学著作与道家著作部分用语难分彼此。但随着中医学术的进步，而道家学说在哲学体系中渐趋衰微，医与道逐渐分轨而行。至迟在晋唐间，医籍用语已经具有自身的系统。晋唐后医籍中一些医家少用的道家用语在医籍中出现时，就有了相对明显的差别。因此可以通过对比，分析出哪些道家用语在早期医学经典中也出现过，但这些用语未必是道家所专有；而在医家、道家用语出现差异后，则渐次可以分出医籍中有些用语非医家习用，而是由道教文献借鉴而来。

一、中医早期深层次吸收道家语言构建理论体系

战国至汉初，道家思想为社会主流意识形态之一，在当时的社会思潮下，从《黄帝内经》开始道家思想开始启发、渗透到医学理论体系的建立，在一定意义上医源于道。这个阶段中医学术用语有着浓厚、抹杀不掉的道家文化色彩，医学发展和文化发展相伴而行。中医整体观、阴阳五行、精气学说均以道家思想为医学哲学基础，不论从理论层面还是实践层面，道家与中医理论都有着密切的亲缘关系，丰富和发展了中医理法方药。

早期中医理论构建用语从思想、文化、语言多层次吸收道家语言并加以提升。老子《道德经》中有"甘其食，美其服，安其居，乐其俗"。《素问·上古天真论篇》则有"美其食、任其服、乐其俗，高下不相慕，其民故曰朴"。《淮南子》谓"通体乎天地，同精乎阴阳"，《灵枢·五乱》用"同精"描述导气针法"补泻无形，谓之同精"。道家重神，这与中医的需求不谋而合。但在形、神关系上，道家以神制形，《淮南子》"治身，太上养神，其次养形"；《内经》同样重神，但继而提出更易于学习传承的"治神"说，强调在诊脉、察色时需重神等。中医

---

① 盖建民.道教医学[M].北京：宗教文化出版社，2001：337.

经典《内经》中"以神为贵"的思想根植于道家哲学文化,但中医学作为医学体系又更加注重生命本体。明代医家张景岳《类经》中进一步指出"形者神之体,神者形之用,无神则形不可活,无形则神无以生"。可见,在形神关系的认识上,医家源于道家又高于道家,强调形神兼备。

中医用语部分来源于道家哲学语言。道家常以水喻理,《管子·水地》:"水有大小,又有远近。水之出于山,而流入于海者,命曰经水;水别于他水,入于大水及海者,命曰枝水……""经水""枝水"等用来形容水的源头和走向。《灵枢》中发挥为《经水》篇,将水与人体经脉互比。在道家哲学文化影响下,《内经》将人体经脉和水相比况,以水论脉已经体系化,十二经脉与十二经水相对应。手阳明经、手太阴经、足太阴经、足阳明经对应江、河、湖、海,阳明经多气血所以和更为宏广的江海相对,符合中医学理论中对于气血多少的描述。《灵枢·海论》又进一步从以海寓理的哲学语言方式,论述人体水谷之海、十二经脉之海、气海和髓海的重要。水不仅其形态被中医用于描述人体经脉气血理论,水的作用同样在中医气的作用表述中有所体现,气在脉中运行如水行,《灵枢·经水》中指出气"如水之流……其流溢之气,内溉脏腑,外濡腠理",道家语言文化基因影响明显。

从《内经》开始中医继承并改良道家老庄的哲学思想,比较系统地揭示了人与自然的统一关系,后世医家也遵循着人与自然为一个整体的整体观,从天、地、人的相互联系中探索病因、病机和治法,并逐渐形成完备的中医理论和治疗体系,又反哺和深化道家哲学体系。

二、中医体系建立后,道家、中医用语在优化重组中传承文化

医籍用语的产生不仅有语言本身的内部因素和外部语言因素,还有更广泛的社会因素,文化发展导致文字、语言的差异。中医古籍用语受到时代用语习惯的渗透、影响。"晋唐时代,社会治乱相间,政权频繁更迭,社会哲学思想错综交替,出现了儒、道、佛纷争并存的局面。作为中国传统文化的一部分,中医学不可避免地深受这三家文化思想的冲击和影响。"[①]至迟晋唐后,中医用语通过优化、重组道家用语,形成中医用语特色。研究道家用语的社会背景对医籍用语的影响可以使研究视角更加开阔,综合社会和文化因素,向文化学角度延伸探讨中医古籍道家用语的产生、演变。不论从语言学角度入手来研究文化,还是从文化的角度来理解语言,都可以对中医古籍道家用语现象进行新的文化阐释。

---

① 吴潇湘.晋唐时期儒道佛对中医方剂学的影响[J].中华医史杂志,2006,36(2):100-103.

1. 医家用语在道家语言传承基础上的超越

自道家思想创兴及至晋唐,尤其唐代皇族崇尚老子,道家在唐代发展达到鼎盛。在这样的时代背景下,道家、医学关系也更加密切,但随着中医自身学术体系的不断健全与完善,道家用语融入后被更多地赋予中医自身学术内涵,医籍用语形成自身特色,道家用语痕迹变得模糊。

孙思邈将医学理论与养生实践结合,《千金要方·食治》:"若能用食平疴,释情遣疾者,可谓良工,长年饵老之奇法,极养生之术也。夫为医者,当须先洞晓病源,知其所犯,以食治之;食疗不愈,然后命药。"①孙思邈对食治与药治的利弊得失分析透彻,指出药治应在食治无效的情况下,不得已而为之,这显然是医家食治在道家食疗养生基础上的医学阐述。历代医家都以道家养生文化思想为基础,从食疗、本草、养生一体化汲取道教药补养生思想。元代《饮膳正要》服苍术方取自《抱朴子》,《抱朴子》中南阳文氏服苍术后效果超常,但葛洪仍将苍术视为下药。道家中上药、中药多为金属矿石类药物,认为草木类补益药只能延年不能成仙属于下药②。医家虽然也吸收道家药食养生思想,但从医学本体出发更为理智。医家汲取发挥的多是地黄、苍术、茯苓、远志、菖蒲、天门冬等草木类药物对人体治疗时的补益功效,道家强调神仙必有、长生可至等养生观念并没有为医家接受,医家更多是选择性继承道家有效药物的养生经验,"道医相融"两者互相融合促动③。

医家经典中很多中药都是道家摸索而形成的经验。《抱朴子·仙药》列上百种药物,《神农本草经》《本草纲目》收录了茯苓、麦门冬、枸杞、天门冬、黄精等道家养生常服食药物,这些药物同时也成为后来常用中药。《素问》有四乌贼骨一藘茹丸、食疗方秫米半夏汤等;《神农本草经》将薏苡仁、大枣、芝麻定为上品药;张仲景《金匮要略》有饮食调养(禁忌)专篇;孙思邈更是提出"食疗不愈,然后命药"。道家以食疗补充人体元气,配合气功、导引来延年益寿;中医食疗更注重临床,以食疗调和阴阳来防病祛疾,药食同源孕育了中医药文化根基。食疗在隋唐达到兴盛,与道家学说在这一阶段的影响力增强有关。在隋唐道家、医家同时对食疗研究推进下,医家与道家食疗理论逐渐融合,形成五味相调、性味相胜、以类补类和所宜所禁等观点。

金元四大家刘完素把理学运用到医学领域,其水善火恶论表现出历代医家

①　孙思邈.药王千金要方[M].北京:华夏出版社,2006:448.
②　徐仪明.《饮膳正要》药膳精粹与道医养生文化[J].湖南城市学院学报,2013,34(2):20-25.
③　胡可涛.道医相融:道教药食养生文化浅议[J].中国道教,2013,217(5):43-45.

对道家哲学思想的基本态度：以道为本、从道推衍。刘完素在道家"上善若水"基础上，在《素问玄机原病式》中结合医理进一步提出"水在火下不能制火，为未济也。是知水善火恶"，"水善火恶"也是中医用语超越道家用语的典型体现。

2. 道家用语文化基因与中医用语同化现象

中医方剂名称也常常包含道家文化基因。中医中一些药物以"丹"命名，如紫雪丹、至宝丹、紫金丹等；一些方剂称真人真君所授，或者名称中兼有神仙、真人、真君等道家人物名称或道家专用术语，如八仙膏、玉真散、乾坤一气膏、吕祖一支梅、红铅造化丹、梅花五气丹等。

道家记述经验成就有时会大量使用隐语，道教神仙家的外丹术在唐代达到极盛，同样在唐代随着外丹养生副作用被医家所诟病，由盛至衰，道家用语隐语变得晦涩难懂。虽同为"丹"命名的药物，在医药、文化传承上加大了难度。"唐代医家中仅孙思邈等少数人将丹方用于医学。"①唐代雄黄广泛应用于急救、齿科、外科等。孙思邈《太清丹经要诀》有"造赤雪流珠丹法"，从方名看令人费解，其核心内容为提炼雄黄，用于治疗疟疾以及心痛牙疼。《千金要方》卷12中，太一神精丹，治客忤、霍乱、腹痛胀满、尸疰恶风、癫狂鬼语、蛊毒妖魅、瘟疟等，其有效药用成分雄黄和雌黄均是含砷的硫化物，用于治疗疟疾。《千金要方》卷11太一神明陷冰丸、卷12耆婆万病丸、仙人玉壶丸以及卷24太一追命丸均用到雄黄。药名虽然都是中医常用丹、丸方，如果缺失道家文化背景，理解其用药成分就很困难。

道家用语在医籍传播使用过程又被中医用语同化。与《千金要方》同时期的医籍，一些相同或相类方药在表述时已经完全脱离了道家用语的影响，用语方面一目了然，为后世中医用语所沿袭。如同样用雄黄疗牙痛，《外台秘要》卷22杀齿虫方五首中必效杀齿虫方："雄黄末，以枣膏和为丸，塞牙孔中，以膏少许置齿，烧铁篦烙之，令微热，以差止。"

三、中医体系完善过程中，中医用语对部分道家语言文化基因的扬弃

"道教医药学大致包括三个部分的内容。其核心部分是仙药、本草、医方、针灸等，大致范围相当于世俗的中医学和中药学。道教医药学的中间层部分是导引、按摩、气法、辟谷、房中、存思、饮食疗养及起居禁忌等，这是靠自我摄养和调谐精、

---

① 和中浚.道教文化对中医外科学的影响[J].中医药文化,2012,7(6)：8-12.

气、神来防病抗病的技术。道教医药学的外层部分是符水、药签、祝由、祭祀、斋醮等调整社会环境和心理环境的治疗方法,具有强烈的宗教特征。"①道家用语玄妙的神秘色彩,随着中医传播过程大众化的需求,部分文化基因被曲解丢失。

医学文化基因是医学文化系统内部的遗传密码,在医学理论、治疗方式和保健习俗方面维系着医学认同感。最初巫、道、医文化基因同源,从道家文化角度理解中医用语中一些被曲解、丢失的道家文化基因便有迹可寻。宋明理学把儒释道在哲学上融为一体,实现了根本性的突破。宋以后主流医家否定咒禁术,虽然官方机构里还有书禁科、祝由科,但已微不足道。咒禁术在中古时代的萎缩体现在操用者规模的收缩与固定、适用疾病范围的缩小等方面②。至明代,随着道家思想的逐渐衰微,这一类用语更加难以理解,从医籍不同朝代的校订重刊中可以发现其脉络线索。

唐代王焘《外台秘要》汇集了大量历代医学文献,版本有宋本和通行本明版。宋本:"又云:覆卧傍视,立两踵生腰,以鼻内气,自极七息除,脚中弦痛,转筋酸疼。"③"生腰",明版作"伸腰"④;又,宋本:"又云:端坐生腰,徐以鼻内气,以手持鼻,除目暗泪出。"⑤"生腰",明版同样改作"伸腰"⑥;宋本:"养生方导引法云端坐生腰,徐徐以鼻内气,以右手捻鼻。"⑦"生腰",明版亦作"伸腰"⑧。宋版《外台秘要方》中"生腰",明本均作"伸腰"。明本所改从字面义更浅显易懂,且"生""伸"音近。"生腰"原为道家修炼语,后人渐为生疏,而文中"生腰"义即伸腰,明本中以俗语校改。"生腰"在《朱子语类》卷一二一也有类似用法,有侍坐而困睡者,先生责之。敬子曰:"僧家言'常常提起,此志令坚强',则坐得自直,亦不昏困,才一纵肆,则嗒然颓放矣。"曰:"固是道家修养,也怕昏困,常要直身坐,谓之生腰坐;若昏困倒靠,则是死腰坐矣。"可知,在道家修炼时有"生腰坐"与"死腰坐"两种,"生腰"已为后世生疏,医籍及校订多改作"伸腰"。"死腰"更为冷僻,在医籍中逐渐被弃用。

① 程雅群,程雅君.道教医学与中医学关系刍议[J].四川大学学报(哲学社会科学版),2008,155(2):57-61.

② 于赓哲.唐代医疗活动中咒禁术的退缩与保留[J].华中师范大学学报(人文社会科学版),2008,47(2):61-68.

③ 王焘.外台秘要[M].北京:人民卫生出版社,1996:116.

④ 王焘.外台秘要方[M].日本大阪:日本大阪オリエント出版社,1982:179.

⑤ 同③,407.

⑥ 同④,577.

⑦ 同③,419.

⑧ 同④,595.

宋本《外台秘要方》："东向三禹步，即以手左搅取水。"①"三禹步"，明版作"三两步"②，应是明本重订时对道家词语的误读而造成的错改。明版中改作"三两步"，从字面义似乎更好理解，实际已丢失了本条文化精髓。不仅明代学者会误读富含文化含义的词语，这也是历代包括当今解读古医籍均需注意的一点。

睡虎地秦墓竹简《日书》甲种"禹步三，勉一步"，放马滩秦墓《日书》甲种也有"禹步三，乡北斗质画地"，马王堆汉墓出土的《五十二病方》及《养生方》也多次提到"禹步""禹步三"。道教著作东晋葛洪《抱朴子》记载两种禹步法都是三步，沿袭了《日书》中的"禹步三"。禹步最原始最重要的功能是消灾去病、驱除鬼魅，《五十二病方》中"禹步三"都是用来治疗诸如狐魅、虫蛇咬伤、赘疣、痈疮之类疾病，《抱朴子》指出"凡作天下百术，皆宜知禹步"，《普济方》卷二六九："禁病则皆须禹步。"先秦人尊崇禹，因而巫效法禹步，汉晋也有所反映。禹步即巫步。后来禹的含义逐渐淡化，至北宋，张君房《云笈七签》称禹步"一跬一步，一前一后"象征"一阴一阳"，两足相承如丁字，"变象阴阳之会"，三步九迹应合着"三元九星，三极九宫"的"大数"。三元指天、地、水；九星指四方及金木水火土五星；三极指天、地、人；九宫指八卦宫和中央宫。禹步随着时代的发展不断地变更，愈来愈复杂化，与原始禹步的含义相去甚远，以致明代重新校刊《外台秘要》时彻底曲解这一道家用语用义。虽然现存最早医方帛书《五十二病方》有"禹步三""祝曰"等，但祝由在《内经》中基本被排斥，至葛洪《肘后方》卷三中又出现"祝法"，隋代医药行政中出现咒禁科（祝由科），《隋书·百官志》载设"祝禁博士二人"；《唐六典》载"太医署有……咒禁师二人，咒禁工八人。咒禁生十人"，共20人，为数不少。宋以后咒禁仍得以存续，但没有像隋唐时期那样受重视。这一类道家用语在漫长的中医传承过程中出现表述反复，取决于道医的外层形式在多大程度上被中医文化吸收借鉴。这类道家用语多数在后世中医学用语中消退，导致了这类道家语言文化基因被曲解。

成熟的道家思想对中医影响非常大，形成二者历史上相互融合的格局。中医是以术载道的医学体系，中医对道家思想的吸收主要从人体生命疾病治疗角度进行扬弃。道家与中医的关系经历了由哲而医、由医而哲，哲理、医理彼此促进，共同发展完善。

本文作者张继、沈澍农，发表于《北京中医药大学学报》2014年第12期

① 王焘.外台秘要[M].北京：人民卫生出版社，1996：792.
② 王焘.外台秘要方[M].日本大阪：日本大阪オリエント出版社，1982：1132.

中医文化
核心价值

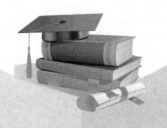

中医文化价值的基本概念及研究目标

中医有别于当代其他学科的本质区别,在于其文化源流和文化形态。中医文化的基本范畴是:价值观上强调整体的价值,认知方式上强调事实的认定而不注重本原的识别,思维上采用辩证逻辑为主的直觉式思维——表明中医是用另一双眼睛在看世界,是在以整体的人为起点、以宇宙为终点的大环境中得出的以现象为目标的综合学科体系,这就是立足于中医文化的学科基因①。

随着时代的进步,现代人已经很难通过现有的知识结构和思维方式去理解、认识中医的价值。百年来围绕"中医存废"的论争,正是这种改变的结果。中医药文化作为中国传统文化最典型的知识体系,其认知度、影响力和显示度,不仅仅是中医界的事,而且是关系到国家文化的传承、发扬,甚至涉及国家文化安全和文化保护的事,因此,弘扬、振兴、宣传、推广中医文化,是维护国家影响力、提高国家软实力的重要环节。

一、中医文化价值的基本概念

1. 中医文化

文化的经典定义,是英国人类学家爱德华·泰勒所述:"包括知识、信仰、艺术、法律、道德、风俗以及作为一个社会成员所获得的能力与习惯的复合体。"②笔者将其概括为"文化是代表一定民族特点的,反映其理论思维水平的精神风貌、心理状态、思维方式和价值取向等精神成果的总和"③。

中医文化植根于中国传统文化土壤之上,也给中国传统文化增添了很多有益的内涵。在当代,唯有在中医药学术领域内才能全方位地看到中国传统文化的全貌,而只有领会了中医学体系中贯穿始终的文化内涵,才能熟练地运用中医

① 张宗明.中医药文化遗产的保护、传承与发展——访国家重点学科中医医史文献学科带头人王旭东教授[J].南京中医药大学学报(社会科学版),2011,12(2):63-69.
② 泰勒.原始文化[M].连树生,译.上海:上海文艺出版社,1992:1.
③ 王旭东.中医文化导读[M].北京:高等教育出版社,2008:5.

药技术。因此,中国传统文化是中医学的灵魂,中医文化则是组成中国传统文化、具有医学特色的重要成分。

以阴阳五行为代表的哲学思想、以道家及道教理论为基础的养生学、以易学为旗帜的天文学和地理学、以儒学思想为指导的医学伦理学,以及各种传统学术相互融会而构成的其他理论,构成了中医学的文化背景和知识基础。中医临床医学以个体或群体的经验,在实现医学现实价值的同时,补充和强化着中医文化体系;而文化背景和现实临床的结合,便产生出独特的中医学基础理论。可见,文化价值、基础理论、临床实践是组成中医学体系的三大板块。其中,文化的价值最重要①。

2. 价值、价值体系、核心价值体系

价值本身是经济学概念,指商品的价值,表现在它能满足人的需要,因此,社会学家将其定义为:价值产生并存在于人(主体)与客观事物(客体)的关系中,是客观事物的存在及其属性对人的需要的满足,标志着人与外界事物关系的一个范畴。这就是马克思所说的"价值这个普遍性的概念是从人们对待满足他们需要的外界物的关系中产生的"②。亦即外界事物的属性对人的需要所发生的效用或作用,以及人对此的评价。所以任何一种事物的价值,都包含着两个相互联系的方面,一是该事物的存在对人的作用或意义;二是人们对于这种价值的认识和评价。

人的需要是一个体系,马斯洛有一个"需要层次"理论,他把人们所自觉追求的目标体系称为价值体系③。而社会学家则将其定义为:价值体系是一个民族在一定时代、一定社会中社会意识的集中反映。价值体系是一个整体系统,包含着丰富的内容和诸多要素,如指导思想、理想、信仰、信念、价值取向、价值评价等。价值体系形成后具有相对稳定性。

当一个社会中存在多种价值体系时,就有可能形成一种主导价值体系,并以它为统领,建立和形成这个社会的核心价值体系。

3. 中医文化价值研究

首先,必须将中医学体系作为一种文化现象和文化形态来看待。文化是人

① 王旭东.中医文化导读[M].北京:高等教育出版社,2008:5.
② 中共中央马克思恩格斯列宁斯大林著作编译局.马克思恩格斯全集:第十九卷[M].北京:人民出版社,1963:406.
③ 马斯洛.马斯洛谈自我超越[M].石磊,编译.天津:天津社会科学院出版社,2011:5.

类在物质世界中创造的顶层成果,是认识和发现物质世界的智慧结晶。它包含着"求真"的科学,"求善"的宗教,"求美"的艺术……是人类对物质世界探求的成果高端呈现。中医学术体系涵盖了古代人类所有的知识,不仅有科学的内容,也有哲学、艺术、伦理、宗教之类的成就,而在现代人的知识结构中,科学、艺术、社会、哲学等领域的理论并不完全相容,有的甚至冲突,例如艺术的夸张和科学的严谨等。因此,以纯粹的科学概念来认识中医,将会扼杀作为文化形态的中医学价值。在目前"唯科学主义"流行的当代,从"价值"的角度来认识中医,将会更好地发现这个学术体系的真正内涵和对现代社会的作用。

二、近年来中医文化价值研究成果及存在问题

1. 以"解释落后性"为目的的研究

近30年来,以思考中医文化发展滞后和"中医存废"争论频发原因,寻找并解释"落后性"的研究,论据大多取自西方文化的科学哲学,形成"只有结论,没有措施"的局面。例如,针对中医文化遇到的困境,聂广[1]认为,中医理论的落伍机制表明,中医学的现代化进步并不能简单地通过辩证唯物主义的洗礼、现代"三论"方法的洗礼、现代自然科学的洗礼就可以完成。而要真正地脱胎换骨,则必须把哲学化解释从医学经验事实中分离出来,探索其自身的具体机制,建立与经验事实有必然联系的理性认识,彻底地改变中医学中哲学与经验的貌合神离的"代替论"倾向。

再如,有人认为中医存在"理论的缺陷"[2],表现在:(1)概念的不确定性;(2)思维形式的直觉性;(3)理论体系的封闭性;(4)结构与功能的不完整性;(5)假说的难检验性。在这些缺陷的基础上,整个体系呈现出"僵化"的病态:(1)发展模式为经典式延伸;(2)惯性思维的产物(惰性);(3)重经典和实用,放弃形态研究;(4)理论体系自我调适的超常稳态;(5)落伍的研究方法。

由于此类研究带着"解释落后性"的目的,过于简单地把功利动机落实到研究方法上来,于是西方化成了现代化的代名词,西方的哲学、历史观、价值标准成了衡量中医文化的判断标准,中华民族在此之前的悠久历史和灿烂文化成为"僵死的""停滞的""阻碍现代化的"历史包袱。因此,尽管中医研究方面论文、著作多多,却不能公正地评价中医文化价值。

① 聂广.论中医学发展缓慢的内在机制[J].医学与哲学,1987,8(5):1-4.
② 刘升明.理论的欠缺——谈中医发展缓慢的原因[J].医学与哲学,1991,12(12):26-28.

2. 以分析中医文化要素为目的的研究

近年来,对中医思想的研究日渐增多,主要是提炼一些思想要素,包含天人合一、整体观念、仁、和、精、诚、辨证论治、道法自然、以人为本、治未病、扶正祛邪、调和阴阳等观点①。

这些研究涉及中医文化的不同层面,但基本上都是"中医文化的内容",甚至是一些技术层面上的学术观点,比如"辨证论治""扶正祛邪"——都是在文化土壤中生长着的特定"产品",却没有涉及中医文化的现实社会价值、影响未来的历史价值,即便是中医本身所具备的学术价值、临床价值,也都未曾深入。

近两年研究逐渐深入,有些触及文化核心。如提出中医文化的核心内容为哲学思维、诊疗理念、道德伦理观②;认为中医药文化有三大核心,"中医的价值观、认知思维模式和行为方式"③等。

3. 着眼于东西方文化冲突和文化本质的研究

21世纪以来,越来越多的研究意识到中医的问题在于文化冲突,在于中医的灵魂被西方价值观所挤占。笔者认为,目前中医文化面临着"思想窒息,技术萎缩"等一系列问题④,原因在于西方价值取向成了衡量中医的标准,中医最具特色的世界观、方法论、思维方式得不到继承和发扬,审证求因、辨证论证的灵魂没有了,越来越多的中医院已经不姓"中"了,硕士、博士的研究做到了细胞、分子、基因水平,但却不会开处方看病。中医院里,除了中药、针灸、推拿等科目外,其他技术几乎无人问津。国家每年为中医药科研投入大量资金,能在防病治病方面发挥作用的却不到20%,因为这些研究全都是用西方的思想、方法、技术、设备、标准去检验、印证中医的价值观、方法论,"拿着手术刀在动物尸体上找人的思想"。这些行为的后果,必然是对自己的文化自轻自贱。

综上可知,一门为健康服务的学科,如果不能为现代人所理解,必然会逐渐失去信任,失去信任就不会有凝聚力和亲和力。一个认同感、信任感、亲近感日渐消减的学科还能有生存的空间吗?现今的中医如同被抽取了灵魂的躯壳,丧

---

① 徐雪莉.中医文化构建中国式健康文化——访北京中医药大学管理学院院长张其成[N].中国中医药报,2011-12-28(2);张其成.中医文化的命运[J].前进论坛,2010(4):41-44;何星海.中医文化的核心价值理念与非物质文化遗产保护[J].中医药文化,2011(2):1;王世保.本色中医才能走向世界[J].中医药文化,2008(1):15-17;高彦彬,赵慧玲.加强中医药文化研究,提高中医药文化软实力[J].世界中医药,2011,6(6):461-464.

② 曹洪欣.发展中医 弘扬中华优秀文化[J].中医杂志,2011,52(1):1-3.

③ 毛嘉陵,王晨.中医象思维的文化解读[J].医学与哲学:人文社会医学版,2010,31(12):4-7.

④ 王旭东.中医药文化遗产必须得到有效保护[J].中国科技产业,2005(6):51-52.

失了认知方式、思维特点、价值观念和审美情趣这些灵魂,貌似繁荣的中医药事业只是一些技术残片拼凑起来的空壳,实验室验证性的研究其实是在解剖中医的尸体。中医不缺技术、方法和药物,支撑中医存在至今的根基是临床疗效,但是,没有灵魂的技术和方法,终究会失去生存的基础而被其他学科消化吸收,由此走向消亡。因此,拯救中医,当务之急是保留和传承中医文化,重新认识中医体系的价值①。

三、中医文化价值的研究目标

1. 中医文化价值及价值体系的确认

美国宾州大学中国科技史专家席文教授②认为:"中医并不像某些人所宣称的,代表着现代医学的未来。然而,如果我们企图思考医学的未来时,中医史却可以为我们提供无比珍贵的思想资源。"这是以一个客观、历史的视角来看待中医传统和传统中医的研究价值及其意义的结论。出于对人类生命存在的方式、价值、品质等诸多因素的深切关怀和思考,对现代文明给人类所带来的复杂影响进行细致的梳理,日益可见中医文化的价值在现代文明的背后给人类另一种启迪和昭示。因此,必须认真梳理、总结、提炼中医的各类价值。

2. 中医文化价值体系以及学科内涵的准确把握

合理把握中医概念,对得到有价值的结论意义重大。例如,针刺催产是一项卓有成效的技术,但是中医对此的解释却是"胎儿手误执母肠,针刺儿手,使其松,故得娩出"。以现代科学的知识去评价:此论荒谬,必遭唾弃。但是,貌似荒谬的理论中却包含着科学内涵(或原始科学素材)。要想区分中医文化中的科学、原始科学、伪科学、非科学内容,那将是极其巨大、短时间根本无法实现的工程,遑论简单比较就可以得出结论?因此,从"价值"的角度进行评估,从整体上去理解、把握中医存在的历史价值和现实价值,是中医研究的应有思路。

3. 对"唯科学主义"的审视和分析

当代中医文化面临的问题,主要是唯科学主义严重耗损了中医的文化元气,同时也因为环境的巨大变化(从农耕社会到信息社会)导致了中医文化系统的

---

① 张宗明.中医药文化遗产的保护、传承与发展——访国家重点学科中医医史文献学科带头人王旭东教授[J].南京中医药大学学报(社会科学版),2011,12(2):63-69.

② Sivin N. Traditional medicine in contemporary China(Science, Technology, and Medicine in East Asia)[M]. Ann Arbor:Center for Chinese Studies, The University of Michigan,1987:14.

综合不适症。在这两个因素的综合作用下，人们看不清中医价值，故中医文化价值体系研究尤其重要。

4. 中医文化价值的评价标准

中医文化价值的研究，需要对很多现有的价值认知进行评价。各类文化或各类文明之间不存在"优劣"之分，因为各自的环境与条件不同，文化的功能也并不相同。但是，同一文化体系内的事物是有"优劣"之分的。问题是评判"优劣"的标准是什么？采用什么样的价值标准可以被现代人认同和接受，评价的信度、效度怎样？需要认真研究。

5. 中医文化价值的认知

当代人对中医价值的认知，其中必然会要求"转变"一些价值观念，这涉及思想中的潜意识范畴。例如，中医的知识体系中，无时无刻不隐含着农耕社会的伦理价值，如"心主神明""君臣佐使"等，怎样认识这些古代价值是此类研究必须解决的难点。

6. 中医文化价值中的概念和语言

要解决既能为现代人、西方人读懂并理解，又不失中医原意或不背离中医文化价值的传承、传播难题。因此，理论的提出、概念、名词术语的取舍、理论与技术的评价等，需要中医界的认同，这也是研究的主要问题。

7. 中医文化价值的国内、业内认同

目前有一个非常奇怪的现象，欧美、东南亚国家很少有人争论"中医科学还是不科学"的问题。而在国内，行业外的专家学者对中医文化赞成、认同的较多，业内反而走向两个极端：全盘西化（如目前中医院的建设与西医院毫无二致）、极端排外。

业内异象有二：一是以"圣人之学"作为价值标尺，排斥任何与《黄帝内经》不相容的观点。二是权威的"异化"，这是一种更可怕的现象：不少中医权威的价值观念已经转化为以西方科学为依据，将动物实验数据视作"金标准"，但是在这些人的心理积淀中，却依然保留着处于文化心理深层结构中的传统文化惰性——对"异己者"的排斥和攻击，缺少西方学者的包容和豁达，这种矛盾的思维方式及价值准则，使得业内的少数权威偏执地对任何"非西化""非我"的观念毫不相容。因此，业内的认同往往难于社会的认同。

本文作者王旭东，发表于《医学与哲学（A）》2013年第4期

中医药文化核心价值传承与
传播的语境及路径分析

中医药文化的核心价值在科学主义话语下长期受到质疑、排斥。世界卫生组织提出的健康概念和新的医学模式,为中医药发展提供了新的语境。中医药文化需要在反思中回顾总结,在反思中创新,以期在新的历史条件下取其精华,去其糟粕,适应社会对公共服务的新要求,与现代科学文化互补共生、健康发展。

一、中医文化价值传承与传播困境的话语权分析

1. 中医药文化核心价值的界定

人类文化是人类在社会历史实践过程中所创造的物质财富和精神财富的总和,是在对象化和非对象化矛盾的不断解决中得以形成、存在、积累、传递、发展和发挥的永不停息的活动过程及其成果①。文化是人类独有的生活方式,不仅满足人精神上、物质上的需要,而且启蒙人、发展人。文化在传承和传播的过程中形成群体、地域、民族乃至国家的认知方式、思维形态、审美情趣等,指导具体学科,体现文化价值。

中医药文化是中国传统文化的典型和范例,其在数千年发展传承和传播过程中,不断汲取中国传统文化的优秀成分,融合各学科的思维理念,形成中华民族独特的宇宙观、自然观、生命观,生命观中关于生命、健康、防病、治病等的构成部分,是中医科学自身和外围的生存土壤。

时至今日,中医药文化仍能发挥巨大价值。国家中医药管理局颁发的《中医医院中医药文化建设指南》指出:中医药文化的核心价值,大家普遍认为,主要体现为以人为本、医乃仁术、天人合一、调和致中、大医精诚等理念,可以用仁、和、精、诚四个字来概括②。本文依托国家社会科学基金重大项目开展中医药文化核心价值体系及其现代转型研究,认为中医药文化核心价值应该包括四个方

---

① 赵东海.论文化的功能[J].科学管理研究,2004,22(6):94-96.
② 国家中医药管理局.中医医院中医药文化建设指南[R].2009.

面：（1）生命价值方面，道法自然的宇宙观和自然观，重视正气、中和平衡的生命观、生活观，燮理阴阳、身心共养、形神兼具、动静相宜、重预防的顺势适时养生观、"治未病"思想等，这些观念的普及与传播，对现代社会公众健康素养的提升有极大的促进作用。（2）思想价值方面，中医药学的价值判断、思维方式、认知方式等，仍是对现代人类思维和实现的重要补充，其蕴含的仁、和等思想，不仅可以促进人的和谐发展，而且促进社会的和谐发展，优化社会发展模式。（3）科学价值方面，中医是多学科知识的整合，体现了生命整体观、有机观、动态观，这是对现代医学的补充和丰实，有利于转化医学和整合医学的发展。（4）伦理价值方面，以人为本、济世活人的价值理念，"大医精诚"、淡泊名利的精神，是医务工作者永恒的道德追求。

2. 中医药文化核心价值传承与传播的困境分析

（1）西方科学主义崛起的冲击

17 世纪牛顿经典力学体系的建立、19 世纪三大发现以及 20 世纪相对论和量子力学的提出，使得科学观念逐渐深入人心，人们开始用科学观念来审视人自身及宇宙。机械的、分析的、还原的、逻辑实证的科学主义方法广泛应用，带来了整个社会面貌的变革。这些方法被认为是最为可靠的，运用这些方法得到的知识是真正的知识，怀疑、批判的精神是真正理性的精神。人们不仅完全用逻辑的、实证的观点来审视科学，而且也完全用逻辑的、实证的观点来审视整个文化①，带来人与自然的关系上及人生观、世界观上的根本性变革。人们可以利用自然科学的方法来认识、改造自然界。人本身无非是一个机器，也是可以认识的，两者都没有什么神秘性可言②。在西方科学主义占主导地位的情况下，中医药文化的价值显然并不符合西方近现代的科学思维、效率思维、还原思维，实验医学成为主流医学，相对于中医药其占据了话语霸权地位。中医药文化在传统文化日衰的背景下逐渐失去其依存的土壤，在社会中也失去了话语权，一切以科学为标准，科学主义思潮排挤一切非科学的东西。

（2）中国的五四运动、新文化运动思潮使传统文化土壤瓦解

由于明清以来封建专制主义严重阻碍了中国科学文化的产生和发展，闭关锁

---

① 孟建伟.对科学的人文价值的忽视：逻辑实证主义科学观及其缺陷[J].北京行政学院学报,2000（4）：63-67.

② 操菊华,康存辉.对科学主义的再认识——兼论中西方科学主义[J].科学技术与辩证法,2001,18（2）：47-49.

国政策导致中国近代的落后落伍,一批文化精英中的有识之士掀起了五四新文化运动。这对专制主义背景下传播民主自由思想、科学理性精神,促使民众的文化觉醒起了巨大的历史作用,但毋庸置疑也产生了矫枉过正的效应。在当时激进主义思潮的冲刷下,欧化思潮、反传统主义思潮对传统中医的命运产生了不可估量的负面影响。深受西方科学文化影响的知识分子,习惯于采用"以西医中"的方式,对中医理论大加批判和否定。陈独秀、胡适、鲁迅、傅斯年、郭沫若、丁文江等等,他们的话语和著作里,无不透露着批判传统中医的辛辣文字。中医更是被"海归派"置于弱势文化的行列,备受打压,享有几千年历史荣光的中医学,被推上了文化批判的公堂①。新文化运动以来的中西医之争,同样是话语权之争,是不同话语之间的冲突。在不同的话语系统的对话或冲突中,西化知识分子以科学主义的话语霸权批判中医,以西医的分类及西医的术语系统作为有效对话的唯一选择②。在传统文化土壤被不断批驳的过程中,中医同样失去自己独特的符号系统,失去自己的话语权,走向"失语"状态。

(3)中医药文化自身的不足

中医药理论产生于春秋战国时期,这种多学科式的理论体系,格言式的表述方式,在数千年中不断被后学者注疏、诠释,在"六经注我"和"我注六经"的传承创新范式下,不断随着历史的发展而发展,其理论和实践为中华民族的繁衍昌盛发挥了不可磨灭的作用。但历史的局限,加之中医药文化自身同样存在许多保守的、落后的内容甚至糟粕,阻碍了中医药文化在现代的传承、传播和创新发展。一是中医药理论中渗进了若干玄学和易学,现代人难以理解和接受,造成中医药文化的负面形象。二是中医学自身的封闭性,缺乏与外界进行信息交往的主动性、积极性,习惯于从已有的认识中寻找现成的"答案",不愿怀疑已经被普遍接受的观点,特别是古贤或权威的学说③,这些思维特征严重阻遏了中医药的突破与发展。同时,中医药文化传承与传播的机制及路径仍未突破自身固有的枷锁。在信息传播快速创新发展、西医占主导话语权地位的今天,中医药文化价值的实现仍然更多依赖传统文化之遗存。其一是依靠政府更多运用行政手段进行推动,其二是中医自身缺少有意识的文化创新建设,缺乏运用现代科学文化手段进行创新式传承,即缺乏主动向社会公众积极推介及推动社会多元化主体的共同

①　郝先中.传统与现代性:近代中西医论争的文化表征[J].皖西学院学报,2008,24(1):135-139.
②　邓文初."失语"的中医:民国时期中西医争论的话语分析[J].开放时代,2003(6):113-120.
③　李甸贵.中医当前的形势和对未来的思考[J].医学研究与教育,2011,28(5):1-13.

协作进行中医药文化传播。当前中医药文化传播形式过于单一,内容过于专业化,多为科普知识宣传手册、中医养生知识等,质量良莠不齐,缺乏长效机制,严重妨碍了中医药文化价值的社会认同和传承、传播效果①。

(4) 对中医药文化核心价值传承与传播研究的不足

当前中医药文化传承与传播的研究仍然处于较为初级的水平,不仅研究的成果较少,而且研究范围相对较窄、内容不够细致深入。蔡慧贤②从社会制度、利益关系和文化观念三个角度分析了中医药文化出现传承危机的原因,并提出了若干中医药文化传承发展的建议。张建中等③基于文化的力量和作用,提出了加快中医药文化传承与发展研究基地建设的措施与构想,并设计了实现建设目标的保障措施。孙光荣④从战略视角,论述了中医药文化核心价值传承,提出了其传承和发展的战略措施。靳琦⑤、王键等⑥、杨丙红等⑦对中医药院校中医药文化核心价值传承的作用、思路、方法、内容等进行了分析。徐桢等⑧分析了我国中医药文化传播的现状,并针对性地提出了对策建议。魏一苇等⑨从传播环境的严峻性和传播者自身的窘迫性两个方面论述了中医药文化传播的困境。

目前研究仍多是从中医药文化的人才培养、政府支持、加大资金投入等老生常谈的角度进行分析,对中医药文化传承与传播的主体和客体分析、普遍功能、方式、模式、路径、策略、机制、理论依据等方面的创新挖掘少之又少。中医药文化价值的实现,需要依赖新的传承与传播的理论机理和路径创新,设计合理的制度安排及利益共享机制,充分发挥社会各主体的积极性。

---

① 成琳,陶思亮,刁静,等.中医药文化传播机制探索:上海中医药大学"科学商店"的启迪[J].中医药文化,2011(3):18-20.
② 蔡慧贤.中医药文化传承危机的原因及对策[J].求医问药(下半月),2011,9(11):529-531.
③ 张建中,何星海,徐强,等.重视文化的重要力量和作用:加快中医药文化传承与发展研究基地建设的措施与构想[J].中医药文化,2006(6):4-7.
④ 孙光荣.中医药文化传承与发展战略的思考[J].中国中医药现代远程教育,2005,3(10):36.
⑤ 靳琦.在中医药文化传承创新中践行大学使命[J].北京教育,2012(10):61-63.
⑥ 王键,杨丙红.中医药院校中医药文化建设的实践与思考[J].中医文献杂志,2011,29(6):45-48.
⑦ 杨丙红,张雷平.中医药院校中医药文化渗透教育初探[J].安徽中医学院学报,2011,30(3):64-66.
⑧ 徐桢,王晓青.中医药文化传播路径分析及对策[J].成都中医药大学学报,2012,35(3):94-96.
⑨ 魏一苇,何清湖,陈小平.试论中医文化传播的困境与出路[J].湖南中医药大学学报,2013,33(3):98-101.

二、中医药文化价值传承与传播的新理论依据

1. 中医药文化传承与传播的时代机遇

（1）西方科学主义思潮下西医面临的困境

不可否认，西方科学主义在诸多方面对现代医学发展提供了强大的客观的基础理论和方法论帮助，但其片面、静止、孤立的思维方式越来越暴露出局限性和不足。在科学主义思维下成长起来的西方医学，亦不可避免地存在自身的局限。一是还原论的局限性，忽视了局部与整体的关系，机械地把人体当作一部机器来看待，力求在最细微的水平上研究机体的结构与功能，却从根本上忽视了人是一个统一的整体，最终没有办法解释整个机体的各种情况。还原论对于很多复杂性疾病的研究，比如高血压病发生原因的研究及各种自发性免疫系统疾病的研究等，凸显出它的局限性。二是单纯的医疗"治病"模式，忽视了人体健康的整体性及健康与自然、社会的联系。在西医机械的生命观下，通过各种仪器观察和检测生理、生化指标，按统一标准判断病症，对症下药，重视病的普遍性，不注意人的特殊性，不注重人的精神、心理因素对疾病所产生的影响，不符合现代医学模式的发展。三是治疗上多采用对抗、攻击性疗法，少有调动机制、自身平衡、修复作用、养生保健疗法。西医在对疾病治疗中少有充分运用人体自身的免疫功能来对抗疾病，这在现代疾病谱的变化下凸显出越来越多的不足。

（2）中医药的整体性、人文性、合理性重新被世界认识

随着世界科学知识的发展，在多元文化、多种知识的深度交流中，中医药文化中的合理成分、特色技术被世界重新认识，慢慢为世界所接受，中医药文化价值也渐渐走向世界。如在中医学中处于"圣度"地位的"和"的理念，不仅仅是人体内部及人与自然的和谐，更重要的是人的精神、气的和谐，要求人的心身与自然社会环境的统一。再如"仁"的价值内涵，是中医文化价值中内涵极其丰富的关于个人道德情操修养的部分，"医乃仁术"和"医者仁心"有利于突破纯技术主义的框架。同时，"仁"不只是蕴含医道和医德方面，普通人同样需要在道和德方面具备"仁"的思想高度，在处理情志及人际方面要有宽容的心怀。对中医药文化中这类价值观念、认知方式、审美情趣的传播，从实际意义上讲，有利于促进当代民众的身心健康，让人们在嘈杂的现代社会中在心理上寻找到归属，促进个人的和谐和社会的和谐。这些优秀的价值观念逐渐传播，让世人更深刻地领悟中医药文化所蕴含的价值内涵，对促进社会的发展都会起到重要的推动作用。

随着公众对中医药文化认识的不断加深,中医药核心文化价值得到了公众的重新认识,不断积累着更加深厚的传承与传播的土壤。

（3）西方转化医学、健康概念的提出给中医药发展提供机遇

由于西方科学主义及西医科学面临的困境,西医服务与社会需求之间的裂痕越来越大。基础研究与临床问题解决之间脱节、疾病谱的转变使医疗成本大大增加、基础研究和药物开发及医学实践三者需要整合,诸如此类问题的出现,促使人类寻求新的医学转向。在此背景下,转化医学应运而生,其核心是打破基础医学、药物研究、临床医学之间的屏障,加强研究与应用之间的结合,在它们之间建立起一个双向转化的桥梁。转化医学遵循的是循证医学的原理,实质是理论与实际相结合,是基础研究与临床研究的整合,聚焦于具体疾病,以疾病诊疗为研究出发点,以促进科学发现转化为医疗实践并最终服务于患者为目标。转化医学倡导"以患者为中心",要求从临床工作中发现问题、提出问题,由基础研究人员进行深入研究、分析问题,然后再将基础科研成果快速转向临床应用、解决问题。显然这体现和吻合了中医药学的特征:实践性、经验性及中医药以患者为中心、针对疾病个体实施辨证论治,是中医药发挥自身优势的契机。

与此同时,人类健康观念的转变也充分体现中医药"治未病"理念的时代价值。世界卫生组织将健康定义为:不仅是没有疾病和虚弱,而且是身体、心理和社会上的完好状态。并且规定了有充沛的精力、处事乐观、态度积极、勇敢承担责任等十项健康标志。人类健康观念从只关注生理健康到生理与心理健康并重,且关注人与社会、自然环境的和谐,与中医药文化中诸多生命观、生活观、治疗观、养生观,尤其是"治未病"理念相吻合。这些都为中医药核心文化价值的传承与传播创造了新的机遇。

2. 新公共管理理论与新公共服务理论提供了政府和市场分工协作的理论依据

新公共管理理论起源于20世纪70年代发达国家的社会再造浪潮,是"管理主义"或"新管理主义"运用于公共管理部门的结晶。其本质是重新发现公共品的价值,试图通过企业方法实现社会公益目标等。戴维·奥斯本和特德·盖布勒的《重塑政府》一书提炼了新公共管理理论精髓的十个方面:起催化作用的政府,掌舵而不是划桨;社区拥有的政府,授权而不是服务;竞争性的政府,把竞争机制注入提供服务中去;有使命感的政府,改变照章办事的组织;讲究效果的政府,按效果而不是按投入拨款;受顾客驱使的政府,满足顾客的需要而不是官僚

政治的需要；有事业心的政府，有收益而不浪费；有预见的政府，预防而不是治疗；分权的政府，从等级制到参与和协作；以市场为导向的政府，通过市场力量进行变革①。

较之传统的公共管理理论，新公共管理理论体现了不同的特征。首先，重新定位了政府与社会的关系，政府不再高高在上，而是要增强对"顾客"需要的响应力。其次，更重视政府活动的结果和产出及公共服务的效率和质量；充分放权，以适应不断变化的外部环境和公共需求。最后，强调竞争机制，取消公共服务的垄断性，即并非所有公共服务都要由政府提供，而是应根据公共品的内容及性质，灵活采取供给方式以满足需求。

新公共服务理论是对新公共管理理论的反思，是在对理论基础、价值取向、制度价值等方面进行丰富和创新的基础上，美国著名行政学家登哈特夫妇提出的一个新的公共行政模式。该理论的主要内容有：政府的职能是服务，而不是"掌舵"，公务员要帮助公民表达并满足他们共同的利益需求，不是试图通过控制使社会朝新方向发展；公共利益是目标而非副产品；在思想上具有战略性，在行动上具有民主性；满足公共需要的政策和方案可以通过集体努力和协作过程得以最有效并且最负责的实现；为公民服务而不是为顾客服务。公务员不仅仅要对"顾客"的要求作出回应，而且要集中精力与公民以及在公民之间建立信任与合作的关系；责任并不简单。除市场外，公务员还应该关注法律、社区价值观、政治规范、职业标准以及公民利益；重视人，不只是重视生产率；公民权和公共服务比企业家精神更重要②。

新公共服务理论把效率和生产力置于民主、社区、公共利益等更广泛的框架体系中，更加关注民主价值和公共利益。

3. 多中心治理理论提供了公共服务有效实现的路径

关于政府完全提供公共产品的"政府失灵"，一直都是一个难以有效解决的问题，特别是 20 世纪 70 年代西方一些福利国家"福利危机"的出现，政府提供公共产品的无效、低效受到很大诟病。面对公共产品领域存在的"市场失灵"与"政府失灵"，传统的资源配置模式要么"市场"、要么"政府"的二分法模式已不

① 戴维·奥斯本,特德·盖布勒.改革政府：企业家精神如何改革着公共部门[M].上海：上海译文出版社,1996：24-25.

② 朱满良,高轩.从新公共管理到新公共服务：缘起、争辩及启示[J].中共中央党校学报,2010,14 (4)：64-67.

能满足公共事务治理的需求①。基于此,制度学派的代表人物埃莉诺·奥斯特罗姆和文森特·奥斯特罗姆夫妇提出了"多中心治理"理论。该理论的核心思想是,在市场和政府这两个极端之间,公共事务存在着其他多种可能的治理方式,由于各类主体在功能、结构、外部运行环境等方面的互补性,可以有效解决采用某种单一的公共产品供给方式而无法解决的问题,从而实现供给的优化配置②。显然该理论强调公共物品供给结构的多元化,主张公共部门、私人部门、社区组织均可提供公共物品,把多元竞争机制引入到公共物品供给过程中来③。治理主体的多元化和治理结构的网络化,即超越了企业治理的局限,单纯政府的范围。以公民为主体,私人部门、公共部门与公民之间的良性互动与精诚合作,可以提高治理效率、增加效益,缓解政府治理的压力。

三、中医药文化核心价值传承与传播的新探索

1. 中医药文化核心价值的公共品凝集界定

新公共管理理论、新公共服务理论及多中心治理理论都对公共产品和服务提供提出了各自的观点,但无不重视提供主体和提供方式的多元化、市场配置的重要弥补作用。中医药文化价值的具体存在和表现形式,如中医院、中医药社区卫生服务机构提供的中医药文化传播及中医适宜技术等,都具有准公共物品的性质,尤其是中医药文化核心价值的普及,是一种共同资源。依据准公共品的"拥挤性"的特点,难以实现其效用的最大化。针对广大群众中医药文化传播的巨大需求,充分发挥市场优化配置中医药公共资源的功能,提高中医药文化价值提供的质量和效率,避免逆向选择和道德风险的发生。

2. 中医药文化在现代公共服务中的特色与优势

依据多中心治理理论,公共服务的多元主体性为中医药文化价值的传承及传播的路径提供多元性思维。中医药文化价值的传承和传播不仅仅是学术研究,为满足群众最基本、最迫切的需求,政府、医疗机构、高校、社会团体、企业、民众共同参与治理,既需要政府推动,又需要市场的补充;既需要学术建设的发展,又需要经济建设激励,以建立健全合理的、长效的运行机制。政府及其主管部门

---

① 谭禹.多中心治理理论与保障性住房的多元供给[J].城市问题,2012(12):63-66.
② 尚海涛,任宗哲.公共性和效率性观点下公共产品供给模式多元化及其潜在问题[J].青海社会科学,2010(5):31-36.
③ 陈艳敏.多中心治理理论:一种公共事物自主治理的制度理论[J].新疆社科论坛,2007(3):35-38.

负责主导中医药文化传承与传播的方向、政策,制定与组织传承、传播发展的计划,负责监督、考核,引导资金的投入。非政府社会团体可进行资源调研,推出公益服务。高校或中医药科研院所充分发挥知识技术优势,可进行学校和政府合作、校企合作,让知识真正服务于公众,加快知识向实践转化。营利性组织在允许范围内,充分发挥自身活力,以市场机制配置资源。多方协作,调动社会各方力量,承担各自的责任,分享应得的利益,满足群众需要[1]。

3. 中医药文化核心价值实现的路径

医学模式的转变、循证医学的发展以及人们对健康需求的增加,使得健康管理已经成为发达国家卫生事业的重要组成部分,同时以社区卫生服务机构为基础,开展健康管理已成为趋势。虽然我国也逐渐重视社区卫生服务的作用,但由于资源的不足,仍普遍"重医轻防",忽视各种健康风险因素的危害。要充分调动各个社会主体的积极性,有效地利用有限的资源来达到最大的健康效果。中医药文化价值在社区健康管理中能够发挥重大作用,尤其是内容丰富的中医"治未病"思想及具体措施,在饮食、起居、劳作、心理、中医锻炼方法、中医药知识、医疗药膳、顺应自然和避邪护身等养生保健和预防疾病方面的诸多内容,在健康管理的实践中,应通过多元主体及多种路径,推广到各类人群中去。再者,从中医药文化价值自身角度,操作简单、安全,设备、场地的要求较低,诸多具体适宜技术简、便、廉、验,极适合在社区开展[2]。因此,应提高居民自我管理能力,努力探索具有中医药特色的社区健康管理。

四、中医药文化核心价值传承与传播的创新方法

1. 政府领航掌舵建设中医药特色健康社区

中医药文化价值对社区健康管理具有极大的促进作用,社区是中医药文化价值实现的前沿阵地,是传承和传播的基础,是中医药特色技术充分发挥作用的场所,是最能为民众提供可及性服务的地方。建设中国特色的健康社区,中医药必然能发挥关键作用。在这个过程中,依据新公共管理理论、新公共服务理论及多中心治理理论,政府应发挥领航掌舵的作用,协同各方主体,以群众需求为导

① 陈艳敏.多中心治理理论:一种公共事物自主治理的制度理论[J].新疆社科论坛,2007(3):35-38.

② 董晓英,田凌,杨冬霞.中医"治未病"在社区健康管理中的角色定位[J].光明中医,2010,25(12):2314-2316.

向,做好基础性服务工作。一是政府发挥战略导向作用,进行长期及短期发展的政策规则制定,为各主体的参与提供良好的制度环境,调动各方的积极性,有利于社会管理的实现。二是充分发挥资源投入的主导作用,弥补民间资本投入的不足。对体现中医药文化的健康社区建设,政府应主导优先配置资源,保障资金投入、人力资源培养与投入等等,有利于健康社区的可持续发展。三是政府发挥最重要的管理与监督作用,完善管理与监督体系,监督各方主体提供服务的质量,以群众满意度为指挥棒,及时调整政策,激励与规范各方行为,有利于社会稳定、健康发展。

（1）中医药文化健康社区模式:权力分散、管理交叠,政府、市场、社会多元共治

依据多中心治理理论及上述论述,中医药文化价值在社区的传承与传播中,政府不再是唯一的决策中心,以公民健康为中心,政府、企业、非政府组织、公民应形成既竞争又合作的社区健康自主治理新体制,实现管理主体和权力中心的多元化,实现"权力分散、管理交叠和政府、市场、社会多元共治"。这为其他非政府机构参与社区健康管理提供了广阔空间,实现了公共服务社会化,最大的优势是各方都能发挥自身最优势力量,相互整合、相互弥补、资源互补、协同增效,提高了供给效率,最大限度地满足消费者需求。

（2）中医药健康社区的协调效应:中医药文化价值增值,实现各方效益最大化

中国特色健康社区治理模式下,公共品的利用可通过价格歧视增值。对具有一定竞争优势的中医药文化服务及产品,企业可依据消费者的偏好、品味、收入、阶层等因素对不同消费者设置不同的价格,根据消费者的不同情况收取不同费用,使消费者都能以合适的价格获得产品或服务。产品和服务的提供者区别定价,尽可能利润最大化,增进收益;公众又可最大程度上使个人福利最大化;中医药文化价值以这种市场制度获得社会认可,加快传承与传播,同时取得较大经济效益和社会效益。

2. 非政府部门主动参与功能的扩大

以中国特色健康社区为平台传承、传播中医药文化价值,除政府部门发挥领航掌舵作用,高校、医院、各社会团体等非政府组织应当充分发挥各自优势,相互协作,同时实现自身的价值。高校尤其是中医药类高等院校,是中医药文化继承和发展的重要力量,是中医药知识和智慧的源泉之地。其不仅仅是教书育人之

地,不能局限于自身范围内搞实验和学术研究,师生应当走出校园,深入社区群众,采取各种方式,给社区提供知识和技术,将中医药文化价值普及并应用,用中医药知识惠及群众。这不仅造福民众,同时能够更好地让中医药文化价值获得民众认同,促进中医药文化价值的传承和传播,促进高校的自身建设发展。医院同样是知识密集的地方,公立性医院应该采取短期或长期的多种措施,如开设社区中医服务门诊、举行各类义诊活动等,将中医药文化及技术传播到基层。各类社会团体亦应在健康社区建设中充分发挥公益性作用,以各种形式补充资源。

3. 市场发挥基础性的资源配置竞争机制、效率机制

政府主导、非政府组织积极发挥自身优势建设具有中医药特色的健康社区,充分发挥中医药在预防保健中的作用,可为群众提供基本的健康需求。为充分满足不同层次、不同偏好人群的需求,市场应当发挥资源配置的优势,将一些资源配置到有偏好的人群手中,提高资源配置的效率。企业俱乐部的"选择性进入"是使中医药文化价值资源更体现价值和效率的有效方式。企业组织依据市场对中医药技术与价值的不同需求,以企业力量提供设施、人力等资源,组建俱乐部,充分满足和尊重特定主体的选择性,以人为本设定具体内容。设定合适的准入制度,既提升企业的发展,又促进中医药文化价值的传承与传播、满足特定人群的需求,同时增进社会福利价值。

4. 组建自主治理的健康俱乐部,民主程序化

多元主体治理下实现中医药文化价值在社区的传承与传播,采取多种形式组建自主治理健康俱乐部,以人的健康为本,让公民自主化参与,实现供给与需求的配对吻合。在俱乐部的开展主体上,可以政府为主导,让有相同爱好和相同健康需求的群众自发组建俱乐部,主权在民,民众自治,自主管理,充分调动成员个体的积极性。政府履行监督职责,提供一定的人力、财力、物力支持,高校、医院、社会团体等提供技术指导等,实现俱乐部效用的最大化。

本文作者申俊龙、马洪瑶,发表于《中医杂志》2013 年第 24 期

试论中医文化的核心价值体系
及其普世价值

2011 年年初,我国首次将"支持中医药发展"纳入国家发展规划(《国民经济和社会发展第十二个五年规划纲要》),彰显了中医药日益重要的地位和作用。规划强调充分发挥中医药优势,发展中医预防保健;要求"努力扩大文化、中医药等新兴服务出口",国家将中医药作为未来 5 年服务贸易的新兴力量,正是看到了国际社会对中医药的强劲需求,凸显了中医药未来发展的巨大潜力和光明前景。

我国政府高度重视中国传统文化在全世界的广泛传播,强调传统文化在提升国家综合实力中的影响和地位。中医文化是我国传统文化的杰出范例,承载着中国传统文化最主要的核心理念和思想基因,且与人类的生命、生活、思维方式、生活方式密切相关。2010 年,习近平同志为我校和澳大利亚共建的中医孔子学院揭牌,说明中医文化已成为中国文化国际化的重要品牌。

2010 年,中医申报世界非物质文化遗产受挫,其主要原因是申报材料中所体现的中医缺少"文化",多为技能和经验,而中医的生命力恰恰在于其历久弥新的人文化科学。

中医文化研究迎来了历史性的机遇,充分发挥中医药的实用价值和文化价值,是时代的要求和呼唤。加强中医文化的研究,构建中医文化的核心价值体系并阐明其普世价值,对于促进中医学回归其人文与自然科学共生属性的完整理论体系,提升中医自身的价值,激发其原创力、生命力,在全球提供健康服务,同时倡导健康理念、生活方式,弘扬和谐的生命观、生态观、发展观,具有重要的意义。

一、中医文化研究现状及趋势

文化是一个民族的灵魂,是独立于世界民族之林的标记①。中国传统文化

---

①　张其成,刘理想,李海英.近十年来中医药文化发展回顾[J].中医药文化,2009,4(1):22.

是决定中国人思维方式、价值取向、气质特征的根本基因,是中华民族强大号召力、凝聚力和向心力的源泉。中医文化是中国传统文化的典型和范例,是科学文化和人文文化水乳交融的知识体系;中医文化世代相传,成为中国人生活方式的基本物质范畴,成为中国人思想情感体认的精神平台;中医文化是中华民族独特的宇宙观、自然观、生命观、生活观的基因构成部分。

1. 俯瞰比照类泛文化研究多,未能顾及中医文化实用价值和科学价值

近年中医文化研究主要包括内涵、与传统文化的关系、哲学及方法论、多学科或跨学科、学科地位研究等。值得注意的是,从事中医文化研究者鲜有中医人,而以文学、哲学、史学学者居多。这些研究对于中医文化内涵外延及形态表征、中医哲学及方法论等做了较为深入的研究探讨,但偏离了医学背景谈中医文化,脱离中医学与时代经济社会发展、人类健康事业的关系谈中医文化,难免流于泛文化研究。

2. 仿古形式类浅文化研究多,难以触及中医学核心部分和实力部分

中医文化被认为具有中国原创特点、体现国家软实力的知识体系,也是中医学发生和成长的土壤,是中医学的根系和灵魂,决定了中医学的历史地位和未来走向。事实上,中医文化不仅是中医学之根,其脉其支贯穿于养生保健、临床治疗、病后康复、方药资源、应用技术等所有部分,且血脉浸润般地交构在一起。

3. 分割肢解式伪文化研究多,偏离中医学的核心价值和普世功能

近 20 年的中医临床及科学研究,多将中医学分割为中医、中药、针灸、养生保健、中医文化等各自传习运行的"体系"。具有原始创新能力和自主知识产权的中医知识体系被分割,中医文化核心价值被肢解,其直接后果是中医学将会沦为一门低水平、经验性、不稳定、没有多少理论价值的医疗保健技能[①],其实用价值也将伴随着韩医、汉医的崛起而被削弱。中医是 5 000 年中医文化根系的干枝叶花,只有根深脉畅才能叶茂花香,中医的核心价值观才能涵养于中、弘扬于外,其原创力和生命力才能不断显现。

二、中医文化核心价值体系及普世价值研究现状

目前对于中医文化的核心价值提法较多,主要包含天人合一、和、医乃仁术、大医精诚、以人为本、治未病等观点,系统研究中医文化的核心价值体系以及深入挖掘其普世价值尚未出现。至于其在唯科学主义盛行的今天,国人知识结构

---

① 黄建银.加强中医药文化建设 提升我国软实力[J].中国当代医药,2009,16(11): 2-3.

细化,传统文化衰落,中医学蕴含的人文情怀、认知方式、济世精神、直觉思维以及对社会、文化、科学、经济发展的价值,尚无系统研究。

三、中医文化核心价值体系及其普世价值研究路径

1. 从历史、时代、世界视域研究凝练中医文化的核心价值

(1) 从历史视域,立足中医学对中医文化作系统研究,凝练其核心价值

通过对古今文献中的思想、方法、历史人物、案例进行收集、分类、归纳、处理,研究其中的文化要素、背景因素、支撑因素、触发因素、推动因素,梳理中医文化、中医思想传承的特点和发展的脉络,明确中医文化核心价值的历史选择。

(2) 从时代、世界视域进行跨学科、超国界的研究调查,探究当代人所认同的中医文化的核心价值

通过国内外现代文献研究,国内外中西医师、学者、城乡居民、学生等各类人群的调查访谈,探明当代国人、世界人民对于中医文化的选择和认同,厘清本源,探讨经历了时空的筛选,哪些积淀为中医文化的精髓,成为中医文化的核心价值。

2. 中医文化多元核心价值逻辑关联归纳性研究,展现体系

基于中医文化的核心价值研究,对中医文化的多元性的核心价值加以凝炼,按其内在的逻辑关联进行归纳提升,展现中医文化的核心价值体系。

(1) 实用价值研究:思想基础、理论基础、科学内涵、理论架构(脏腑、经络、病因、病机、治则、治法、方药、养生、运气学说等等)。

(2) 思想价值研究:认知方式、思维方式、审美方式、价值判定方式等。

(3) 社会价值研究:天人合一、以人为本、和、仁等。

(4) 教育价值研究:独特的师承教育形态、口传心悟的教学方法等。

(5) 道德价值研究:历代中医人文精神的传承脉络、弘扬和充实中医医德等。

3. 深入系统研究中医文化核心价值体系的普世价值

深入系统研究中医文化核心价值体系的实用价值、思想价值、社会价值、教育价值、道德价值等,为中医未来国内国际发展以及中国文化国际化提供有关战略思考,为现代科学研究拓展认知方式、思维方式,为全球文化生态平衡、为人类健康、为人类文明的可持续发展作出贡献。

四、中医文化的核心价值体系

本文在初步研究的基础上,提出了中医文化核心价值体系的理论架构设想。

1. 天人合一、道法自然的宇宙观、自然观、生态观、发展观。

2. 重视正气、中和平衡的生命观、生活观、治疗观。

3. 燮理阴阳、身心共养、形神兼具、动静相宜、刚柔并济,重预防的顺势适时养生观。

4. 以人为本、济世活人的价值追求。

5. 大医精诚、淡泊名利的精神追求。

6. 不为良相则为良医、医病—医人—医国的社会责任感。

7. 以仁存心的医德医风。

8. 整体观念、辨证论治的临证思辨模式。

9. 凸显自然人文物理的理法方药临床诊治模式。

10. 勤求古训、博采众方、观乎时变、继承创新的治学方式。

11. 重人文、重师承、重实践、重体悟、重创新的人才培养方式。

五、中医文化的普世价值

本文认为,中医文化的普世价值主要为:

对人类自然观、生命观、生活观的影响,在促进人的和谐完满发展中的作用。

1. 对现代科学研究思想方法的影响,为"科学"的定义、学术范畴、认知方式等提供参照,对促进"科学"标准的科学化具有重要意义。

2. 对促进中国及全球经济社会发展,优化经济社会发展模式,促进社会和谐发展的价值。

3. 提升中医自身的价值。

4. 对中国优秀传统文化传承及国际化的意义。

5. 对于医学发展、健康事业的价值,能够矫正现代医学的偏差,优化医疗卫生事业发展模式。

本文作者郑晓红,发表于《中国中医基础医学杂志》2012 年第 1 期

从中医核心概念群看中医核心价值观

一、中医核心概念的筛选

中医药学术体系是我国优秀传统文化的杰出代表,认识、发掘、整理中医的核心价值观和核心价值体系,是认识和阐释中医、发扬中医的重要途径。

概念是反映对象本质属性的思维形式,是人类在认识过程中,把所感觉到的事物的共同特点,从感性认识上升到理性认识,抽出本质属性而成。中医的概念是中医知识和中医思想的重要载体,我们探索、认识中医的核心价值观,也需要从中医的核心概念中去发掘。

对中医核心概念筛选的标准,一是在中医的经典著作中出现率较高,二是体现中医的人体观、健康观、治疗观,三是有高度的概括力和推衍力。从这一标准进行筛选,大致可以筛选出"和""正""序""顺""通""常"等一系列概念,这些概念承载、反映了中医的核心价值。另外,还有一些"从""得""调"等概念,可以归到这些概念之下。

从这一概念群中可以看出,"和"这个概念是最具概括力的概念,其他概念都可以统摄于"和"这一概念之下。体现中医核心价值的是一个以"和"为终极核心的,与其他概念密切联系的一个概念群,此概念群为花朵样结构,"花心"为"和",而一系列其他概念为"花瓣",每个"花瓣"都与"花心"密切相连,而各"花瓣"之间也有内在的联系,甚至在某种程度上可以互释互训。

这些概念深深地植根于中医学术之中,是中医理论与实践的出发点与最终旨归,承载着中医核心价值观。

在体现中医的医学思想、医学智慧并有高度概括力的一系列概念中,"和"是这一概念群中最核心的概念,是其他概念的上位概念,可从以下几方面来阐述。

(1)中医生命观认为人是"和"的产物。生命观是世界观的一种,是人类关于自然界生命物体的一种态度,包括对人类自身生命的态度。中国传统文化认为,万事万物的产生都是"和"的产物。这一点在很多古典典籍中都有体现。

《国语·郑语》载史伯回答郑桓公时说:"夫和实生物,同则不继。以它平它谓之和,故能丰长而物归之。若以同裨同,尽乃弃矣。"《庄子·田子方》云:"至阴肃肃,至阳赫赫,肃肃出乎天,赫赫发乎地,两者交通成和,而物生焉。"《荀子·天论》云:"阴阳大化,风雨博施,万物各得其和以生。"就是说天地之气的"和",才能产生包括人类在内的万事万物,因此"和"也成为"道"的一种体现。《中庸》说:"和也者,天下之达道也。"《淮南子·氾论训》曰:"天地之气,莫大于和。和者,阴阳调。"

"和"在中国传统文化中是一个普遍的概念,"不是某家某派的文化精神,而是涵摄儒、道、墨各家各派的普遍文化精神……不是中国文化某一发展阶段特有的思想,而是中国文化'一以贯之'、绵延不绝的人文精神"[①]。深深根植于中国传统文化的中医学,对人体和健康的认识自然也与之有关。而中医药体系也成为"和"的价值观最集中、最直观、最具说服力的呈现。

(2)"和"的观念贯穿于中医理论与实践。既然万事万物都是"和"的产物,那么万事万物的正常状态都应是"和"的状态。健康的状态本质上是一种"和"的状态,"和"是正向的、健康的,而疾病即为"不和"的状态。《内经》中虽文理浩繁、观点众多,但其理论核心均未离开"和"这一基本思想。"和"字在《内经》出现了 159 次,其中《素问》82 次,《灵枢》77 次。在很多场合,"和"也成为健康的代名词,如《素问·五运行大论》说:"从其气则和,违其气则病。"《素问·生气通天论》说:"内外调和,邪不能害。"《内经》视"和"为生命活动的最佳状态,"和"与"平""调"等往往互用。《灵枢·通天》将身体健康之人称为"阴阳和平之人"。《素问·至真要大论》:"谨察阴阳所在而调之以平为期。"又说:"必先五胜,疏其血气,令其调达,而致和平。"那么疾病就是"不和"的状态。《素问·调经论》曰:"五藏之道,皆出于经隧,以行血气,血气不和,百病乃变化而生。"《素问·五运行大论》曰:"气相得则和,不相得则病。"

中医认为,宏观上的"和"深刻地影响着人体的"和"。《素问·上古天真论》:"和于阴阳,调于四时,去世离俗,积精全神","处天地之和,从八风之理"。这些都是要与天地相"和"。从自然界到人体,只有保持各层面内在的"和"以及各个层面之间的"和",才能达到最终的健康。

中医治病的根本,不论是汤药、针灸、导引、按摩等,最终目的就是实现"和"的状态。《素问·生气通天论》:"因而和之,是谓圣度。""和"在中医当中具有法

---

① 李光福.中国哲学的自觉[J].学术月刊,1997(12):102.

则的地位。中医治疗的"八法",一言以蔽之都是讲"和"。"和法"讲"和",并非其余七法不讲"和","和"有狭义、广义之别。狭义之和是调和、和解双方,通过寒热并用、补泻合剂、表里双解、平其亢厉等以致和……而和法之外的七法,以及八法之间的互用,仍不离广义之"和",都是通过各种手段,以恢复人体阴平阳秘、达到"中和"状态为最终目的①。正如程钟龄所著《医学心悟》说:"有清而和者,有温而和者,有消而和者,有补而和者,有燥而和者,有润而和者,有兼表而和者,有兼攻而和者,和之义则一,而和之法变化无穷焉。"

二、与"和"密切相连的系列概念

统摄于"和"这一概念之下的一系列概念,与"和"密切联系,甚至在某种程度上可以与"和"互训互释,但亦各有侧重,因此也有分述的价值。

1. "序"与"调"

"序"或者说"有序",是中医的一个重要核心概念,体现了中医的核心价值观。中医还有很多与"序"相当的概念如"调"等,也将其归为此概念之下。如张介宾《景岳全书·杂证谟》说:"所谓调者,调其不调之谓也。凡气有不正,皆赖调和。"这里讲的"不调",也就是无序。中医认为,疾病产生的根本原因就是失序。如《仁斋直指方论》:"阴阳失序,寒热自生。"

中医对很多病证的表述也用"不调"来表示,如"月经不调""血脉不调""经脉不调""冷热不调""脾胃不调""冲任不调"等。

现代医学也认为,生命体是一个有序的耗散结构,健康就是一种有序的状态。一系列的疾病也用"紊乱"来命名,如代谢紊乱、植物神经功能紊乱等。但是中医的长处就是能够从更整体的状态来调整紊乱,使人体达到有序状态,并能够认识到自然环境运行的有序和人体之间有序的关系。如五运六气学说,本质上就是研究天地之间的有序无序与人体之间有序无序的关系。天地之间的"序"可以深刻地影响甚至规定着人体的"序"。《素问·宝命全形论》:"人以天地之气生,四时之法成。"四时之法包含"序"的思想。《素问·八正神明论》:"因天之序,盛虚之时,移光定位,正立而待之。"就明确指出"天之序"对人体的有序影响,治疗与养生都要"因天之序"。

2. "正"

中医十分强调"正"价值。人体健康、饮食水谷、吸入自然界的清气则"归于

① 刘舟,邓中甲.从中国古代尚"和"思想看中医方药配伍[J].时珍国医国药,2008,19(6):1485.

正化"，天地运行也是"时序正"，人的生活起居与自然界的运行同步，都是对"正"的强调。

中医重视人体正气的作用，认为人体的正气充足，就不会生病。如《素问·刺法论》云："正气存内，邪不可干。"而治疗疾病也正是重视发挥自身正气的作用。中医将致病因素总称"邪"，本身就是"不正"的含义。天地之气的"正"会深刻影响到人体。《素问·五运行大论》："五气更立，各有所先……当其位则正。""正"是"和"的条件。《类经·疾病类》："气之在人，和则为正气，不和则为邪气。"

3. "通"

"通"也是中医的一个重要核心概念，中医认为健康的状态就是一种各层次都"通"的状态。从"气"的角度讲，中医认为人体气机的通畅是健康的保障。如《金匮要略》谓："五藏元真通畅，人即安和。"从阴阳的角度来讲，阴阳一定是"交通"的。从构成人体的各种要素来讲，也一定是"通"的，如气血、营卫、经络、脏腑都应该是通的，不通则会生病。《素问·热论》："荣卫不行，五脏不通，则死矣。"《医碥·杂证》云："百病皆生于郁。"

中医有很多表示疾病的概念，其根源都是对气机不通的体现，如"郁""积""结""聚""瘤""瘀""疽"等都隐含着"不通"的含义。如《金匮要略·心典·肺痿肺痈咳嗽上气病脉证治》对"痈"的解释："痈者壅也，如土之壅而不通，为热聚而肺痈也。"对于疼痛，更是有"通则不痛，痛则不通"的认识，而治疗疾病就是要使人体的气机通达起来。

很多名医的学术观点有共同之处，都着重于恢复"通"的状态，祛除导致"不通"的因素。如朱丹溪对痰、郁的重视，李东垣对脾胃气机升降的重视，王清任对"瘀"的重视，黄元御对"一起周流"的重视，以及日本医家吉益东洞的"万病一毒"说，主张用汗、吐、下、和四法来排"毒"，其本质都是在恢复气机的通畅，都是以"通"为旨归。

4. "常"

"常"也是中医的核心概念之一。在中国传统文化中，"常"所体现的是天道的规则、规律，因此对"常"是十分重视的，这一认识对中医产生了深刻的影响。"常"往往也成为健康的代名词，如《灵枢·天年》多次提到"常"："五脏坚固，血脉和调，肌肉解利，皮肤致密，营卫之行，不失其常，呼吸微徐，气以度行，六腑化谷，津液布扬，各如其常。"

而"失常"就是疾病的原因。《灵枢·卫气失常》指出："血之多少，气之清浊,而后调之,治无失常经。"中医尤其重视天地运行的"有常"对人体的影响。金·张元素《医学启源·五郁之病》中说:"五运之政……失常则天地四塞也。"

具体到人体,局部的"失常"也是诊断疾病的重要依据,如人体气机的失调,在脉象上就可以表现为"失常"。《金匮要略》曰:"紧脉如转索无常者,有宿食也。"中医望诊中的"常色",《素问·经络论》:"经有常色,而络无常变也。"清·汪宏《望诊遵经·变色望法相参》中说:"故欲知病色,必先知常色。欲知常色,必先知常色之变。"

5. 顺(从)

顺是中医的一个重要概念,"顺"也是多层次的,有顺应天地、顺应人体自身气血流注规律等。"顺"是"和"的条件之一,疾病状态就是"不顺"或"逆"的状态。

中医认为,疾病产生于气机、脏腑功能的"不顺"。如《素问·六微旨大论》:"应则顺,否则逆,逆则变生,变则病。"《中藏经·论三焦虚实寒热生死逆顺脉证之法》:"三焦之气和,则内外和。逆,则内外逆。"

中医养生的一个重要原则,就是顺应天地的运行规律,与之达到协同一致。如《素问·生气通天论》:"是以圣人陈阴阳,筋脉和同,骨髓坚固,气血皆从。"《素问·四气调神大论》:"阴阳四时者,万物之终始也,死生之本也。逆之则灾害生,从之则苛疾不起,是谓得道。"《素问·四气调神大论》的"春夏养阳,秋冬养阴":均指出了顺应天时的重要性。

在治疗方法上,中医也讲求"顺"。如《灵枢·师传》:"未有逆而能治之也,夫惟顺而已矣。"《类经·论治类》:"顺之为用,最是医家肯綮,言不顺则道不行,志不顺则功不成,其有必不可顺者,亦未有不因顺以相成也。"

三、结论

中医药核心概念承载的核心价值是中医的宝贵财富,中医的生命观、人体观、健康观、治疗观都是这些核心价值的体现。且其不论是在现代医学的构建,还是在社会理念、人文精神的构建上,都具有重要的意义。这些概念所承载的价值观,在某种程度上体现人类根本的价值诉求,在回答人与自然的关系、人与社会的关系以及生命的本质这些问题上,具有一定答案的意义,因此在人类生活的各个方面也具有普适性的指导意义,值得我们进一步地深入认识之。

本文作者李崇超、王旭东,发表于《中国中医基础医学杂志》2015 年第 12 期

中医文化核心价值调查与分析

文化是一个民族的标记和灵魂,是一个民族赖以延续和发展的根本①。中医文化所倡导的"天人合一""大医精诚""道法自然"等观点,几千年来深深地影响着中国人的生活方式、思维方式、行为方式。目前对于中医文化的核心价值观提法较多,主要包含"天人合一""和""医乃仁术""大医精诚""以人为本""治未病"等观点②,系统研究中医文化的核心价值体系及深入挖掘其普世价值的报告尚未见到,也未见基于人群调查,探求公众对于中医文化核心价值的认知的报告。本课题组通过对不同地区、不同年龄、不同职业、不同学历人群的社会问卷调查和分析,探求普通人群对于中医文化核心价值的认知和认同程度,希望为凝练和提升中医文化核心价值,让中医回归民间,充分发挥中医药的实用价值和文化价值提供参考。

一、调查基本情况

1. 调查对象

本调查研究的对象为江苏省、安徽省、浙江省、北京市、新疆维吾尔自治区等31个内地省、市、自治区和我国香港、澳门、台湾地区及马来西亚、越南、韩国、日本、美国、澳大利亚等国家的不同年龄、不同职业、不同学历的人群,其中重点调查人群在江苏省的苏北、苏中及苏南地区。

2. 调查方法

调查使用统一的调查问卷,由课题组通过古今文献研究、名老中医访谈及1000份小样本社会调查,总结凝练编制而成。选择南京中医药大学、黑龙江中医药大学、北京中医药大学、陕西中医学院、成都中医药大学、西南石油大学、广州中医药大学、昆明大学、江西中医学院、安徽中医学院、河海大学、南京医科大学的本科学生经过培训后,对我国内地部分省份,香港、澳门、台湾地区和世界有

---

① 张其成,刘理想,李海英.近十年来中医药文化发展回顾[J].中医药文化,2009,4(1):22-26.
② 郑晓红.中医文化研究的时代思考[J].中国中医基础医学杂志,2011,17(10):1152-1154.

关国家和地区进行社区、乡村、医院、学校等不同地点的大样本问卷调查。调查问卷分为两部分,第一部分为 16 项体现中医文化核心价值的语句,第二部分为公众对选择中医看病的认识选项。调查共发放问卷 32 000 份,收回有效问卷 28 145 份,有效率 88.0%。

采用家庭入户访问、公共场所随机访问及面对面访谈的调查方式。按照标准程序询问被调查者,并认真填写调查问卷,记录访谈内容。调查第一部分由被调查者从 16 项体现中医文化核心价值的语句中首先选出所认同的选项,再从中选出认为最重要的价值选项,可以多选。调查第二部分由被调查者根据问卷设置要求,选择对中医看病的认识选项。

3. 统计学方法

用 Epidata3.1 软件录入数据,经核对无误后转成 SPSS 文件,用 SPSS16.0 软件分析,涉及的统计方法有 F 检验、χ^2 检验等。

二、结果和分析

1. 中医文化核心价值

本课题组通过前期预调查整理凝练出以下 16 项体现中医文化核心价值的语句。A. 医者父母心(医德、仁爱、大医精诚);B. 和谐、中和(天人合一、阴阳平衡);C. 重养生、重体质、预防重于治疗(治未病);D. 简、便、廉、验;E. 冬日进补,来年打虎(四时养生,天人合一);F. 药补不如食补,食补不如神补(神形一体);G. 看舌摸脉抓病根(司外揣内);H. 非头痛医头、脚痛医脚(整体观念);I. 一人一方,对病下药,随证加减(辨证论治);J. 治病求本,标本兼治;K. 重视正气,调动人体自身抗邪能力来治病(扶正祛邪);L. 不轻易手术,损伤人体本元之气(元气论);M. 望、闻、问、切的细致关切,饮食、起居、情志等生活化的叮嘱(以人为本的人文关怀);N. 注重自身修养,让患者花最少的钱治病(内省集约);O. 养生治疗生活化,运用草药、针灸推拿等多种传统方法,身心共治,药食两用,源于自然,不用化学药品(道法自然);P. 来源于生活和临床实践,有效(重视实践、效验)。

2. 公众对中医文化核心价值观的认知程度

(1)调查结果 本次调查,课题组设定选中率前 5 项为较能体现中医文化核心价值的选项。调查显示,公众认为最能体现中医文化核心价值的选项依次为:C 项、A 项、O 项、J 项、I 项、B 项、M 项、F 项、L 项、K 项、H 项、P 项、N 项、G 项、E 项、D 项,其选中人数及选中率详见表 1。

表1　16项中医文化核心价值选择情况

选项	选中人数	选中率(%)
C	14 258	50.8
A	14 153	50.5
O	11 284	40.2
J	10 884	38.8
I	10 318	36.8
B	9 821	35.0
M	9 534	34.0
F	8 302	29.6
L	8 232	29.4
K	7 669	27.3
H	7 416	26.4
P	7 401	26.4
N	7 214	25.7
G	6 226	22.2
E	6 194	22.1
D	5 186	18.5

注:调查总人数 28 047,缺失人数 98

（2）不同年龄、职业、学历人群对中医文化核心价值的整体认知程度　为了研究不同年龄、职业、学历的人群对中医文化核心价值的整体认知程度,设计了中医文化核心价值评分比较表,将上述16项各计为1分,通过计算不同项目各组间的平均分数来进行分析。表2示,不同年龄组的人群对于中医文化核心价值的整体认知程度差异均不具有统计学意义（$P>0.05$）。但在不同学历、不同职业组间,通过 LSD 法两两比较发现,与初中及以下学历相比,学历为中专、高职、高中,本科、专科,硕士、博士研究生的人群对中医文化核心价值的认识差异有统计学意义（$P<0.05$）。除西医药师及学者,其余职业的人群与中医药师及学者相比,对于中医文化核心价值的认知差异有统计学意义（$P<0.05$）。不同学历的人群对于中医文化核心价值的认知存在差异,从均数上可以看出,随着学历的增加,对中医文化核心价值的了解也越广泛和深入。在不同职业的人群中,中医药师及学者和西医药师及学者的均数明显高于其他职业人群,表明有医学背景的人群,特别是中医药人群对于中医文化核心价值的理解更广泛和深入。

表 2 不同人群中医文化核心价值评分比较

项目	分组	人数	评分 ($\bar{x} \pm s$)
学历	初中及以下	3 515	4.72±3.32
	中专、高职、高中	3 925	5.16±3.58
	本专科	19 430	5.21±3.62
	硕、博研究生	900	5.42±4.02
年龄（岁）	≤20	7 859	5.09±3.68
	20～40	14 501	5.15±3.54
	>40	5 512	5.16±3.59
职业	西医药师/学者	510	5.76±4.09
	中医药师/学者	579	6.11±4.16
	教师	1 075	5.32±3.65
	公务员	568	5.37±3.92
	企业员工	2 992	5.19±3.63
	农民	1 512	4.66±3.22
	中小学生	1 140	4.89±3.48
	大学生	15 248	5.15±3.59
	自由职业者	2 042	5.07±3.53
	无业	518	4.69±3.53
	其他	1 714	4.97±3.36

注:学历调查总人数 27 770,缺失人数 375;年龄调查总人数 27 872,缺失人数 273;职业调查总人数 27 898 人,缺失人数 247

3. 影响因素分析

在本次调查中,公众对 C 项"重养生、重体质、预防重于治疗(治未病)"的中医文化核心价值认知和认同度最高,为 50.8%。"治未病"是中医学理论体系中重要的学术思想之一,最早见于《素问·四气调神大论》,曰:"圣人不治已病治未病,不治已乱治未乱,此之谓也。夫病已成而后药之,乱已成而后治之,譬犹渴而穿井,斗而铸锥,不亦晚乎?"[①]此后,中医"治未病"思想又经汉代张仲景、唐代孙思邈、元代朱丹溪、清代叶天士等历代著名医家的阐述而不断发展、完善,逐渐

① 南京中医学院.黄帝内经素问译释[M].3 版.上海:上海科学技术出版社,1991.

成为具有深刻内涵的理论体系,主要包括未病先防、有病早治、新愈防复、病盛防危、已病防变等5个方面的内容,其中最核心的思想是预防,预防疾病的发生、发展、恶化和复发①。当下民间的健身功法、冬令进补的膏方、冬病夏治的疗法、足疗、按摩、刮痧、温灸、拔罐等都是"治未病"思想的具体体现,这些生活中重养生、重体质、预防疾病的思想,一方面反映出改革开放后,社会经济有了显著的发展,人民生活水平提高,对提高生活和生存质量的需求逐渐增强;另一方面反映出中医在调理体质、预防疾病方面深入人们生活的各个方面,深受公众认可。近年来,媒体及社会的广泛宣传和推广,使得这一思想及其具体实施方法被公众所了解、接受并参与。其选中率最高,反映出公众认为中医"治未病"思想最能体现中医文化核心价值。

　　A项"医者父母心(医德、仁爱、大医精诚)"选中率为50.5%。中医所崇尚的医德、仁爱、大医精诚的思想,包含着仁者爱人,赤诚救世;一视同仁,不分贵贱;认真负责,一丝不苟;不贪财利,作风正派;精勤不倦,博极医源5个方面②。调查表明,在当今医患关系下,公众认为中医的医德仁爱等思想符合中医文化核心价值。中医医德仁爱的思想几千年来一直受人赞扬,如今医患关系紧张,医生与患者间的信任感不断降低,从而导致医患纠纷屡有发生,已成为社会矛盾的焦点。这些使得人们更加渴望和谐的医患关系出现。O项"养生治疗生活化,运用草药、针灸推拿等多种传统方法,身心共治、药食两用,源于自然,不用化学药品(道法自然)",选中率为40.2%。自然是道家思想中的一个极其重要的概念,它所描述的是天地万物自然如此,没有外力的干涉或促动,是纯然顺应自体本性的一种正常、健康、完美的生存法则和生存状态③。中医所使用的天然药物和传统治疗方法,在正确搭配后,具有对身体危害小和临床疗效显著等优点,这种"道法自然"的方法,如今深受民众欢迎,究其原因在于西药大多为化学合成药品,对于人体损伤性较大,效果并不理想。目前,全球倡导的绿色生活方式与中医"道法自然"思想不谋而合,民众在自身就医体会及社会宣传导向作用下逐渐倾向回归中医治疗,认同中医这一思想。

　　J项"治病求本,标本兼治",选中率为38.8%。"治病求本",首见于《素问·

　　① 唐莉.中医"治未病"理念的重大现实意义[J].亚太传统医药,2012,6(8):1-2.
　　② 周廷宣.学《备急千金要方》"大医精诚"浅见:纪念药王孙思邈诞辰1425年[J].四川中医,2006,24(12):34.
　　③ 肖玉峰."道法自然"的现代诠释[J].自然辩证法研究,2012,28(9):97-99.

阴阳应象大论》,云"阴阳者,天地之道也,……治病必求于本"①。宋代林亿注释道:"阴阳与万类生死变化,犹然在于人身,同相参合,故治病之道必先求之。"治病求本、标本兼治的思想,现在公众十分认同,并认同是中医文化的核心价值,这与当今疾病谱的复杂、现代医学治疗常不彻底和反复有关,使得公众重新认识到中医这一理念的科学性。

I项"一人一方,对病下药,随证加减(辨证论治)",选中率为36.8%。人体作为一个典型的自然开放系统,其生命活动过程是一个自我发动、自我调节及自我完成的过程。人体所发生的疾病是其自组织性发生了失调。而中医的辨证论治就是以人为研究对象,以人身的正气为中介,通过对证的辨识,调整和改善人体五脏阴阳的自稳态和自调节能力②。辨证论治思想,作为中医两大法宝之一,其一人一方,对病下药,随证加减的个性化治疗,以及根据每个人具体情况辨别证型,是中医抓住疾病本质、对证用药确切有效的关键。从调查数据可以看出,对于这一思想,民众认同度较高,也有利于针对个人进行疾病的治疗和控制发展,提高生活质量。这也逐渐成为现代医学治疗的思路。

前5项,公众对其认知和认同度较高,认为比较能够体现中医文化的核心价值。而D项"简、便、廉、验",选中率仅为18.5%,一根针、一把草,是中医"简、便、廉、验"的传统写照,并且曾经深受公众、特别是农民的认可。然而如今公众不再认同"简、便、廉、验"是中医文化的主要价值。查其原因,一是"不简",中医是一门深奥和科学的医学学科,中医师的培养也需要较长周期。中医"望、闻、问、切"的诊疗方法,以及处方时"辨证论治"、"理、法、方、药"的思想也不是简单的技艺,是严谨与科学的治病过程。随着人民生活水平的提高,医疗环境的改善,民间走方医已不多见,民众根据验方就地抓取草药治病也仅多见于不发达的偏远地区。民众已经习惯于到正规的中医诊所接受治疗。二是"不便",随着生活节奏加快,公众认为,中药在家煎煮较为不便,而中药代煎的包装袋携带不便且保质期短,中成药又往往不能对证,且见效不如汤剂快。三是"不廉",近年来市场炒作和中药材浪费等原因导致药材价格上涨。随着中医行业的规范和发展,中医师根据看病效果和经验等设置不同层次挂号费。这些让很多民众感到看中医不再廉价。四是"不验",中医治疗疾病并不是万能的,同时受到药材等诸多因素影响。调查显示,大多数民众已经理性认识到"中医有些病有效",在

---

① 南京中医学院.黄帝内经素问译释[M].3版.上海:上海科学技术出版社,1991.
② 李树春,王槐.辨证论治的思考[J].辽宁中医杂志,2011,38(11):2182-2183.

慢性病和疑难杂症上有其优势。中医的"不验"应该合理看待,西医与中医各有优势,可以相互补充。

群众对于中医"简、便、廉、验"的认知,反映出几个方面的问题:一是当前民众已逐渐科学、理性地看待当今医学,面对现代中医。二是社会水平提高,城市或者发达地区的人们对医疗服务需求和要求更高,传统低水平的"简、便、廉、验"已不能满足需求,并且也不是人们首先追求的方面,大多数民众不认同其为中医最重要的价值。但在偏远不发达地区,医疗环境水平较低,中医的"简、便、廉、验"依然有其价值。三是对于"简、便、廉、验"这一公众调查情况可以看出群众对一个合理、健康、完善的医疗体系的期待。四是政府可以通过医改,使得中医"简、便、廉、验"的特色适度回归,让中医药在构建中国特色医疗保障体系中发挥重要作用。

综合分析可以看出,普通人群对于最能体现中医文化核心价值的选项,评判的标准在于:①公众对上述选项的理解程度。由中医文化核心价值评分比较表可以得出,学历增加,有利于增强公众对中医文化核心价值的理解和感悟,从而提高选中率。上述中医文化核心价值有些在思维方式上对公众产生影响,缺乏深入了解和体会,是导致一些选项选中率较低的一大原因,但并不能认为这些选项无法代表中医文化核心价值。②上述选项对处理当今社会热点问题是否有积极作用。有利于处理社会问题的选项,其选中率也较高,如 A 项"医者父母心(医德、仁爱、大医精诚)",为 50.5%。③上述选项对民众生活是否有直接明显的推动作用。对于直接明显地影响民众生活方式、思维方式、行为方式的选项,其选中率较高。如 C 项"重养生、重体质、预防重于治疗(治未病)",为 50.8%。

4. 不同年龄组人群对选择中医看病的认识调查

一般疾病就诊选择中医、选择中医看传染病、选择中医看急性病,各年龄组"是"的选中率都明显低于"否"。在"为什么选择看中医(可多选)"选项中,认为"有效"为 40.6%,"看病仔细"为 36.0%,"相对便宜"为 21.5%,"西医没办法"为 31.3%,"别人推荐"为 28.2%。本课题组选择其中能体现明显价值的几项进行分析,表 3~表 5 所示,各年龄组中大部分人群都有中医就诊经历,表明中医依旧是公众当下一种常见就医方式且认同度较高。中医在治疗慢性病和疑难杂症方面受到公众认可,表明当下在一些慢性病和疑难杂症的治疗上,中医仍具有一定优势和较好的疗效。表 3~表 5 中"是"选项选中率在各年龄组间均高于"否"选项。

表 3   不同年龄组人群以往是否看过中医分析[例(%)]

年龄组(岁)	是	否	χ^2	P 值
<20	5 373(68.5)	2 471(31.5)		
20～40	10 988(76.0)	3 475(24.0)	348.2	<0.001
>40	4 531(82.5)	964(17.5)		

注：缺失人数 343

表 4   不同年龄组人群是否首选中医看慢性病分析[例(%)]

年龄组(岁)	是	否	χ^2	P 值
<20	5 246(67.1)	2 572(32.9)		
20～40	10 118(70.0)	4 327(30.0)	63.703	<0.001
>40	4 037(73.5)	1 453(26.5)		

注：缺失人数 392

表 5   不同年龄组人群是否首选中医看疑难杂症分析[例(%)]

年龄组(岁)	是	否	χ^2	P 值
<20	4 830(61.8)	2 988(38.2)		
20～40	9 011(62.4)	5 431(37.6)	24.850	<0.001
>40	3 215(58.6)	2 273(41.4)		

注：缺失人数 397

三、讨论

1. 中医文化核心价值的时代性、人文性

综合上述调查分析可知,中医文化核心价值确实影响着中国民众的生活方式、行为方式、思维方式,几千年来一直如此,已然成为民族基因。中医学是科学和人文水乳交融的知识体系,因此,它既是自然科学,也是人文科学,二者的结合决定了中医学的根本属性——民生之学。并非所有中医的核心价值在当下都显现出盎然生机,例如,调查中"简、便、廉、验"这一几千年来中医之为民生之学的一大传统特色和优势,如今已不再被认同为最能体现中医的核心价值。"看舌摸脉抓病根(司外揣内)",随着现代科学的发展及在临床上的运用,仅靠传统的看舌摸脉作为诊断依据显然是不够的,已不能满足患者的期望和要求,因此,公众对其认同度也较低。这些经历了时空的筛选积淀成的中医文化的精髓,在现代仍然需要接受时代的考验和人民群众的筛选,中医自身必须因之而变,保持特色的同时,善于汲取现代科学成果。

2. 中医文化核心价值的完善和提升

中医文化核心价值需要根据其当前表现出的不足进行自我完善,而且已经显示出影响力,符合时代和人民群众要求的中医文化核心价值,需要进行凝炼和提升。对于直接影响人民生活的中医文化核心价值,需要回归民间,能够被民众所理解,并通过媒体宣传、公益活动等向民众展示中医文化的魅力和意义。通过体制调整、中医培养等方式完善中医行业,使中医文化核心价值能真正有所体现,从而造福人民生活。例如,提高中医师技术水平和医德素养、完善医疗保障体系、加强基层医院中医科建设、控制中药质量和价格等,让"简、便、廉、验"等中医文化核心价值再次显示出其生机与活力。

不断完善和提升的中医文化核心价值是推动社会发展,促进时代进步,提高民众生活水平的要求。促进中医学回归其人文与自然科学共生属性的完整的理论体系,能够提升中医自身的价值,激发其原创力、生命力,并在全球提供健康服务。同时倡导健康理念、生活方式,弘扬和谐的生命观、生态观、发展观[1],使之真正回归民间,走向世界。

本文作者王雷、付修远、成功、郑晓红、秦蕾,发表于《中医杂志》2013 年第 13 期

① 郑晓红,王旭东.中医文化的核心价值体系与核心价值观[J].中医杂志,2012,53(4):271-273.

5

中医文化
基因传承

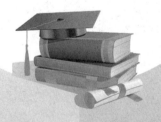

论中医文化基因的结构与功能

一、文化基因

人既有自然性,又有文化性,是自然性与文化性的结合体。现代生命科学研究揭示,人的自然性是受生物基因所控制。那么,人的文化性呢? 是否也存在着一种"文化基因"控制着人的文化性呢? 西方学者最先提出了"文化基因"概念。20世纪50年代,美国人类学家克罗伯(Alfred L. Kroeber)和克拉克洪(Clyde Kluckhohn)共同提出了"文化基因"的设想,英国人理查德·道金斯(Richard Dawkins)1976年出版了《自私的基因》一书,提出了一个新概念 Meme,用来表达一个文化传递单位。英国人苏珊·布莱克摩尔(Susan Blackmere)在此基础上出版了著作《谜米机器》,进一步阐述了 Meme 概念,并提出了谜米与生物基因一样,是一种"自私的"复制因子。自此,Meme 一词在西方广泛传播,推动了文化人类学的研究与发展。

中国学术界对于 Meme 的翻译,有音译为"弥"或"谜米",而意译多为"思想基因""知识基因""文化基因"等。从已有文献看,在使用"文化基因"概念进行学术研究时,较少对"文化基因"概念进行严格的学术界定。比较有代表性的界定,一是王东的"所谓文化基因,就是决定文化系统传承与变化的基本因子、基本要素"①,二是毕文波的"内在于各种文化现象中,并且具有在时间和空间上得以传承和展开能力的基本理念或基本精神,以及具有这种能力的文化表达或表现形式的基本风格,叫作'文化基因'"②。文化基因是文化传承的基本单位,对文化基因的界定显然不能脱离传统文化与文化传统。如果从文化基因与文化传统及传统文化关系角度来界定,笔者比较认同赵传海将文化基因界定为"可以被复制的鲜活的文化传统和可能复活的传统文化的精神性因子"③。传统文化

---

① 王东.中华文明的五次辉煌与文化基因中的五大核心理念[J].河北学刊,2003,23(5):130-134.
② 毕文波.当代中国新文化基因若干问题思考提纲[J].南京政治学院学报,2001,17(2):27-31.
③ 赵传海.论文化基因及其社会功能[J].河南社会科学,2008,16(2):50-52.

是文化的根基,文化传统是文化的血脉,文化基因则是"鲜活的文化传统和可能复活的传统文化的统一,是文化代际传承的基本纽带"①。

文化基因概念是从生物基因概念移植过来的,是一种类比借用。一方面,文化基因与生物基因具有相同的特点,如:独特性、规定性、遗传性、变异性等。另一方面,文化基因与生物基因又存在着显著差异:生物基因是通过体内物质遗传而体现其生物性状特征,而文化基因的传承具有社会性,是通过体外的社会环境作用来传承其文化特性;生物基因只能由亲代传递给子代,而文化基因的传承更为复杂、多维;生物基因的遗传中,子代只能被动接受亲代的生物基因,而文化基因的传承,子代对文化基因的接受可以有一定的选择性;生物基因作为一种物质信息,具体有形,而文化基因则是一种精神信息,抽象无形。另外,生物基因的复制具有较高的保真度,其变异需要经历很长历史阶段才能表现出来。而文化基因的传承较之生物基因更为复杂多变,受社会文化因素冲击,其变异可以在较短时间内完成。

随着文化研究的深入,文化基因的概念逐渐被认同与使用,在企业文化、城市文化、非物质文化遗产研究中开始应用。特别是近几年来,文化基因应用于传统文化的研究成为热点。运用文化基因概念开展中医文化研究,有助于揭示中医文化的本质及其传承规律。

二、中医文化基因及其结构

学术界在使用文化基因概念时大多是从一般意义上泛泛而论,很少对文化基因的结构与功能进行深入分析。王东教授曾指出,"文化基因是人类文化系统的遗传密码,核心内容是思维方式和价值观念,特别是如何处理人与自然、人与人、国与国、心与物这四大主体关系的核心理念。"②笔者基本认同这一观点,对此做一点补充。一种文化的价值观念系统涉及内容广泛,作用大小也不一。只有在价值观念系统中居中心地位,起主导作用的核心价值观才能发挥文化基因作用,成为文化基因的核心要素。因此,笔者将文化基因的核心内容拟定为该文化的思维方式与核心价值观。作为文化基因内核的核心价值观与思维方式既有相通相融之处,也各有侧重。从某种意义上讲,有什么样的核心价值观就会有什么样的思维方式,价值观影响甚至决定思维方式。同时,核心价值观与思维方式

---

① 赵传海.论文化基因及其社会功能[J].河南社会科学,2008,16(2):50-52.
② 王东.中华文明的五次辉煌与文化基因中的五大核心理念[J].河北学刊,2003,23(5):130-134.

的侧重点不一致,核心价值观主要针对核心价值取向与伦理判断,而思维方式主要偏向思想行为的方式、方法。构成文化基因基本结构的核心价值观念与思维方式,我们不妨称之为"价值基因"与"思维基因"。两者"一体两即,互涵互摄",共同构成了文化基因的"双螺旋"结构,影响与决定着文化的特质与发展走向。

中医学孕育于中国传统文化土壤,数千年的发展不仅积累了丰富的临床经验,同时也形成了独特的文化传统。中医文化是中华优秀传统文化的代表,"体现了中华优秀传统文化的核心价值理念、原创思维方式,融合了中国历代自然科学和人文科学的精华,凝聚古圣先贤和儒道佛文化的智慧,充分展现了中华文化的魅力"①,中医文化基因是中医文化的内在因子,表现在处理人与自然、人与社会、人与人、形与神、健康与疾病等关系的核心理念中,是中医学特有的思维方式与核心价值观。

那么,构成中医文化基因"双螺旋"结构的"思维基因"与"价值基因"各自的内涵又是什么呢?

1. 中医文化的思维基因——象思维

关于中国传统思维方式的研究,王树人先生提出了"象思维"概念,"象思维是对中国传统思维本质内涵和特征的概括"②,中国传统的"象思维"区别于西方的"概念思维",这一独特的思维方式铸就了中医理论的特征,也锻造了中医文化的思维基因。关于象思维的研究,由于角度不同,"象思维"的名称也各异。除了"象思维",还有"意象思维""取象思维""象数思维"等。无论哪种概念,其思维中心聚焦在"象"上。高晨阳认为,"意象思维的根本特点是以带有感性形象的概念、符号,运用象征的方式表达对象世界的抽象意义,或以直观性的类比推理方式把握对象世界的联系"③。中医象思维是中国传统象思维的代表,是象思维在中医医疗实践中的具体运用。中医象思维是通过感官直接观察人体所表现出来的外在功能表象,运用象征、比喻、类推以及阴阳五行等功能模型进行推演,通过司外揣内,来揣测生命及疾病内在联系的一种思维方法。与西医概念思维相比,中医象思维表现为以下几方面特征。

一是形象性。西方的概念思维,是透过现象把握事物本质的抽象过程,舍去了事物的形象性。而中国的象思维则保持了事物的形象性。象思维之"象",首

① 张宗明.传承中医文化基因:中医文化专家访谈录[M].北京:中国医药科技出版社,2014:14.
② 王树人.中国的"象思维"及其原创性问题[J].学术月刊,2006,38(1):51-57.
③ 高晨阳.中国传统思维方式研究[M].济南:山东大学出版社,1994:167.

先是指客观事物表现于外的现象、形象,依靠感官可以直接感知到它们。中医用"四诊"方法来获取人体表露于外的症状与体征,取的都是"象",如舌象、脉象、面象等,这些"象"均具有形象性。象思维之"象"的第二层含义是意象、象征。中医运用气、阴阳、五行、藏象等意象概念与模型来进行联想、比喻、模拟、类推。与西医纯抽象概念相比,这些意象概念虽然已经过一定程度的抽象,但仍保留着一定的形象性。"比较抽象的'象',如道、阴阳、五行、八卦等等,无论其多么抽象,都还保留某种感性成分,否则也不是'象'。"①如说到阴阳,人们自然会联想到寒冷晦暗与温暖明亮,提到"六淫"就会联想到自然界风、寒、暑、湿、燥、火六种气象及其形象特征。中医象思维,无论望闻问切,还是辨证论治,乃至处方用药过程,都离不开具体、生动、丰富的"象"。

二是整体性。西方概念思维以实体为基础,主张主客二元对立,在抽象过程中往往对现象进行分割与抽取,去探寻现象背后的稳定性规律。而象思维以象为基础,在取象过程中,不作切割,尽量保持现象的整体性、丰富性、流动性,象本身就是一个具有多样性之统一整体。中医无论是具体的"象",如舌象、脉象、色象,还是比较抽象的"象",如气、阴阳、五行之象,乃至"整体之象"或"本原之象",如道、太极等,都是一个个整体。各层次的"象"本质上又是相通的,具体的"象"中包含某种象征含义,即理性的成分,而抽象的"象"也包含着某些感性的色彩。正是由于各层次的象是相互贯通的,在象思维的"取象比类""据象辨证""体象悟道"过程中,各层次的"象"才能够在"流动与转化"中打通"小宇宙"与"大宇宙"的通道。中医象思维的整体性,不仅同人的生命现象的整体性相契合,同时也可以发现概念思维所发现不了的许多现象,如经络、藏象相关性等规律。

三是流动性。概念思维坚守主客二元,注重规则、有序,执着确定与静态。建立在概念思维基础上的西医概念大多是单一的、固定的,一个概念所表征的是对象的某一方面或某一侧面,其内涵具有严格的确定性,外延也具有清晰的界限,概念一旦确定就处于相对稳定状态。"'象思维'不同于概念思维的显著特点,就在于它借助'象的流动与转化',达到'以象尽意'。"②作为中医象思维核心之"象",总是处于"活体"之中,生命的表象、疾病之征象,都处在不断变化之中,即使生命"本元之象",如道、气、阴阳等均处于不断的"生成"之中。象思维富于联想、善于比兴,通过象征与类比等"流动"的方法,来体悟生命与疾病的

---

① 王前.中国传统科学中"取象比类"的实质和意义[J].自然科学史研究,1997,16(4):297-303.
② 王树人,喻柏林.论"象"与"象思维"[J].中国社会科学,1998(4):38-48.

本质。

四是非逻辑性。概念思维是通过逻辑的方法来把握对象,要求概念明确、判断准确、推理合乎逻辑。象思维则是以非逻辑的方式来体悟对象,运用的是意象概念、直觉判断与类比推理。中医意象概念很难进行严格确切的定义,在表述人体生理与病理现象时,只能借助比喻、象征等"援物比类"的方式来表达,如"春脉如玄、夏脉如钩、秋脉如浮、冬脉如营"。象思维之"象"与"象"之间具有一定的关联性,但它们之间没有直接推理的逻辑通道,只能通过"心悟""心法""体悟"等非逻辑方式实现,即所谓"医者,意也"。

2. 中医文化的价值基因

中医学数千年的临床实践经验积淀与传统文化的模塑,形成了独特的自然观、医道观、生命观、疾病观、治疗观、养生观及其价值体系,其核心价值观构成了中医文化基因的一个重要片段,成为中医文化的价值基因。中医文化与中国传统文化一脉相承,一方面,中国传统文化核心价值观与中医文化核心价值观是一般与特殊、源与流的关系;另一方面,中医文化核心价值观是中国传统文化核心价值观在医学领域的具体表现,具有自身的特色与表现形式。那么,构成中医文化的价值基因的核心价值观究竟包含了哪些内容?

目前,学术界关于中医文化核心价值观的提炼比较集中在"天人合一、医乃仁术、大医精诚、以人为本、治未病等观点"[①]。这些表述,是从不同层面进行的概括,但不够凝练与通俗。笔者认为,可以将中医文化核心价值观概括为六个字:人本、中和、自然。

(1)人本。一是以人为本,这是中国传统文化的核心价值观。这一核心价值观在中医学的自然观、生命观、医学观、伦理观等观念层面上均有所体现。中医强调整体观念,倡导"医乃仁术""大医精诚",其核心价值观表现在人本取向上。以人为本,在医学领域就是要尊重生命,关爱患者,注重生命的整体性与医疗的人文性。"以人为本"首先是与"以神为本"相对应。中医早期就有"六不治"原则,其中就有"信巫不信医者"不治,认为"拘于鬼神者,不可与言至德"。二是生命至上。在中医看来,天地人"三才",人为最贵。《黄帝内经》说:"天覆地载,万物悉备,莫贵于人。"孙思邈在《备急千金要方》中也指出"人命至重,有贵千金"。三是突出整体观念。与西医的天人相分不同,中医强调天人合一、人是自然的一部分,人与自然之间存在密切关联。"人以天地之气生,四时之法

---

① 郑晓红,王旭东.中医文化的核心价值体系与核心价值观[J].中医杂志,2012,53(4):271-273.

成"，"人与天地相应，与四时相副"。在中医看来，人不仅与自然是不可分离的整体，人体自身也是一个不可分割的整体。因此中医认识人体、诊治疾病，中心要放在"人"的整体层面上。与西医"治病"的医学不同，中医是"治人"的医学。另外，中医突出"治未病"的思想，更是体现了以人为本、未病先防的理念。四是倡导医为仁术。以人为本，就是要以仁为本，倡导尊重人、爱护人。"仁者，人也"，"仁者，爱人"，"医乃仁术"，要求良医具备仁爱之心、高尚道德与精湛医术，提倡"大医精诚"。

（2）中和。中和思想是中国传统文化的核心思想，体现着中国传统文化核心价值观。中和之"和"是价值目标，标志着事物存在的最佳状态，具有和谐、平衡、协调、和合等内涵，如"和为贵""和实生物"。"中"是一种方法论与思维方式，标志事物存在与发展的最佳结构、最佳关系。"中者，不偏不倚，无过无不及之名"，"中也者，天下之大本也；和也者，天下之达道也。致中和，天地位焉，万物育焉"（《中庸》）。"中和之道是中华民族正确处理人与自然、人与自身、人与人之间伦理关系的根本原则与理想目标。"①同样，中和也是中医文化核心价值观，主要表现在中医理论与方法层面，影响着中医的健康观、疾病观、治疗观与养生观。

"中和"是生命保持健康的理想状态，"和"是价值目标，是生命的平衡、协调，"中"是价值标准，无过无不及。在中医看来，"生之本，本于阴阳"，人体健康表现为阴阳的中正平和状态，而疾病则是阴阳失调。健康即"平人"，"平人者不病"，"阴平阳秘，精神乃治"。反之，阴阳不匀平，就是"病人"，"阴阳乖戾，疾病乃起"。中医治疗的本质就是调和阴阳，"谨察阴阳所在而调之，以平为期"，以"平""和"为健康目标，以"中"为标准而"调"，即"损其有余，补其不足"，通过"寒者热之""热者寒之""实者泄之""虚者补之"等手段，来纠正阴阳之偏，达到"中和"状态。

（3）自然。作为中国传统文化核心价值观的"自然"，不仅指客观自然界本身，更多的则是表达天地万物的本性及其运动变化的规律与法则，正如老子所言："人法地、地法天、天法道、道法自然。"中国传统文化的自然价值观注重道法自然、崇尚自然、顺应自然，不仅表达了对自然的尊重、敬畏，更强调了顺应、顺从、不强求的价值取向。

中医作为典型的自然医学，其治病养生中表现出强烈的自然技术价值取向。

---

① 杨明，吴翠丽.中国传统文化中的"中和"思想及其现代价值[J].南京社会科学，2006（2）：21-25.

在中医看来,人源于自然,是自然的一部分,要尊重自然。"人以天地之气生,四时之法成",于是,"顺应自然、法天则地"成为中医治病养生的一大原则。第一,中医认识的人是"自然"的人,而非生物的人、机械的人。中医认识人体、诊治疾病,始终将人置于天地自然之中,不加以控制与破坏,通过望闻问切等自然手段来获得人体的"自然"信息。第二,中医认为,疾病源于违背自然之道,治病强调顺应自然。"故阴阳四时者,万物之始终也,死生之本也。逆之则灾害生,从之则苛疾不起,是谓得道。"(《素问·四气调神大论》)。第三,人体具有自我平衡、自我调节能力,"阴阳自和者,必自愈"(《伤寒杂病论》)。中医治疗并非对抗治疗,而是采用自然的方法,通过自然药物、针灸、推拿等手段,帮助患者恢复与提高自身固有的自然调节能力。第四,中医治疗技术与手段主张不破坏人的整体性,体现自然的价值取向。中药多取材于天然药物,注重道地与时节;针灸推拿侧重的是调节人体功能,提倡因势利导。另外,中医养生强调顺应天时阴阳消长,"春夏养阳,秋冬养阴,以从其根"。

中医的思维基因与价值基因,构成了中医文化基因的"双螺旋"结构。二者相互影响、相互渗透。中医价值基因,强调人本取向,象思维基因就表现出整体性、流动性特点;价值基因突出自然、中和,象思维基因便呈现出形象性与非逻辑性特征。反过来,象思维的形象性、流动性、整体性与非逻辑性进一步强化了中医价值观的人本、中和与自然的取向。

三、中医文化基因的功能

中医文化基因是中医的根,中医文化基因的自我复制与传播,对于中医文化的传承、中医文化的认同、行为规范的塑造以及中医本质的形成具有控制、维护、决定与规定作用。

1. 控制着中医文化传承不断

从世界医学文化史看,曾经出现过古希腊、古罗马、古埃及等传统医学文化,但近代以来,随着西方医学文化的冲击,它们纷纷被消解、融合,唯有中医文化一枝独秀,不仅顽强地生存下来,而且至今还保持着鲜活的生命力,被誉为"科学史上的奇迹"。究其根本,除了中医学本身具有显著的临床疗效、养生保健功能外,其内在的文化基因是维系其传承不断的根基。《黄帝内经》的出现标志着中医独特的理论范式的形成,《伤寒杂病论》又奠定了以辨证论治为特色的中医临床范式基础,从某种意义上可以说,《黄帝内经》与《伤寒杂病论》的出现,标志着中医文化基因的基本形成。两千多年的发展,中医一脉相承,出现过高潮,也有过衰退,产生过各家学说,也发生过百家争鸣,但中医发展一直未能突破《黄帝内经》与《伤寒杂病论》的传统范式,没有发生过西方意义上的"医学革命"。究其原因:其一,中医文化基因的连续传承。中医文化与中国传统文化一脉相承,而中国传统文化数千年发展没有发生间断,保证了中医文化基因传承不断,从而内在维护了中医文化的薪火相传。其二,中医文化基因控制着中医的认识对象在"象"的层面上,维护着对象的整体性。西医的认识对象是在"实体"层面,实体层面的不断深入与发现,带来了医学新发现、理论新突破。研究对象的千年不变,导致了医学理论的相对稳定与医学文化的连续不断。其三,中医文化基因追求中和与自然,强调平衡与稳定,这种求同存异的价值取向从某种意义上限制了"标新立异"与"创新"。明代吴有性的"戾气说"与清代王清任的解剖学试图突破中医文化基因的规范,被视为"创异说以欺人""越改越错"。

2. 维护着中医文化认同

"文化认同是对于文化的倾向性共识与认可,这种共识与认可能形成支配人类行为的思维准则与价值取向。"[1]显然,中医文化认同是由中医文化基因所支配的。数千年来,中医药一直维护着中华民族的健康与繁衍,为中华民族的繁荣与昌盛作出了重要贡献,中医文化一直深得中国人的信赖与广泛认同,深深地融入了中国人的血脉与生活方式中。在某种意义上,没有中医文化的认同,就没有中医文化几千年的繁荣与发展。近代以来,随着西学传入,西方文化中心主义思潮开始在中国蔓延,中医科学性、中药有效性、中医文化现代价值等问题多次被提出。"废止中医""废医验药""告别中医中药""中医科学化"等思潮与主张一直没有间断。近百年中医遭遇质疑其实是一个文化认同问题,而中医文化基因的变异是中医文化认同危机的根本。"中国传统文化的失落、唯科学主义思潮的盛行、医疗市场化的冲击以及中医教育的西化,则是导致中医药文化基因变异的主要原因。"[2]目前,要化解中医危机,就要培养中医学子的文化自信、提高中医药工作者的文化自觉、提升民众的中医文化认知度与认同感,其根本就是要传承与传播中医文化基因。

3. 决定着中医人行为规范

首先,内含什么样的文化基因直接决定着采取什么样的诊疗手段。如果中

---

① 郑晓云.文化认同论[M].北京:中国社会科学出版社,1992:10.

② 张宗明.传承中医药文化基因[N].中国社会科学报,2012-11-02(A06).

医思维稳固、中医价值观坚定,在中医行医过程中,就会自觉以"中"为导向、以"和"为原则,整体审查、四诊合参,辨证求本来遣方用药,就会主动选择对人体损害最小的中药、针灸、推拿等自然疗法。其次,在处理医患关系上,中医要以患者为本,医患关系和谐。对待患者,语言上,"言语温和、待患若亲,动须礼节、举乃和柔,勿自妄尊、不可矫饰,诚信笃实、普同一等";行为上,"凡大医治病,必当安神定志,无欲无求,先发大慈恻隐之心,誓愿普救含灵之苦"(《大医精诚》);技术上要"精",即要求医者要有精湛的医术,认为医道是"至精至微之事",习医之人必须"博极医源,精勤不倦"。待人态度上要"诚",以"见彼苦恼,若己有之"感同身受的心,策发"大慈恻隐之心",进而发愿立誓"普救含灵之苦"。再次,在处理同道之间关系上,亦要"和谐"。不仅医患之间要和谐,医生同道之间亦要和谐。

4. 规定着中医学本质

中医学究竟是一门什么样的医学,中医与西医的最大区别究竟在哪里?其实,中医学的学科性质是由其内在的文化基因所决定的,中医学从本质上是人文医学、和谐医学、自然医学。首先,中医文化基因的人本价值观决定了中医是一门关于人的医学。中医不同于"生物医学""疾病医学",而是建立在"人本"基础上的"人文医学""整体医学"。"中医治人",中医始终围绕自然的、整体的人,一直没有走上解剖与实验科学之路,更没有走上生物医学道路。中医学的人文医学与整体医学特征不仅契合现代生物—社会—心理医学模式的转变,也符合现代整合医学发展趋势。中医独特的文化基因对于倡导弘扬医学人文精神、改善医患关系具有重要的借鉴意义。其次,中医是一门"和谐医学"。与追求征服、对抗的西医价值观不同,中医倡导"中和"价值观。中医治病在于调节阴阳,重在恢复人体整体平衡,西医重在消除病原,消灭病原病灶。在中医看来,人与自然和谐,是生命之根本;人与人之间和谐,是健康之条件;人与自身和谐,是健康之保证;形与神和谐,是健康之关键。以"和"为目标,以"中"为标准,中医发展出一套行之有效的调节人体、维护健康的特色技术与方法。追求平衡与和谐,是生命的根本条件,也是健康的重要保证。正如恩格斯指出:"物体相对静止的可能性,暂时的平衡状态的可能性,是物质分化的根本条件,因而也是生命的根本条件。"①再次,中医是一门自然医学。医道自然是中医文化的核心价值观,作为

---

① 中共中央马克思恩格斯列宁斯大林著作编译局.马克思恩格斯选集:第三卷[M].北京:人民出版社,1995:563.

自然医学的中医,"思想上主张顺应自然之道,技术上采用自然之物,诊断技术以人体为主要工具,治疗上以自然材料和天然药物,对人体不造成损伤,以较小的毒副作用和较廉的成本而取得较明显的疗效"①。这在一定程度上克服了技术医学的"非人化"倾向与伦理冲突,更符合现代健康意识与回归自然潮流。

中医文化基因是中医学的根,也是中医的特色所在。面对全球化的浪潮,面临现代医学的冲击,中医学一方面既要"返本",保持自身特色来维护其主体性,同时也要"开新",学习、借鉴与利用现代科技,特别是借助现代医学来丰富与发展自己。保持中医特色就是要保持中医文化基因的传承不变,学习与借鉴现代科技,重点是通过实现中西医文化基因的优化重组来推动中医的现代化。其中,中医文化基因的传承是中西医文化基因优化重组的前提,也是中医文化在现代化过程中不迷失方向,在全球化背景下不失去自我的重要保证。

本文作者张宗明,发表于《自然辩证法研究》2015 年第 12 期

---

① 马家忠,张宗明.从两种技术的差异看中医技术主体化的困境[J].医学与哲学(人文社会医学版),2011,32(8):7-9,15.

论中医乐疗与中国音乐的文化基因

《史记·乐书》云："音乐者，所以动荡血脉、通流精神而和正心也。"我们的祖先发现音乐能使人产生生理变化，而且也关注到音乐对人的心理因素的影响。中国文化是一个有机生成的整体，中医和中国音乐之间存在共同的文化基因，二者"同声相应，同气相求"，这便是中医乐疗思想的基础。这一思想比早期音乐治疗的先驱者神经生物学家阿特舒勒（Altshuler）在五十多年前提出并被各国音乐治疗家所认同的"共振原理"早了好几千年，而且含义更加深刻。

一、同根同源的文化滥觞

1. "巫舞同源"与"巫医同源"

音乐起源于"巫术"，音乐、诗歌、舞蹈三位一体的"乐舞"被认为是原始艺术的最高形式，浓缩了原始人生活的方方面面，是原始人类在与自然环境的斗争和艰难生存中的精神力量与支柱。

许慎《说文解字》析"巫"字云："巫，祝也。女能事无形，以舞降神者也。象人两袖舞形，与工同意。"在甲骨文中，"舞"字是一个举起双臂的人形，手里拿着祭祀或乐舞表演用的牛尾或麦穗（见图1），仿佛在某种狂热的原始宗教仪式或忘我的"乐舞"中，以古朴粗犷的姿态酣畅淋漓地手舞足蹈、载歌载舞。

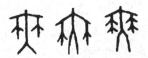

图1 "舞"字甲骨文

汉字"医"古为"醫"，又写作"毉"，无论从文献还是词源上都能找到大量"巫医同源"的证据，如《管子·权修》说："上恃龟筮，好用巫毉"，杨雄的《太玄经·玄数篇》则有"为毉为巫祝"之说。《集韵》视"毉"为"醫"，《广韵》把"毉"当作"醫"的重文，《康熙字典》收录此字，认为它"与醫同"。

"巫"既是远古时期专业的"音乐家"，也是拥有较多医药知识的人，"巫医"以祛除致病之邪祟为首务，心理治疗起着很重要的作用，这就决定了"巫医"治病的方式往往合祭享祷禳、歌呼舞乐、砭药洒涤、催眠暗示于一体①。传统医学与传统音乐在共同的"巫"文化中发源，在未形成严格的社会分工之前，"巫"用其神秘古老的方式表达了医学与音乐共同的价值和功能。

2. "乐""药""疗"同源

元代名医朱震亨有云："乐者，药也。"二者从字形字义、发音以及用途上都能找到渊源。

图2　"乐"字甲骨文

"乐"的繁体字是"樂"，许慎《说文解字》析"樂"字云："樂，五声八音总名。象鼓鞞。木，簴也。"这是认为"樂"字取象于鼓，会意为"音乐"。殷墟卜辞出土后，罗振玉先生根据甲骨文中的"樂"字两"幺"之间无从"白"之行（见图2），认为"樂"字当取象于琴瑟而会意为"音乐"，即"樂，从丝附木上，琴瑟之象也"②。除此之外，"樂"还有快乐、喜悦的意思，冯洁轩先生认为："'樂'字从木幺声，像先民们围绕着树木载歌载舞，同时发出'吆、吆'的欢呼声。"③

"药"的繁体字是"藥"，《说文解字》析"藥"字云："藥，治病艸，从艸，乐声。"《周礼·天官·疾医》云："以五味、五谷、五药养其病。"在"樂"上面加上草，使人没有疾病，使人"樂"（le）的东西，就成为治病的"藥"。

此外，"疗"字也与"樂"字有关，许慎《说文解字》析"疗"字云："瘵，治也。从疒樂声。"从甲骨文来看，仿佛是人手持药物治疗疾病，疾病去除而获得快乐。《康熙字典》的《博雅》解释："瘵，病也。一说病消曰瘵。"

郭子光教授和张子游教授在1986年出版的《中医康复学》中，根据"乐""药""疗"同源的理论，针对具体病症，开出了"音乐处方"：古琴曲《幽兰》《梅花三弄》等，具有清幽柔绵的意境，可以用来治疗紧张、焦躁所致的病症，或怡情悦志、进行胎教等，为"音乐安神法"；古琴曲《流水》《阳关三叠》等，表现爽快鲜明之意，可以用来治疗精神忧郁所致的病症，为"音乐开郁法"；《小胡笳》等，曲调凄切悲凉，可以用来治疗愤怒暴躁所致的病症，为"音乐悲哀法"；又如《离骚》《满江红》等，音乐激昂悲壮，用来治疗忧思郁结所致的病症，为"音乐激怒法"；再如《黄莺吟》《百鸟朝凤》等，以轻松喜悦之曲，治疗悲哀郁怒所致的病症，为"音乐喜乐法"④。

①　赖文.樂藥瘵与五音配五行五脏[J].南京中医药大学学报（社会科学版），2000（3）：119-122.
②　罗振玉.殷墟书契考释三种[M].北京：中华书局，2006：463.
③　冯洁轩."乐"字析疑[J].音乐研究，1986（1）：63-68.
④　王旭东.方兴未艾的中国音乐治疗学[C]//中国音乐治疗学会第七届学术交流会论文集.北京：中国音乐治疗学会，2005：49-67.

二、传统基因的文化共振

1. 阴阳——消长起伏的生命现象

《周易》把阴阳的存在及其相互间的运动变化视作自然界的基本规律,春秋战国时期这一传统文化的基石渗透到当时的自然科学、文学艺术以及行为道德等各个领域。《吕氏春秋·大乐》云:"音乐之所由来远矣,生于度量,本于太一。太一出两仪,两仪出阴阳。阴阳变化,一上一下,合而成章……凡乐,天地之和,阴阳之调也。"在音乐中震动频率的高低、音符时值的长短、音色的清浊明暗、演奏速度的快慢、乐曲表情的强弱等,都是一对阴阳概念。因此,西周时期的虢文公、师旷等人认为音乐符合阴阳规律的变化,可以调节阴阳,调节气的运行。在乐器的制作过程中也显示出这一鲜明的思想,蔡邕《论琴》:"伏羲氏削桐为琴,面圆法天,底平象地","面"与"底"、"圆"与"平"、"天"与"地",正是古琴所代表的一系列的阴阳关系。

《素问·生气通天论》有:"阴平阳秘,精神乃治;阴阳离决,精气乃绝。"中医认为阴阳只有保持了动态的平衡,机体才能维持正常的生理活动,若因某些原因导致阴阳双方的平衡关系无法维持,生命活动即告终结,所以中医所说的阴阳平衡,实际上就是一种有机的生命运动。

音乐从其本质上来看也是一种有机的生命运动,无论是节奏、韵律,还是曲式结构,都是一根根洋溢着生命意味的曲线,是具有自我调节性的生命现象。音乐的线条,像跳动的脉搏,均匀的呼吸,像宇宙的运行,始终有两种相反的力量制约着运动的幅度和方向。这就是中医强调的阴阳平衡,即"阴消阳长"或"阳消阴长",只有消耗与摄取保持一致,生命才能继续,阴阳的自我调节一旦失去平衡或停止,生命也就走到了尽头。通过音乐调节自然之风、自然之气,进而用音乐调节阴阳,促使人体阴阳平衡,这就是中医乐疗思想的立足点。

如辽代契丹族医生耶律敌鲁,治疗宰相夫人(枢密使妻)的顽疾怪病(沉疴),认为是"心有蓄热,非药石能及,当以'意疗',因其聤,聒之使狂,用泄其毒则可。于是令大击钲鼓于前,翌日果狂,叫呼怒骂,力极而止,遂愈"(《辽史·耶律敌鲁传》)。耶鲁敌律使用发泄振荡的方式来治疗"心有蓄热",为了使这种"蓄热"发泄出来,在病人周围布置了一列行军的钲鼓队,并派人大力擂鼓,发出令人难以忍受的噪音,其目的是为了激怒病人,果然病人狂呼怒喊,将心中"蓄热"和怒气宣泄而出,从而疾病治愈。这个病例正是符合了"阳极而阴"的原理①。

2. 五行五音五脏——天人合一的整体观

春秋战国时期的音乐美学思想在天人合一的观念影响下认为音乐与自然万物有着同质同构的逻辑关系,于是把五音、五色、五味、五行、五脏相配列,把六律、六气、六腑相配列,在乐器制造的理论中也出现了音乐对自然的效仿和以此形成的天人相应观念,蔡邕《琴操》有:"琴长三尺六寸六分,象三百六十日也。广六寸,象六合也……五弦宫也,象五行也。"

《黄帝内经》阐述了五行音乐治疗的原理,把五音和五脏、六律和六腑相配对,并指出了其间的对应关系,以此作为防治疾病的依据之一。《灵枢·阴阳二十五人》中根据不同的生理、心理特征,把人分为五种基本类型,在此基础上又细分为二十五个具体类型,这二十五个类型里每一种类型都和五音及其各种变化相对应,与疾病的诊断治疗相联。

五行音乐能影响人的心理因素并发挥生理作用,现代研究发现这是通过音乐刺激多种神经的联系,进而调节人体内分泌功能而实现的。南京中医药大学耿元卿博士以该校 22 名心理亚健康状态的大学生为研究对象,并予以五行音乐进行干预。试验音乐选用台湾风潮唱片公司出版的《易经五行疗效音乐》,根据实验对象的心理亚健康的表现特点有针对性地选择音乐,并开出音乐处方。木乐、金乐舒畅情志,升发郁气,适用于抑郁、焦虑为主的实验对象;火乐能通调血脉,适用于身体疼痛等有明显躯体症状者;土乐健脾养胃,适用于有消化不良症状的实验对象;土乐、水乐还能平和情绪,安神助眠,适用于有失眠症状者。

干预方法采用感受式音乐疗法。每次聆听音乐时间为 30 分钟。每周 3 次,共 4 周,计 12 次。干预前后使用 SCL-90 评定。

试验结果显示:五行音乐对试验对象的心理亚健康症状有整体改善作用。其中,发生显著改善的包括"焦虑""抑郁""强迫症状"的心理亚健康因子,得分较干预前明显降低,$P<0.001$;"偏执"因子得分也较干预前有所降低,$P<0.01$;"躯体化""精神病性""敌对""恐怖"因子得分较干预前也有降低,$P<0.05$(见表1)。试验结果说明,五行音乐治疗方法能有效地控制不良情绪,显著改善焦虑、抑郁等心理亚健康状态,甚至对消化不良、睡眠障碍、疼痛等躯体亚健康症状的

① 李炜弘,王米渠,李世通,等.恐怒等情志发病的音乐心理治疗古案 6 例[J].现代中西医结合杂志,2006,15(18):2443-2445.

改善也有良好的康复作用①。

表 1 五行音乐干预组前后量表评定结果

得分	干预前	干预后	P 值
总均分	1.85±0.41	1.30±0.15	$P<0.01$
躯体化	1.56±0.32	1.35±0.24	$P<0.05$
焦虑	1.87±0.49	1.17±0.23	$P<0.001$
抑郁	1.91±0.63	1.15±0.18	$P<0.001$
精神病性	1.76±0.45	1.36±0.26	$P<0.05$
强迫症状	2.23±0.66	1.28±0.32	$P<0.001$
人际敏感	2.23±0.72	1.67±0.30	$P<0.05$
敌对	1.77±0.53	1.32±0.22	$P<0.05$
恐怖	1.65±0.62	1.27±0.26	$P<0.05$
偏执	1.89±0.46	1.36±0.26	$P<0.01$
其他	1.55±0.36	1.21±0.25	$P<0.05$

中医的五行学说体现了古代朴素的系统论和天人合一的思想,它认为事物之间是普遍联系的,并以一种整体的思维来考察对象,反对把对象独立起来对待,同时指出联系着的事物在其内在结构上有着共同的根源,存在逻辑上的相似性。通过中医理论思维特有的取象比类方法,将"土木水金火"这五种自然物的属性引申到更大更广阔的内涵,凡是具有某种相似相近性质的事物都分别归入"五行"中的某一行,把"五行"在相互作用的过程中体现出来的"相生相克"的关系,加以提炼抽象并推演到所有被纳入"五行"系统的事物中。"五音"与"五脏"的关系以及"五音"如何作用于"五脏"的原理,就是通过中医"五行"学说的取象比类思维推演而来的,形成中医五音疗法的理论基础。

3. 中和淡和——清微淡远的养生之道

儒家音乐美学思想提倡"乐而不淫,哀而不伤"的"中和"之音,认为"淫生六疾""过则为灾"。《左传·昭公元年》记载医和的一段以乐喻病的议论:"烦手淫声,慆堙心耳,乃忘平和,君子弗听也。"认为过度宣泄感情的音乐(即淫声),会使人失去平和本性,甚至产生疾病,只有中正平和的音乐,才能节制人心,使人保

---

① 耿元卿.中医五行音乐对心理亚健康状态的调节[D].南京:南京中医药大学,2013:46-54.

持平和本性,以至人心和乐社会安宁。

道家音乐美学思想提出"道"的范畴,注重人与自然的沟通,强调"天人合一""天人感应",认为"五色令人目盲,五音令人耳聋",不符合"道"的音乐,会导致疾病。老子认为养生应该做到"致虚极,守静笃",提出了符合"道"的宇宙之音即"大音希声",并用这种符合"道"的音乐,来达到"致虚极,守静笃"的要求,这种"大音"在老子看来就是"淡兮其无味"的音乐。

中医学认为情志太过,便会伤及五脏精气,使阴阳气血功能失调。《素问·上古天真论》提出"恬淡虚无,真气从之,精神内守,病安从来",是中医养生学的重要指导思想,根植于老庄的理论体系,中医养生理论强调的"平衡节制""恬淡虚无"与中国传统音乐蕴含的"理性平和""清微淡远"的意境如出一辙。在中国音乐美学理论中,无论是儒家还是道家,都十分注重音乐与人的身心关系,强调用音乐调养身心、调理情志。最擅长表现"清微淡远"之高古意境的古琴成为中国文人修身养性、调和情志的首选。现代研究发现古琴音乐的旋律接近脑电波"α波"的波长,即波动频率在 $7 \sim 12\,\mathrm{Hz}$(次/s),因此能诱导被称为"放松波"的"α波"出现,并可分泌 β-内腓肽这种使人产生愉快感的化学物质[1]。

《孔子家语》这样描述古琴音乐的养生作用:"琴之所贵,贵在中声为节,不卑不亢……故能使体静而新鲜,休静则阳气不燥,如是则阴平阳秘,精神乃治,生气得养。"弹奏古琴时要做到"神闲""意定""貌恭""心静",这些都与中医的养生思想不谋而合。

三、殊途同归的终极关怀

古代医家历来重视仁爱德性,强调欲救人学医则可,欲谋利而学医则不可。"仁"体现了中医以救死扶伤、济世活人为宗旨的仁者爱人、生命至上的伦理思想,明代医家龚廷贤在《万病回春·医家十要》中把"一有仁心""博施济众"作为医家根本品质。《论语·八佾》曰:"人而不仁,如礼何?人而不仁,如乐和?"孔子最早把音乐与"仁"联系起来,认为礼乐只是外在的形式,而内在的仁才是真正的人性核心和文化的根本,失去了仁这个内在核心,礼乐就只是一个无用的空壳。孟子继承并发展了这一观点,提出"乐斯仁义二者",认为音乐不仅要具备仁义的品德,还要表现仁义的品德,不仅要符合艺术美的规律,还要表达道德的

① 边江红.古琴音乐疗法概况及其对中风后抑郁症的治疗浅析[J].湖南中医杂志,2012,28(4):144-145.

最高标准。

现在医学模式已转变为生物—心理—社会医学模式。1948 年世界卫生组织提出了全新的健康概念"健康是身体上、精神上和社会适应上的完好状态,而不仅仅是没有疾病",1977 年恩格尔指出"为了理解疾病的决定因素及达到合理的治疗和预防,医学模式必须考虑到病人、环境以及社会"[①]。中医几千年来以整体性思维方式,不仅把人视为形神统一体,而且把人视为自然的一部分、社会的一部分,在防治疾病中注重考察不同人群的生活习惯、自然环境、社会条件、人际关系、心理因素联等,体现出促进人类全面健康的终极关怀。同样古人认为音乐也可以调和人与人、人与自然及人与社会的矛盾,《荀子·乐论》云:"故乐行而志清,礼修而行成,耳目聪明,血气和平,移风易俗,天下皆宁,莫善于乐。"就是说平和而有节制的音乐,可以怡养性情,使作为个体的人得到庄重匀称的体态、平和健康的身体、温文尔雅的性格,进而作用于整个社会,使社会风气和睦融洽、天下太平百姓安宁,其乐融融尽善尽美。

中医强调"情志平和""身心协调",对病者仁心仁术、关注生命价值,音乐也是以"沟通""宣泄"和对"生命的观照"作为最终的目标。《论语·阳货》云:"诗可以兴,可以观,可以群,可以怨。"这里的"诗",不仅指文学,更是指用来歌唱的音乐,"兴""观""群""怨",就是指音乐能沟通、渲泄,能交流感情、协调关系,这种"沟通"是人与人的,是人与天的,更是人与社会的。

本文作者王思特、张宗明、耿元卿,发表于《医学与哲学(A)》2015 年第 10 期

---

① 祝世讷.中医文化的复兴[M].南京:南京出版社,2013:238.

医 古 文
——中医药文化传承的重要阵地

中医药学,是中华传统学术的重要组成部分。它既根植于中华传统学术而形成,又反作用于中华传统学术,影响着中华民族生活行为、思维方式的方方面面。由于各种原因,现代中医教育比较偏向于纯技术教育,而较少涉及中医文化知识的传授,这样传授的中医药知识是不完整的。近年来,中医文化教育受到了一些有识之士的重视,中医文化的课程也逐步走入中医院校的课堂。但是,中医文化专门课程比较偏向系统的思想文化,对于其他中医药相关文化难以广泛涉猎,而在这一方面,现有的医古文课程恰恰可以成为中医药文化教育的一个重要阵地。

医古文教学的目标是"提高学生阅读古医籍的能力"。因而,作为"医古文"教材主要内容的中医药古籍原文以及一定量的"涉医文献"应是讲授的主体,而这些内容大量体现着中医药文化知识。医古文课程是中医教育体系中的一个重要组成部分,也是中医课程系列中与中医药文化关系最为密切的课程之一。因此,医古文课程讲授内容中应该包含中医药文化知识的传授;反之,有意识地在医古文课程讲授中传授中医药文化知识,既可增强学生的学习兴趣,也会使医古文课程更好地融入中医教育体系。

医古文对于中医药文化的传播可以有多方面的体现。这里基于我主编的《医古文》[①]教材内容和个人的教学实践,酌举部分实例,探讨医古文课中如何讲授中医药文化知识的问题。

一、中医药习俗文化的体现

中医药古文记载着古人的医药认识和医药活动,也反映出一部分中医药习俗,因此可以通过阅读中医药古文了解和借鉴之。如:

《药论四则·桂枝汤方》:"右五味,咬咀三味,以水七升,微火煮取三升,去

---

① 沈澍农.医古文[M].北京:人民卫生出版社,2012.

滓,适寒温,服一升。服已,须臾歠热稀粥一升余,以助药力。温覆令一时许,遍身漐漐,微似有汗者益佳,不可令如水流离,病必不除。若一服汗出病差,停后服,不必尽剂。若不汗,更服依前法。又不汗,后服小促其间,半日许,令三服尽。"

《药论四则·麻黄汤方》:"右四味,以水九升,先煮麻黄,减二升,去上沫,内诸药,煮取二升半,去滓。温服八合,覆取微似汗,不须啜粥,余如桂枝法将息。"

以上两例节录的是《伤寒论》中两则名方的节度语。在桂枝汤方下,记载了该方的煎服法:煎出总量三升,先服一升,视病情需要,再服第二、第三升(每服为总量的三分之一);而麻黄汤则煎出总量二升半,先服八合,"余如桂枝法将息",则也是视病情需要,再服第二、第三升(大体上也是每服三分之一)。古方煎煮大多如此。如《三国志·华佗传》:"即作汤二升,先服一升,斯须尽服之。"又如《千金要方》卷七第二独活汤节度语:"右八味㕮咀,以水八升,清酒二升,合煎取二升半,分四服,日三夜一。"①

我们现在的中药汤剂煎服,通常是一副药水浸煎煮得第一次服用的药液,服完一次后,再加水煎出第二次药液。这样的煎服法是现煎现服,较为方便;古人的煎服法则是一次煎出,分次服用,这就需要另外贮放药液,稍有不便(印象中古人还有分次煎出,并合药液后分次服用的,则更麻烦些)。但相比较来看,现代煎服法,两次煎服的药液有效浓度是不一样的;而古人的煎服法则保证了每次药液的有效浓度的一致。后者当然更有利于治疗。因此,应该学习、沿用古人的煎服法。

《三国志·华佗传》:"若当针,亦不过一两处,下针言:'当引某许,若至,语人',病者言'已到',应便拔针,病亦行差。"

《素问·宝命全形论》:"手动若务,针耀而匀,静意视义,观适之变,是谓冥冥,莫知其形……伏如横弩,起如发机……刺实者须其虚,刺虚者须其实,经气已至,慎守勿失,深浅在志,远近若一,如临深渊,手如握虎,神无营于众物。"

现代临床针刺,通常是根据治疗需要选定患者体位,然后扎进若干根针,适当地做一些提插捻转动作,医生就暂时离开,过几分钟后,可能再做一次提插捻转,再过几分钟就拔针。但以上资料反映出,古人针刺时医者手中只用一根针,整个针刺过程中医者应手不离针,一直注意病者针刺后的自觉针感反应或医者

---

① 孙思邈.备急千金要方[M].北京:人民卫生出版社,1982:142.

感受到的反应,并以此作为起针的时机。应该说,古代的针刺方式始终存在着医者与病者的交流,更符合古代针灸著作中描述的针刺医疗状态。虽然这样做对医者的用时要求比较多,在现代临床上不易做到;但如果这是有意义的,那就应该设法满足。

二、医药认知文化的体现

中医药古籍文选,自然反映着中医药文化知识,但课文中的中医药知识毕竟是散在的,有时还是曲折、隐约地表现的,因此,若医古文课上老师能给予适当揭示,对学生理解和强化中医药认知水平,无疑有重要的意义。

《史记》扁鹊传:"扁鹊曰:'其死何如时?'曰:'鸡鸣至今。'曰:'收乎?'曰:'未也,其死未能半日也。''言臣齐勃海秦越人也,家在于郑,未尝得望精光,侍谒于前也。闻太子不幸而死,臣能生之。'……扁鹊曰:'若太子病,所谓尸蹶者也。太子未死也。'……扁鹊乃使弟子子阳砺针砥石,以取外三阳五会。有间,太子苏。乃使子豹为五分之熨,以八减之齐和煮之,以更熨两胁下。太子起坐。更适阴阳,但服汤二旬而复故。故天下尽以扁鹊为能生死人。扁鹊曰:'越人非能生死人也,此自当生者,越人能使之起耳。'"

《金匮要略·救自缢死方》:"救自缢死,旦至暮,虽已冷,必可治。暮至旦,小难也,恐此当言阴气盛故也。然夏时夜短于昼,又热,犹应可治。又云:心下若微温者,一日以上,犹可治之。"

《医话四则》:"诊其脉至而不定,如火薪然。窃讶其心精已夺,草枯当死。"

第一例中,扁鹊在还未见到病人时就断言"能生之",除了他可能有过治"尸蹶(厥)"的经验外,重要的依据就在于中庶子回答中的"鸡鸣至今"。"鸡鸣"是自然界阴气渐退、阳气渐升的时段,此时才发生"尸厥",则其人虽"厥",内在阳气不足,但此时外在阳气的上升,则正可以给病者以阳气的支撑,因而扁鹊判断病者可治,且最终病人得以"复故"。第二例《金匮要略·救自缢方》中的死生判断,也同样基于不同时间段中阳气的盈亏。其后《医话四则》中清人毛对山医话例,其用语本于《素问·大奇论》:"脉至如火薪然,是心精之予夺也,草干而死。"有的教材把"草干而死(草枯当死)"理解成"像草枯那样死去",这固然不对;但只将其理解为草干枯时死去,依然是不够的。以"如火薪然"来描述的脉象,当基于心属火的五行属性,因而"火薪然(燃)"指心阳虚;而心阳虚之人,在可以得到自然界外在阳气的支撑时,尚有一定生机可以延续;但如果阳气进一步被克制,则难免一死。所以,"草干而死(草枯当死)",必是指冬季肾水克心火之时死。

课文《秦医缓和》中,"六气曰阴、阳、风、雨、晦、明也。分为四时,序为五节,过则为菑:阴淫寒疾,阳淫热疾,风淫末疾,雨淫腹疾,晦淫惑疾,明淫心疾",反映了古代早期的病因学认识。虽然此"六气"不同于后世中医之六气,却是后世外因和不内外因认识的滥觞。

对这些古代医药认知文化给予提示,将使中医学生对中医药知识的形成、发展有更多、更深的认识,从而更好地理解中医药知识体系。

三、中医药语言文字文化的体现

医古文课程以传授语言文字知识为主体,古代语言文字也是古代文化的重要组成部分。因此,在古代医药文选的讲授中,也要注意语言文字特别是具有浓烈古代文化色彩的字词。

《史记》扁鹊传:"乃出其怀中药予扁鹊:'饮是以上池之水,三十日,当知物矣。'"

《伤寒杂病论·序》:"厥身已毙,神明消灭,变为异物,幽潜重泉,徒为啼泣。"

"知物",旧版教材曾释谓指"显示效验"。按《史记索隐》:"当见鬼物也。"即谓通鬼神。"异物",有的教材注谓"指死亡的人""指尸体"。结合上条,这"异物"之"物"亦当指鬼物。所谓"异物",在句中即指鬼魂。由此还连及"徒为啼泣"一句的主体,"异物"若按旧解,则该句被译为"活着的人白白地为他们哭泣";若按新解,则该句当译作"(鬼魂)白白地为之哭泣"。张仲景此序要批评读书人不学医,当然应该是让死者自己后悔。

事实上"物"的这样的用法在中医药古籍中并不少见。仅《神农本草经》中,就有十多味药有治"物"的功能。如:

龙骨……主心腹鬼疰,精物老魅……齿,主小儿大人惊痫癫疾狂走,心下结气,不能喘息,诸痉,杀精物。

麝香……主辟恶气,杀鬼精物,温疟蛊毒痫痓,去三虫,久服除邪,不梦寤魇寐。

雄黄……杀精物恶鬼邪气,百虫毒,胜五兵,炼食之轻身神仙。

代赭……治鬼疰贼风蛊毒,杀精物恶鬼。

鬼臼……主杀蛊毒鬼疰精物,辟恶气不祥,逐邪,解百毒。

商陆……杀鬼精物。

皂荚……杀精物。

石下长卿……主鬼疰精物,邪恶气,杀百精蛊毒,老魅注易,亡走啼哭,悲伤恍惚。

桃枭,味苦微温,主杀百鬼精物……桃蠹,杀鬼邪恶不祥。

徐长卿……主鬼物百精蛊毒,疫疾邪恶气。

吴公……主鬼疰蛊毒,啖诸蛇虫鱼毒,杀鬼物老精,温疟,去三虫。

巴豆……除鬼蛊毒疰邪物。

以上各条(此外历代本草书中还有更多中药有此功能,如"升麻……杀百精老物殃鬼"),治精物、鬼精物、老物、鬼物、邪物……"物"的用法也都是指鬼怪妖魅之类。现代主流认识是不承认有鬼怪之类的,但不应以此律齐古人,认为古人也不能这样认识世界。当然,既然有这么多药物都有治"物"的功能,说明这些记载是有其物质基础的。从各条文的语言环境看,所谓治"物",其实是治疗精神情志类疾病的。特别是《神农本草经》所记的"云实"条:"花,主见鬼精物,多食令人狂走……久服轻身,通神明。"这一效应与扁鹊所服神药的效应是十分相似的。

《史记》仓公传:"菑川王美人怀子而不乳。"

不乳:指难产。乳,古义指生产。《说文》:"人与鸟生子曰乳。"如《神农本草经》以下几条:

滑石……主身热泄澼,女子乳难,癃闭。

泽泻……主风寒湿痹,乳难,消水,养五藏,益气力,肥健。

蒺藜子……主恶血,破癥结积聚,喉痹乳难,久服长肌肉,明目轻身。

贝母……主伤寒烦热,淋沥邪气疝瘕,喉痹乳难,金疮风痉。

续断……主伤寒,补不足,金创痈伤折跌,续筋骨,妇人乳难,久服益气力。

白马……悬蹄,主惊邪瘈疭,乳难,辟恶气鬼毒,蛊疰不祥。

以上各条中的"乳难"都是"难产"。但"乳"字此义后世少用,因此每每被人误解,往往有人理解为奶水不下,还有学者写的书中就推荐用上面的药物治疗奶水不下。

除乳难外,《神农本草经》中还有"产乳"连文的,"乳"亦指生产。如:

玄参……主腹中寒热积聚，女子产乳余疾，补肾气，令人目明。

紫葳……主妇人产乳馀疾，崩中癥瘕血闭，寒热羸瘦，养胎。

《神农本草经》中也有"乳"指乳汁的用例，但都是明言"乳汁"。如：

漏芦……主皮肤热，恶疮疽痔，湿痹，下乳汁，久服轻身益气，耳目聪明，不老延年。

石钟乳……主咳逆上气，明目益精，安五藏，通百节，利九窍，下乳汁。

孔公孽……主伤食不化，邪结气恶，疮疽瘘痔，利九窍，下乳汁。

确立词语古今差别的概念，纠正这类词语误解，可以直接影响临床治疗用药与治疗效果，因此是医古文课教学环节中最应做好的工作。

医古文课中能够正面涉及或旁及中医药文化的内容还有很多。如《华佗传》中华佗用蒜齑大酢治疗寄生虫（应是蛔虫）的案例，体现了药食同源的历史渊源；《伤寒杂病论·序》中"明堂阙庭"句，与《灵枢·五色》中同类词语的使用，体现着古代宫殿建筑词语应用于人面的特殊文化现象①。《太素·调阴阳》篇"洞泄"一词杨上善注："洞，疾流也。"②（本自《说文》："洞，疾流也。"③）《素问·脉要精微论》"久风为飧泄"句，王冰注："久风不变，但在胃中，则食不化而泄利也。"③（《玉篇》："飧，水和饭也。"《释名》："飧，散也。投水于中，自解散也。"④）都立足词的本义诠释了医经中病名的含义。

当然，在医古文课上讲述以及旁及中医药文化知识，这就要求医古文老师自己首先要较多了解、掌握中医药知识和中医药文化知识，使自己讲授的内容更好地融入中医药教育体系，使之成为中医药教育的有机组成部分。对于不少医古文老师来说，这还是有一定难度的。但是，把中医药知识和中医药文化知识融入医古文课、把医古文课更好融入中医药教育体系，这应是当今医古文教育需要努力的方向。

本文作者沈澍农，发表于《中医药文化》2014年第3期

① 沈澍农.人面名位与古代宫殿建筑[J].中医药文化.2007(3)：47-48.

② 杨上善.黄帝内经太素[M].日本：日本东洋医学研究会影印，东洋医学善本丛书，1981：120.

③ 黄帝内经素问[M].北京：人民卫生出版社影印明·顾从德翻刻宋本，1956：39.

④ 尔雅·广雅·方言·释名[清疏四种合刊][M].上海：上海古籍出版社，1989：1052.

"苏派中医"的历史渊源、特色与成就

江苏省是中华民族诞生的摇篮地之一,三千年来江苏省经济文化的发展都处于中国的前列。同时,江苏省又是文化科技大省,人文荟萃,名医辈出。据不完全统计,从后汉时期到新中国成立的一千年间,史料载录的江苏医家约四千多人,居全国第一;载录的各种医学专著达三千多部,现存者有一千多部,其数量也十分可观,其中不乏具有较高文献价值和实用价值的名家医著①。此外,还产生了在历史上有重大影响的多种中医流派,并出现在国内外有相当影响的名药名号,形成了既具有学术内涵又蕴含人文思想的江苏中医历史,国医大师朱良春教授称之为"苏派中医"②。这些都值得我们今天的中医药工作者重视并加强研究、发扬光大。

一、历史渊源

从上古至今,数以千计的江苏医家中很多在国内有着极大的影响力,我国历史上的著名中医理论和临床大家为中医学的发展作出了极大的贡献。

秦以前,江苏有史可查与医药相关的资料集中在苏州,这是当时江苏区域内一个历史悠久及文化科技发达的地区,有多种科技与人文学术派别,医学流派是其中之一。但早期医家与道家的身份一般是不分的,很多医药学家也是道学专家,或者可以说,两者是融会贯通于一体的。

1. 秦汉至南北朝时期

这一时期的医学人物在历史上相当有影响力,如三国时期的著名医学家华佗,虽为安徽亳县人,但少时曾"游学徐土"。三国时有著名医家吕博和葛玄两位,《玉匮针经·序》曰:"吕博(按:即吴人吕广,此避隋炀帝杨广讳改字)少以医术知名,善诊脉论疾,多所著述。"葛玄主要活动区域为今江苏句容一带,精于炼丹术,著作有《黄帝九鼎神丹经诀》等。东晋生活于句容茅山一带的葛洪精晓

① 顾奎兴.江苏历代医家、医籍及其地域分布研究[J].南京中医药大学学报,1999,15(4):233-235.
② 陈仁寿.江苏中医历史文化与流派传承[M].上海:上海科学技术出版社,2014:1.

医学和药物学,主张道士兼修医术,著有《肘后备急方》《抱朴子》;晋末镇江京口区人刘涓子(约 370—450),善医学,精外科方术,著有《刘涓子鬼遗方》《神仙遗论》等著作;南朝丹阳人徐之才为徐氏世医之家的代表人物,其医术高明,撰有《药对》《小儿方》《徐王方》《徐王八世家传效验方》《徐氏家秘方》《雷公药对》等。南北朝梁代句容人陶弘景,精通本草方书,著有《真诰》《真灵位业图》《陶氏效验方》《补阙肘后百一方》《陶隐居本草》《药总诀》等医学养生著作,特别对本草学的发展起到了承上启下的作用。

2. 隋唐时期

这段时期江苏医家不多,有名者十人不到,但也有有建树者,如宜兴人许胤宗(536—626),任尚药奉御,治病重在脉诊及用药技巧;南京药学家诸葛颖(539—615)撰有《淮南王食经并目》《淮南王食目》《淮南王食经音》,专攻食疗本草。唐开元年间苏州人纪朋,精于望诊;其门生周广,唐玄宗特召为御医,在宫中治病,屡获奇效。周广是苏州历史上第一位御医。隋唐时期中日医药交流很频繁,如 562 年吴人知聪携《明堂图》及各种医书 164 卷去日本;754 年扬州高僧鉴真应邀东渡,在日本传授了中医药知识。

3. 宋金元时期

宋代江苏涌现了大批著名医药学专家,如北宋针灸学家王惟一(987—1067),精通针灸学,集宋以前针灸学之大成,著有《铜人腧穴针灸图经》;仪征人许叔微(1079—1154),著有《普济本事方》,收方三百余首,是其数十年医疗经验的结晶;宋代著名画家苏州人颜直之还精通医药,著有《疡医本草》《疡医方论》《外科会海》等书。此外,还有昆山王执中、句容陈景魁、江宁王执之、兴化陈直和郭中、扬州尧允恭、山阳(淮安)张耒等。

元代始,江苏医家逐渐增多,苏州葛应雷和葛乾孙、华亭(上海)钱全衮、武进蒋达善、昆山郑公显、建邺戴启宗、常熟尚从善和黄公望、山阳(淮安)潘思诚等,均为江苏元代名医。其间葛乾孙医术名重南北,与当时浙江义乌名医朱丹溪齐名,著有《十药神书》。淮安名医潘思诚,曾任淮安路医学教授,其后人有潘安道、潘泰、潘瑛、潘信、潘胜、潘赞等到太医院供职,著名的山阳医派也可以认为是从此发端。

4. 明朝时期

明代开始,江苏医学日益发达,人才辈出,其中以苏州最多,无锡、常州、扬州、南京、镇江次之。其中著名的有吴县人薛己,为温补派之先驱;金坛王肯堂历

11 年编成《六科准绳》;南通陈实功为外科大家,著《外科正宗》,创"外科正宗"派;常熟缪希雍撰《神农本草经疏》,创明代本草注疏药理之先;吴县人吴又可著《温疫论》,开我国传染病学之先河。这一时期孟河医派因费氏一门费宏流落常州孟河而起,他自习《神农本草经》,并拜老药农为师,亲自到孟河西山上去采草药,并为自己和他人看病,成为一方名医,也为孟河费家医派第一人。这一时期苏州的中医学迅猛发展,在医学人物、学术水平、医疗产业方面已经达到了相当高的水平。

5. 清朝时期

清代江苏人才众多,有近 500 多名著名医家,特别是温病学说的形成和发展,出现了一个高潮,其他各科也都有较大的进展,大量医著问世,可谓中医药的繁荣发展时期。各种流派兴盛发展,特别是吴门医派、孟河医派、山阳医派形成规模,各种学说不断继承与创新,取得较大进展,为现代江苏中医药的发展打下了良好的基础。

6. 民国至今

民国时期,江苏中医人才济济,形成了江苏中医专家群,其中声誉卓著者有武进孟河丁甘仁,江阴曹颖甫、朱少鸿、薛文元、章巨膺,江都夏应堂,南通朱南山,无锡丁福保,苏州汪逢春,武进恽铁樵、谢观、赵火黄、陈耀堂、赵树屏、盛心如,淮安张菊人,阜宁余无言,吴江黄文东,镇江章次公,常州徐衡之,这些都是在民国时期活跃在南京、上海等地的江苏近代著名医学家和中医教育家,为中医药事业作出了卓越的贡献。中华人民共和国成立不久,江苏省各县市将当地的名医聚集在一起,成立中医联合诊所。同时,江苏省卫生厅从各地抽调优秀中医药人才到南京,为培养新中国的中医药师资,于 1954 年成立了江苏省中医进修学校,继而成立南京中医学院,后又改名为南京中医药大学。60 多年来,江苏省中医药发展突出,涌现出大量的国医大师、国家级名老中医及省名中医等优秀中医药人才,无论是中医药基础研究、中医药高等教育,还是中医药临床科研与社会服务,均走在全国前列,具有"苏派中医"的历史底蕴与强劲发展优势。新中国成立后江苏培养的中医药人才,即使不在江苏工作,但在行医风格上都或多或少带有"苏派中医"的烙印。

二、特色优势

江苏虽不是中医的发源地,但它是我国中医的发展之地,明代之后医家不断涌现,医学流派层出不穷,具有厚积薄发的特点。人才辈出与流派纷呈使江苏中医在中医学术的继承与创新上形成了优势地位,成为全国中医发展的重要阵地,在某些方面甚至引领了中医药的发展,书写了新的中医药历史。

1. 医家林立,人才辈出

据陈道瑾等所编《江苏历代医人志》记载,上自后汉,下至民国,江苏历代医学人物有三千多人。在时期与地区的分布上,相对于全国其他地区,江苏晋以前医家明显较少,表明此前江苏医事较为落后,但晋之后江苏医学逐渐发达。从地区分布上,苏南地区医家明显增多,故这一地区的特色流派如吴门医派、孟河医派成为中国医学史上的后起之秀。江苏医史人物以世医和儒医所占比例较大,他们在温病学、外科学、临床各科、本草学等方面作出了巨大的贡献。

2. 流派纷呈,学术繁荣

在长期的中医学的发展过程中,江苏形成了多种医学流派,既有吴门医派、孟河医派、金陵医派等地域性流派,也有澄江针灸学派、温病学派、外科学派等学术流派,形成各自的医学特色,从不同的角度解决医学难题,发挥救死扶伤的作用,使中医学理论与方法代代相传。中医学发展过程中,家族性的传承起到了很好的作用,江苏历史上产生了多个著名的世医之家,如丹阳徐氏、江南何氏等,他们的传承模式对今天的中医教育与传承有着深刻的影响。这些中医流派的传承与发展,除了对医学理论的进一步阐释外,诊疗技术也不断提高,并研制发明多种闻名海内外的著名中药制剂,如六神丸、王氏保赤丸等,不仅造福江苏省内,而且惠及全国甚至海外。

3. 文化深厚,包容开放

江苏省历史悠久,文化底蕴深厚。中医学是一门融人文与自然科学于一体的学科,其中蕴含着丰富的文化内涵。明清之后江苏中医的不断发展,得益于江苏地方文化的繁荣与发展。历史上各地均产生过大量医家,但好的医生未必能成为历史上的名医,一些技术高超却未被后人认识的医家由于没有著书立说的习惯或能力,不为后人知晓。而江苏省的大批医家,由于具有良好的文化素养,善于总结经验和提炼学术、著书立说,因而产生了大量的名家和名著,方便了同时代或后代医者学习和继承。此外,江苏医家的辨治与用药思路具有明显的地域风格,集中反映在用药讲究轻灵,均考虑到了江苏人群的体质与耐受力,也与江苏大多医家的个性较为温和有一定关系。

历史上江苏省中医的发展还得益于医家们的思想开放与包容,他们能做到兼收并蓄,各种学术流派如医经派、伤寒派、易水派、河间派等均为江苏医家所继承并得到发扬。尽管江苏中医又有各种不同流派如吴门医派、孟河流派、山阳医派、金陵医派,他们的学术思想与临床用药特点其实并无太大差别,且有交融与交会的地方。学术传承也少有门户之见,同时代不同流派之间甚至有通过联姻相互传承者,这主要体现在孟河流派的四大家之间。此外,开放与包容还体现在江苏历史上还有许多著名女医,不仅为人诊治疾病,还著书传世,如明代无锡谈允贤、清代吴县顾德华、当代溧阳朱链等。

三、突出成就

江苏中医在数千年的发展过程中,医学人才不断涌现,医药文献大量问世,医学理论的传承与创新得到加强,使中医经典理论更加清晰明了与实用;临床诊疗技术不断改革与创新,对中医方药机理的阐释进一步深入,研制大量的成方制剂,从而使临床水平得到大幅度的提高;江苏中医拥有开放的文化和思想,从家传与师承的传承模式,到开办学校与走出国门,使中医药得到很好的继承,甚至传播到海外。

1. 传承与创新学术思想

江苏医家对经典学术的传承与发扬十分重视,很多医家在临证的同时,潜心研究经典文献,阐释新论。如宋代仪征许叔微精研《伤寒论》,强调伤寒治法当先辨明表里虚实。吴门医家喻昌、张璐、徐大椿、柯琴等在前人研究《伤寒论》的基础上,从"错简重订""辨证论治"的角度研究发挥伤寒学说;葛应雷、倪维德、薛己、李中梓等,继承张元素的易水学派,临床辨证以脾肾虚损为重点,多用温补之药。山阳名医吴鞠通、苏州名医叶天士与薛己等,不仅建立了温病学的完整体系,而且对其病因病机与治疗的认识更加完善。常熟缪希雍著《神农本草经疏》,用注疏的形式,对《神农本草经》药物加以发挥,考证药效及处方、宜忌等。

2. 研究并发明诊疗新法

江苏医家重视对经典医学的理论研究,更强调医药知识的临床实践。在临床各科中,江苏医家建树颇多,研究并发明了许多临床治疗方法。如外科方面,从《肘后备急方》《刘涓子鬼遗方》到明代南通陈实功的《外科正宗》,不仅外科治疗手段与方药不断丰富,而且外科理论也日趋完善,出现了"正宗派""心得派"等学术流派。妇科方面,南宋建康府(南京)陈自明精通妇儿科,对胎儿发育状态、妊娠诊断、孕期卫生、孕妇用药禁忌、妊娠期特有疾病、各种难产、产褥期护理及产后病证有详细研究。明代苏州薛铠父子著《保婴撮要》，提出婴儿初生护养法、儿科疾病的诊断方法、变蒸、五脏主病以及小儿内科杂病证治。江苏中医中有很多世医之家，他们在治疗上均有独到之处，如苏州闵氏伤科、郑氏妇科，南京丁氏痔科、洪氏眼科，扬州八大门派等。在药物方面，以苏州雷允上六神丸、南通王氏保赤丸、镇江唐老一正斋膏药为代表的名号名药，均体现了江苏历代医家在诊疗方法上代有发明或创新。

3. 传播并发扬中医学术

江苏历代中医名家给后世留下的大量医药文献，是后人学习和理解中医药的重要参考资料，也是中医药知识得到传承与发扬的重要载体，如果没有这些文献，今人很难理解一些经典医药文献的本意和真谛，甚至会引起认识上的偏差和歧误，因此江苏中医为发扬和传播中医学术作出了很大贡献。江苏中医中无论是吴门医派、孟河医派，还是金陵医派、澄江针灸学派，在人才的培养上均成绩显著，如孟河医派的一些名医很早就前往上海等地通过开诊所、带徒弟或创办学校等形式，培养了大批中医药人才，其门徒和学生有的早期就到海外行医。民国时期南京中央国医馆影响了全国，各地纷纷创办地方国医馆分馆，对近代中医药发展影响极大。新中国成立之后，江苏中医名家的后人们共同创办江苏省中医进修学校，为全国培养了一大批中医药师资力量，从而推动了现代中国中医药的发展。

江苏中医已为大家熟知的医学流派很多，其中著名的有吴门医派、孟河医派、山阳医派等，虽然在传承脉络、研究领域、学术成就等方面各有千秋，但在很多方面具有共同性，具有江苏地域特有的人文属性，相互之间还有交叉。因此，研究江苏各个学派，应将之放在整个江苏地区考虑，充分考虑江苏的地域文化属性。同时，各个学派之间有必要相互协作，开展学术交流，建立"苏派中医"的研究平台，推动江苏中医流派的进一步发展。

本文作者陈仁寿，发表于《南京中医药大学学报（社会科学版）》2018年第2期

试论中医药非物质文化遗产及其保护

一、中医药文化和非物质文化遗产

中医药学是中华民族在漫长的发展繁衍过程中形成的独特医学科学体系，有着自身完整的理论体系和丰富的临床实践体系。她植根于中华民族这片古老的土地，从中国传统文化中汲取了丰富的营养，与哲学、历法、天文、礼教相互依存，相互促进。可以说，在这样的文化背景中产生的中医药学，必然具有丰富的文化内涵。它既是中国传统文化的产物，同时又体现出中国传统文化的特质，是中华民族优秀传统文化体现中医药本质与特色的精神文明和物质文明的总和[①]，是中国传统文化的重要组成部分。

"非物质文化遗产"是近年来新出现的名词，但其概念的提出却已经历了近半个世纪的发展[②]。从 20 世纪 50 年代"无形文化财产"的提出到"无形文化遗产""民间创作"，再到"人类口头和非物质遗产"，最后确定为"非物质文化遗产"，名称发生多次变化，内涵也随之相应改变。2003 年 10 月 17 日，在联合国教科文组织（以下简称"UNESCO"）制定并通过的《保护非物质文化遗产公约》（以下简称《公约》）中，对"非物质文化遗产"的概念从国际准则的角度作了明确界定：非物质文化遗产，指被各社区、群体，有时是个人，视为其文化遗产组成部分的各种社会实践、观念表述、表现形式、知识、技能以及相关的工具、实物、手工艺品和文化场所。这种非物质文化遗产世代相传，在各社区和群体适应周围环境以及与自然和历史的互动中，被不断地再创造，为这些社区和群体提供认同感和持续感，从而增强对文化多样性和人类创造力的尊重。[③] 同时指出："在本公约中，只考虑符合现有的国际人权文件，各社区、群体和个人之间相互尊重的需

① 倪项根,沈伟东.浅论中医药文化[J].中医药文化,2006(5)：25.
② 张春丽,李春明.非物质文化遗产概念研究述论[J].中华文化论坛,2007(2)：137.
③ 保护非物质文化遗产公约[J].中华人民共和国全国人民代表大会常务委员会公报,2004(2)：139.

要和顺应可持续发展的非物质文化遗产。"根据上述定义,《公约》又明确指出"非物质文化遗产"具体包括以下几个方面:(1)口头传统和表现形式,包括作为非物质文化遗产媒介的语言;(2)表演艺术;(3)社会实践、仪式、节庆活动;(4)有关自然界和宇宙的知识和实践;(5)传统手工艺。在 1972 年 UNESCO 通过的《保护世界文化和自然遗产公约》中,保护的重点是文物、古迹、建筑遗址、文化景观和自然遗产等,并没有非物质文化遗产的内容。相对于此,《公约》是对前者的一种补充,其所述的"非物质文化遗产"是以人为本的活态遗产,更注重的是技能、技术、知识的传承,保护的对象是文化表现形式和文化空间。

我国于 2004 年 8 月 28 日第十届全国人民代表大会常务委员会第十一次会议决定,正式批准中国加入该公约。2005 年,《国务院办公厅关于加强我国非物质文化遗产保护工作的意见》对"非物质文化遗产"的定义为:"是各族人民世代相承、与群众生活密切相关的各种传统文化表现形式和文化空间。"在其后《国务院关于加强文化遗产保护的通知》中,又定义为:"非物质文化遗产是指各种以非物质形态存在的与群众生活密切相关、世代相承的传统文化表现形式,包括口头传统、传统表演艺术、民俗活动和礼仪与节庆、有关自然界和宇宙的民间传统知识和实践、传统手工艺技能等以及与上述传统文化表现形式相关的文化空间。"

综上所述,中医药作为中华民族在与疾病作斗争的漫长实践和历史性观察认识中不断发展起来的原创性学科,包含着丰富的自然界和宇宙的民间传统知识和实践。它世代相传,与中国人民的生活密切相关,并随着中国历史的发展不断地被再创造,得到广大中国人民的认同和尊重。中医药学完全符合有关非物质文化遗产的定义,应当属于非物质文化遗产的范畴,是非物质文化遗产的重要组成部分。由此,中医药非物质文化遗产可以理解为,中华民族在其发展过程中积累的所有关于人体生命健康和疾病防治的知识和实践。这种知识和实践包含了中国传统医学大量的实践观察方法、临床技术、中药炮制工艺、组方配伍等理论知识和实践技能,不仅是代代相传的历史遗产,更是具有顽强生命力的宝贵财富,是"活"遗产,为中华民族以及世界人民都作出了巨大贡献。这种财富理应得到全人类的重视和保护,得到进一步的继承和发展。

二、关于中医药非物质文化遗产的"保护"

在《公约》中,对于非物质文化遗产的"保护"是有明确定义的:"'保护'指确保非物质文化遗产生命力的各种措施，包括这种遗产各个方面的确认、立档、研究、保存、保护、宣传、弘扬、传承（特别是通过正规和非正规教育）和振兴。"在英文版《公约》中所述的"保护"，UNESCO 使用的是"safeguarding"一词，实质上是针对非物质文化遗产保护的整体性与系统性而言。而译成中文的"保护"后，我们常常会简单地将它理解为英文的 protecting 或 protection，这种"还原"应当说是不全面的。其实我们不难发现，《公约》在对"保护"进行定义时，已经提出了它是针对一整套的保护工作的步骤和流程而言，包含了上述的 9 个环节，分别对应于保护工作的不同环节与对象。因此，所谓非物质文化遗产的"保护"，应该是一整套完备的工作程序，而不是一个单一的行为动作。

在《国务院办公厅关于加强我国非物质文化遗产保护工作的意见》中，也明确规定了我国非物质文化遗产保护工作的目标是：通过全社会的努力，逐步建立起比较完备的、有中国特色的非物质文化遗产保护制度，使我国珍贵、濒危并具有历史、文化和科学价值的非物质文化遗产得到有效保护，并得以传承和发扬。工作指导方针是：保护为主、抢救第一、合理利用、传承发展。这些说明对非物质文化遗产而言，保护是一种方法，但并不是一种目的。其目的在于非物质文化遗产最终得到传承和发扬。或者说，保护非物质文化遗产，一是要把它继承下来，二是要让它发展。这与《公约》中"保护"所涉及的最后几个环节应该说是吻合的。

中医药是中国传统文化的精髓，是世界文化遗产中最具特色和魅力的民族传统文化之一，时至今日仍在为中国人民乃至世界人民的健康服务，具有强大生命力。自从有关部门开始进行中医药申报世界非物质文化遗产工作之后，关于这个问题的讨论一直是个焦点。很多人担心中医药申请"保护"，是不是面临着即将消亡的困境？由于各种原因，中医药目前确实面临发展困境，但并不能说这就意味着中医药即将消亡。之所以产生以上的担心，源于中医药在发展中遇到的困难，可能也源于人们对"遗产""保护"这样一些字眼理解的片面性。"遗产"一词的中文理解更多是灰色的，在外文的翻译中却含有"人类智慧财富的传承"。而这里所说的"保护"也不仅仅是指对濒危物品的保护，更多的是指对有价值的东西的保护。所以，以申遗来促进保护，以保护来促进发展，让世界了解中医药，树立民族自信心，可能才是中医药申遗的最终目的。

由此，我认为中医药非物质文化遗产的"保护"，不应该仅仅停留在单纯的字面意义上，而应该更宽泛地理解为对中医药的研究、传承、宣传和振兴。

从这点上来说,我想中医药作为人类非物质文化遗产,要受到保护的还不单单是一些具体的技术、方法等,而是更深层次的东西,即中医药的思想、中医药的文化内涵。只有维护和强化这种中医药内在的生命源泉,才可能增进其自身"可持续发展"的能力。如果这种本质性的东西消亡了,中医药赖以生存的土壤不复存在了,那么对于构架在此之上的中医药的"保护"也就只能成为一种空谈。

三、中医药非物质文化遗产保护的方法和途径

(1) 各级政府应高度重视中医药非物质文化遗产的保护工作,制定并落实相应的具体政策法规措施,建立系统的中医药非物质文化遗产保护管理体制。近年来,为了保护我国的非物质文化遗产,国家出台了一系列的政策、法规和条例,并提出建立国家级和省、市、县级非物质文化遗产代表作名录体系,逐步形成有中国特色的非物质文化遗产保护制度。2006 年 5 月 25 日,我国公布了第一批 518 个国家级非物质文化遗产名录,其中传统医药以中医生命与疾病认知方法、中医诊法、中药炮制技术、中医传统制剂方法、针灸、骨疗法、同仁堂中医药文化、胡庆余堂中药文化、藏医药等 9 个项目榜上有名。同时,在2007 年 1 月召开的全国中医药工作会议上,时任国务院副总理的吴仪强调,要切实推进继承创新,充分发挥特色优势,坚定不移地发展中医药事业。3 月21 日,十六部委联合发布了《中医药创新发展规划纲要》,明确提出坚持"继承与创新并重,中医中药协调发展,现代化与国际化相互促进,多学科结合"的基本原则。这表明国家和政府对中医药事业和中医药非物质文化遗产工作都十分关心和重视。

但是中医药非物质文化遗产与其他非物质文化相比,有其自身的特殊性,包含的内容非常丰富,因此其保护工作是一项复杂的系统工程,需要各级政府的高度重视,在已经形成的非物质文化遗产保护制度基础上,建立系统的专门的中医药非物质文化遗产保护管理体制。如在梳理目前中医药非物质文化遗产保护工作的现状和存在问题的基础上,制定并落实相应的具体政策法规措施;组织成立相关的专家监督组,以保证这项工作快速、有效地启动运转,促进中医药事业更好地发展。

(2) 加大对中医药非物质文化遗产保护的宣传力度。中医药是中国传统文化重要的组成部分,具有鲜明的民族特色。她的历史源远流长,一直以来在民间

拥有广泛的群众基础。很多中医药知识，特别是养生的理论、方法等早已融入百姓的生活。然而，伴随着中国传统文化在近代中西方文化之争中的落败，基于中国本土文化之上发展起来的中医药学，也逐渐失去了其学术思想上的依托，成为无源之水、无本之木。与此同时，现代医药学日益进步，并成功确立为当今世界医药学领域的学术标准。这使得中医药学以疗效赖以自存的领域开始萎缩，并且不得不从基于西方文化的科学思想及现代医药学知识体系的坐标中寻找符合自身价值及其合理性的依据。中医药非物质文化遗产保护工作，正是要在整个社会传统文化影响日益淡化的今天，找回中医药开始慢慢流失的群众基础，找回中医药文化的根——中国传统文化，重塑民族自信心。因此，在保护中医药非物质文化遗产过程中，加大宣传力度，引导人们正确理解和对待这项保护工作变得十分重要和迫切。如通过报纸、电视、网络等开展专题宣传，组织专家义务宣讲队走进社区作讲座，举办中医药文化展览，开展一系列与中医药相关的文化活动等。通过这样的宣传，让社会更深层次了解和认识中医药，促进中医药事业的发展和进步。

（3）重视传承在中医药非物质文化遗产保护中的核心作用。传承的本质就是文化的延续①。中医药非物质文化遗产，不同于一般的物质遗产，它是一种"活文化"，必须由人去延续。这种延续不是简单的继承，也不是短期行为，而是"世代相传"，是使有价值的中医药非物质文化遗产可持续地长期保护下去，也就是中医药非物质文化遗产的传承。这种传承指明了中医药非物质文化遗产保护的根本目的，同时也提示保护并不是一成不变地全盘接受，而是在保持其根源——中医药文化内核不变的基础上，取其精华，去其糟粕，不断地创新、发展。

各种正规和非正规的中医药教育是中医药非物质文化遗产传承的主要方式。特别是高等中医药教育经历了50多年的风风雨雨，为新中国的卫生事业输送了一批又一批的高等中医药人才，他们都是中医药的传承者。要做好传承，就必须培养出优秀的传承者。这些传承者不仅要有扎实的中医理论基础，精湛的诊疗技术，高尚的医德和一颗热爱中医的心，更要有创新的思维。师承教育是中医传统教育方式，为中华民族培养了无以计数的名医。中医药非物质文化遗产保护工作也应该重视师承教育的"保护"，挖掘出它的优势，并将其有效地融合到现代中医教育体系中。

①　祁庆富.论非物质文化遗产保护中的传承及传承人[J].西北民族研究,2006,50(3)：119.

（4）加强中医临床实践是中医药非物质文化遗产保护的另一种途径。中医药本身是一门来源于实践的学科，同时又在实践中不断得到检验，因此谈到中医药非物质文化遗产的保护，也就离不开中医临床实践。如果说中国传统文化是中医药的根，那么中医临床实践就如同不断向中医药输送营养的仓库。有了根，才能立足生存；有了营养，才能枝繁叶茂。这两者是缺一不可、相互依存促进的。正因为中医药具有文化性和科学性的双重属性，所以如果在中医药非物质文化遗产保护的过程中，忽视了中医临床实践，片面强调中医药文化内涵，就不可能做到真正的保护、传承和发展。现在很多中医院使用中医药诊疗的比例十分低，相当一部分讲授中医药课程的一线教师没有临床机会和经验等等，这些问题都应在中医药非物质文化遗产保护过程中得到关注和重视。

相比于其他非物质文化遗产来说，因为中医药涵盖的内容比较多，因此中医药非物质文化遗产保护也具有其特殊性、复杂性和艰巨性。目前，中医药正在积极申报世界人类非物质文化遗产，这些本身也是对中医药非物质文化遗产进行保护的一种很好的方式。希望通过这样的举动，能让我们正视中医药曾有的历史辉煌，重振中医药雄风，让中医药这枝奇花异葩在中国医学史乃至人类历史上绽放出更加灿烂的生命之光！

本文作者沈劼，发表于《南京中医药大学学报（社会科学版）》2007 年第 4 期

中医文化
哲学思考

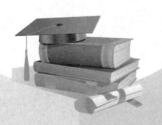

中西医结合的方法论思考

中西医结合研究尽管已有近半个世纪的实践，但迄今为止，在中西医能否结合的问题上仍存在着分歧，并正引发进一步的争论。争论的一方认为，中西医分属于"形而上"与"形而下"科学，两者在研究对象、研究方法和基础理论上具有不可通约的特性，导致了中西医之间只可共存而不能结合。另一方则认为，中西医学均存在"形而上"与"形而下"不可分割的两个方面，并从阴阳对待、通约关系出发，引出中西医学是可以结合和理应结合的结论。那么，中西医之间究竟能否通约与结合？既然"通约性"问题是中西医结合争论的焦点，本文就从西方科学哲学家托马斯·库恩的不可通约性论题出发，从方法论角度对中西医结合有关问题进行一些理性思考。

一、中西医理论范式的难以通约性

"范式"与"不可通约性"是库恩在其《科学革命的结构》一文中提出的重要概念和命题。在库恩看来，"范式"在广义上是指"由一定共同体成员具有的一整套信念、价值、技术等等"①，它决定了这一共同体研究什么和怎样研究。由于把范式的转变说成是格式塔的转变、世界观的根本改变，库恩否认新旧范式（理论）之间的相容性，而认为它们之间是不可通约的。从字面上看，"不可通约的"是"不可公度的""无共同尺度的"或"无比较的共同基础"。因此说两个范式或理论之间是不可通约的，就是说它们之间无共同尺度或无共同基础可以比较。库恩的"不可通约性"理论的提出具有一定的合理性，首先它破灭了逻辑经验主义试图通过建立形式化语言，以保证科学思想绝对无误的美梦；同时它提出了不同理论、语言之间交流的复杂性，促进了人们对这个问题进行深入的研究。

众所周知，中西医分别诞生于不同的文化土壤，受不同文化传统的影响和思维方式的制约，造成了二者在观念形态、器用特征、致知方法、医家行为规范乃至

① 库恩.科学革命的结构［M］//中国社会科学院情报研究所.科学学译文集.北京：科学出版社，1980：81.

审美意趣等方面的明显差异,从而形成了大异其趣的两种医学范式。中西医之间不仅存在着传统与现代的"时间性"上的差异,而且存在着东方与西方科学传统的"空间性"的不同,二者的差异从某种意义上要比库恩所言的新旧范式之间的差异还要大。近几十年来中西医学比较研究和中西医结合实践将这种差异深刻地展现在人们眼前。中西医的"汇而未通"与"结而未合"的事实表明了二者在许多方面确实存在着一定程度的难以通约性。

首先,中医基础理论与西医基础理论之间存在着难以通约性。藏象学说是中医基础理论的核心,而解剖学的脏器概念则是西医理论的基本要素。藏象学说中的心、肺、脾、肝、肾等脏腑的名称,虽与西医学的脏器的概念相同,但在生理、病理的含义上却不同。建立在司外揣内、取象比类、经验反证基础上的中医藏象学说,除有较为粗略的解剖印记外,它本质上是一个归纳人体各种功能和表象信息的符号系统,其关注的主要是功能及关系,是"四时之五脏"而非"血肉之五脏"。根据经典理论的论述和现代研究的验证,西医解剖学的"五脏"的结构和功能已经比较清楚,而中医"五藏"的未知问题远远超出"五脏",其功能不是同名解剖器官的功能,差不多每一"藏"都是一个涉及多器官、多系统的相对独立的"功能性单元",具有"超解剖"结构,与西医脏器难以通约。

其次,中医的证与西医的病也难以通约。证与病是中西临床医学中的两个核心概念。把证本质研究作为主攻方向,是近年来中西医结合研究的突出特点。一般认为,证本质研究是揭示中医学术奥秘的中心环节,证本质研究的成果将使中、西医有可能在基础和临床方面进行广泛深刻的对话、沟通、渗透和融合。因此,在具体研究中,把握证的客观指标,便成为每个研究者渴求的主旨。当前,客观指标的选择几乎无所不包地涉及现代医学的各个方面,大至脏器、腺体,小至微细结构、分子生物学水平。现代研究已经揭示出:中医证的诊断常常包括现代西医的多种疾病,这种"一证串多病"的状况从根本上决定了证的客观化研究走向了一个不可证实的误区"[1],成了制约证实质研究的瓶颈。所以在证的客观化研究中,总是出现与期望结果完全背离的情形,却难于找到客观的特异性指标。

再次,现代研究方法与中医理论难以通约。为了揭示中医理论的现代本质,使中医理论走上现代化道路,借助西医动物模型方法来研究中医理论的"本质"成为中医理论现代化研究的主要方法。利用中医病因学原理,在低等动物身上复制中医证型的研究进行了多年,但取得的实用性成果却寥寥无几。著名中医

---

① 　陈少宗.中医诊断客观化研究的误区[J].医学与哲学,1998,19(7):360.

学家周仲瑛教授也指出：“大量事实证明，这种研究方法并不能从根本上带动中医的发展。”①

最后，中西医理论语言之间难以通约。在中西医语言体系中，西医以科学语言为主，而中医以自然语言见长。中医的概念由于缺乏严格的定义，其内涵的多义性和外延的不确定性决定了中医只能选择自然语言。与科学语言的单义性与确定性相比较，自然语言具有多义性、歧义性等特点。因此，多义、歧义的中医自然语言难以用单义的、精确的科学语言转译过来。特别是中医的理论概念大多数是一种哲学概念和人文概念，如阴阳、五行、六淫、命门、三焦、气化、君臣佐使等就难以与细胞、分子、病毒、抗菌、消炎等概念通约。

由此可见，中西医理论范式之间确实存在着难以通约性。因此，有人据此对中西医结合产生了认识上的困惑，甚至信心上的动摇。认为中西医结合本身就是一种错误的提法，是医学的乌托邦，从而贬低甚至否定中西医结合。有的认为“正是所谓‘中西结合’导致了中医学发展战略的严重失误”②。有的甚至认为结合就是消灭，就是用现代医学消灭传统医学，所以有“结合一点，消灭一点，彻底结合，彻底消灭”之说。细究之，产生这种困惑的认识论原因有二：一方面，中西医理论范式之间确实存在着难以通约性；另一方面，中西医结合概念本身的模糊不清。为了澄清这一问题，就需要对中西医结合的概念进行一些深入的思考。

二、何谓“中西医结合”

“中西医结合”这一概念，是 1956 年毛泽东“把中医中药的知识和西医西药的知识结合起来，创造我国统一的新医学新药学”的讲话之后提出的，多年来一直是一个内涵不清晰、外延无定界的概念。至今在对这一概念的理解上还存在着分歧，甚至出现简单化和庸俗化的理解。有的把懂一点中医又懂一点西医的人称为中西医结合；有的把临床上中西药并用或杂投称为中西医结合；有的把中西医课程混合安排称为中西医结合；有的把用西医还原性研究方法研究中医知识体系的做法称为中西医结合；有的把管理西医的方法套搬到中医管理上称为中西医结合；有的把用西医实验研究方法对中医的验证、解释、改造称为中西医结合；等等，不一而足③。

①　周仲瑛.中医现代化应避免四个认识误区[N].中国中医药报，2002-12-16.
②　何足道.中医存亡论[M].北京：华夏出版社，1996.31.
③　陈士奎.关于“中西医结合”基本概念的认识[J].医学与哲学，1998,19(12)：621-625.

　　关于中西医结合概念存在着多种理解,归纳起来,无外乎两种,一种是狭义上的理解,也是其本义,即以毛泽东的"把中医中药的知识和西医西药的知识结合起来,创造我国统一的新医学新药学"指示的原初含义,如"所谓中西医结合,就是把中医和西医学统一起来,发展为一种新医学"①。另一种是广义的理解,即"中西医工作者相互合作,中、西医学术互相配合以提高临床疗效为目的的实践过程,谓之中西医结合"②;"根据当前实际情况,中西医结合应当正名为中西医联合或配合为妥"③。狭义上的中西医结合,即以创立一种统一的新的医药学为目标的结合,由于这种目标对于当前的中西医结合实际来说还比较遥远,目前中西医在这层意义上尚处于"结而未合"的状态,于是有人便怀疑这一目标能否实现,从而提出了第二种广义的理解,即将中西医两种理论、两种方法相互配合或联合,以提高临床疗效为目的的结合。实际上,这两种提法是从不同的层次上来界定中西医结合的,两者都有合理的一面,但我们不能人为地把二者割裂开来。如果将中西医结合目标划分为最低目标与最高目标,那么最高目标就是将中西医学融合为一体,创造一个新的统一的医药学;最低目标则是目前中西医结合工作正在进行的运用中西医两种知识和方法,以提高临床疗效为目的的中西医联合或配合。对中西医结合的理解如果局限于最高目标而忽视其最低目标,实际上是无视中西医结合的长期性和艰巨性;相反,如果仅局限于最低目标,而忽视甚至否认了最高目标,容易导致将中西医结合简单化,将中西医结合仅看成了临床诊断上"辨证"与"辨病"的"互参",治疗上中西两法"互补"、中西两药"并用"。实际上,最低目标和最高目标之间并不是对立的,而是同一过程中的两个不同发展阶段,人为将两个阶段分离开来容易导致认识上的偏差和实践中的盲目。

　　"'结合'是指在承认不同事物之间的矛盾、差异的前提下,把彼此不同的事物统一于一个相互依存的和合体中,并在不同事物的和合体过程中吸取各个事物的长处,克服其不足,取长补短,把不同然而相关事物有机地合为一体,使之达到最佳组合、融会贯通,由此促使新事物的产生,推动事物的不断发展。"④正因为我国同时存在着两种不同理论体系和方法的中、西医药学,才出现了中西医结

①　祝世讷.关于中西医结合的理论思考[J].山东中医药大学学报,2000,24(1):5.
②　李致重.中西医结合定义的研究[J].中国医药学报,1995,10(2):10.
③　杨维益.从联合到结合——中西医结合的反思[J].中国医药学报,1997,12(5):6.
④　陈士奎.关于"中西医结合"基本概念的认识[J].医学与哲学,1998,19(12):621.

合研究。中西医结合首先应承认中西医之间的差异,没有差异就没有结合的必要;同时也应承认中西医之间存在着共性,没有共性就没有结合的基础。中西医结合正是建立在中西医之不相同但彼此又有密切联系的不可分离关系及互补关系基础上的"和而不同"或"不同而和"。中西医结合过程,也就是两种医学之间从差异、互补逐步走向渗透、融合的过程。当然,中西医结合如同任何新生事物的产生和发展一样,不可能一蹴而就,而有一个由点到面,由简单到复杂,由表及里,由临床实践到系统理论,由中西医互相合作,到中西医学的有机结合,由初级到高级等循序渐进、不断深入、逐步发展的过程。

三、中西医结合的必然性

一般而言,中西医结合存在着临床结合与理论结合两个层面。从目前中西医结合现实来看,重点应放在前者。医学,不管是中医、西医,还是中西医结合,首先应为临床服务,解决临床中遇到的治疗疾病的问题。中医学的一大特点就是中医理论对临床实践的依附性。中医理论直接来自并服务于临床实践,离开了临床,中医理论就成了无源之水、无本之木;脱离临床,寻求单纯的中西医理论融合的努力是不现实的。中西医结合点首要任务是不断提高临床疗效,保障人民健康,对同一患者结合使用中西医两种诊治方法,提高了疗效,这个新的疗效就是中西医在临床上的结合点,现代中西结合在临床许多疾病的诊治上确实获得了单纯采用中医或西医方法所不能够取得的疗效。在确定提高临床疗效基础上,采取宏观与微观相结合的研究方法阐明其内在机理,这就是中西医在理论上的结合点,也就是中西医融会贯通之处,也可以说是新医学派新理论的生长点。

在中西医临床结合的必要性与可行性问题上一般不存在太大的分歧,但在关于中西医理论能否结合问题上却存在着诸多争论。中西医理论之间是否真的没有可通约之处? 前面我们已经讨论了中西医理论范式的难以通约性,但"难以通约"并不等于"不可通约"。库恩在早期论述理论语言的不可译性时,明确坚持它们的不可交流性,因而有时他使用"交流的中断"这样的说法,但遭到了来自各方面的批评。有人指出:库恩一方面坚持语言的不可交流性,另一方面又写了大量的文章与其他科学哲学家进行了广泛的论战和交流,这不是自相矛盾吗? 库恩后来修正了自己的观点,认为语言具有不可通约性和不可译性,但却是可以"部分交流"或"不完全交流"。这就是说,观点截然对立的派别通过彼此交流,其观点是可以在一定程度上进行比较的,只是不存在着一种"中性"语言,能够将两种语言二者完全对等,没有损失地翻译过来。根据中西医理论的难以通约性来否定中西医结合的可能性,是只看到了中西医难以通约的一面,而忽视了中西医之间在一定程度上、在一定范围之内的可通约性、可交流性。毕竟,中医与西医都是医学,其研究对象和研究目的的一致性决定了中西医在一定层次上的可通约性。而中西医理论结合的主要突破口、结合点就是在中西医可通约性方面。

尽管中医藏象学说与西医脏器学说之间存在着重大的差异,但二者都是有解剖学基础的。在《内经》里就有许多人体解剖方面知识的记载,只是后来中医理论的发展没有完全走上形态解剖的道路,而是采用了"司外揣内"的功能观察与取象比类的方法,走上了以整体功能为基础的道路。在《内经》和《难经》中,可以广泛摘取有关脏腑在体内的部位、大小、长短等直接或间接的形态方面的阐述。在引入阴阳五行等哲学概念后,中医的许多理论概念逐渐"功能化"了,但一些原始的解剖形态仍保存在这些概念中。就连今天的中医基础理论教科书中也承认:"中医藏象学说中一个脏腑的生理功能,可能包含着现代解剖生理学中几个脏器的生理功能;而现代解剖生理学中的一个脏器的生理功能亦可能分散在藏象学说的某几个脏腑的生理功能之中。"①

中西医在语言上不仅存在着中外的差异、古今的不同,而且还存在着科学语言与自然语言的分野。将中西医语言完全不加损失地翻译过来,显然是不现实的。结合中西文化背景对中西医语言进行翻译、诠释,不仅是必要的,而且也是可能的。如今世界范围的中西医广泛交流在一定意义上说明了中西医语言的可通约性。越来越多的学者已经意识到,中医在现代化的同时必须国际化,而国际化的前提就是中医语言的国际化。

中西医除了在临床与理论上能够寻找到可通约之处和结合点外,在自然观和生命观上亦存在着汇通之处。真正含义上的中西医结合,不仅仅是临床实践和基础理论的融合,同时也是二者在自然观和生命观方面的融会贯通、相互补充。自20世纪80年代后,随着东西方文化交流的进一步加深,促使人们对东西方自然观各自的优点和局限进行深刻反省和新的探索,以致出现了这样一股越演越烈的潮流,西方人纷纷从东方自然观中寻找理论智慧,而东方人开始注意向西方自然观学习,来弥补自身的不足。正如普里戈金所指出的:"西方科学和中国文化对整体性、协和性理解的很好的结合,将导致新的自然哲学和自然观。"②

---

①　印会河.中医基础理论[M].上海:上海科学技术出版社,1984:29.
②　普里戈金.从存在到演化[J].自然杂志,1980(1):14.

承认中西医之间存在难以通约性的一面具有一定合理性,这对于我们深刻认识中西医之间的差异,把握中医特色,具有重要的理论指导意义。同时,承认中西医之间在一定程度上存在着可通约性的一面,为中西医在理论和实践上进行结合提供了理论基础,并指明了发展方向。过分夸大中西医学范式不可通约性,将中西医看成是两条永不相交的平行线,把中西医的差异看成是"京剧"与"歌剧"、"太极拳"与"广播操"的不同,必将导致中西医的不可比性,最终从根本上否定中西医结合的可能性,甚至拒绝用现代科学技术来研究和发展中医。忽视和否定中西医之间存在着的难以通约性同样也是不可取的,这种观点无视中西医的本质性差异,在实践中往往在中西医之间进行的"对照""互释""互参",简单地利用西医的理论和方法来取舍、验证、改造中医,其结果必然导致"中医西医化"。

从认识论方面看,中西医结合的必然性是由两个方面来决定的:一是中西医研究对象的统一性,即中西医都是研究人的健康与疾病现象和规律的;一是真理的一元性,对统一规律的真理性认识只有一个;对统一对象的真理认识要统一为一个一元化的理论体系。"医学科学理论的真理性决定着,中医和西医可以对同一对象进行不同的研究,但最后对同一规律的认识必然要服从同一真理,对同一研究对象的真理认识要统一为一个一元化的理论体系。"①

从中西方科学技术发展规律上看,中西医结合有其历史必然性。中医与西医的差异不是唯一的,是东西方之间在多种学科上的差异中的一种。随着西学东渐,西方科学先后与中国传统科学统一起来。由于人体的高度复杂性和医学目的的特殊性,造成了中西医之间还保持着各自独立性,至今没有走向统一。李约瑟的"世界科学演进律"指出:"一门科学研究的对象有机程度越高,它所涉及的现象综合性越强;那么在欧洲文明与亚洲文明之间,它的超越点与融合点的时间间隔越长。"②历史是一面镜子,只要承认中医学是科学,中西医之间就必然走向融合,这是不以人的意志为转移的历史客观规律。

中西医结合的必然性是从中西医学发展的趋势上来看的,要使这种必然性向现实性转化是需要一定条件的。中西医理论范式的"融合点"尚未到来之时,在理论上做硬性的结合是不可能实现的,用一方取舍或取代另一方更是违背历史规律。由于两种范式的深刻差异性,中医与西医理论不可能在现有发展水平

---

① 祝世讷.关于中西医结合的理论思考[J].山东中医药大学学报,2000,24(1):4.
② 潘吉星.李约瑟文集[M].沈阳:辽宁科学技术出版社,1986:212.

上直接"合并"而统一,必须通过在各自充分发展的基础之上,在新的水平上实现结合。中西医之间不仅存在着"空间性"差异,而且还存在着"时间性"差异,因此,中西医结合的一个重要条件就是中医走向现代化。中医现代化不同于中西医结合,中医现代化是中西医结合的必经阶段和必要途径。同时,西医学也存在着现代发展的问题,通过中西医现代化,使得中西医在理论基础、思维方式、概念语言等方面实现统一。当然,这种结合不是也不可能是二者的绝对一致和完全等同,而是统一性与多样性的辩证统一,是包含着多样性的统一性。

四、中医发展需要多元模式互补

承认中西医结合存在着必然性,并不意味着中西医结合是中医学发展的唯一模式。20世纪中国医学一元主义失败的教训告诉我们,就目前中医与中西医结合现实状况来看,中医的发展道路也应是多元的、多维的。在中医发展模式上,目前存在着多重向度:纯粹以传统医学为本体的发展模式、中西医结合发展模式、中医现代化发展模式、传统医学与传统医学间不同理论和技术的结合模式等。孤立地坚持其中任何一种发展模式,而排斥和否定其他的发展向度,就不可避免地遭遇到难于克服的困惑,甚至出现两难选择的"悖论"。目前走出困境的唯一选择就是对各种模式的宽容和尊重。陈可冀院士也指出:"传统中医药只有确认多元化继承和发展的模式,才会有强大的生命力。"[①]以继承为主的传统中医尽管在理论体系、治疗手段上如今已显得有些"陈旧"与"朴素",但其临床的有效性和丰富的人文内涵是中医目前和今后赖以生存和发展的价值所在。中医现代化的道路上尽管困难重重,但中医学毕竟是一门认识人体和治疗疾病的科学技术,中医的临床经验和治病方药必然有其内在的本质和机理,用现代科学的方法和手段对这些经验事实背后机理的揭示,不仅能为中医学走向世界铺平道路,为现代医学的发展提供新的思路和生长点,而且也能够为中西医结合创造必要条件。中西医结合尽管在理论范式上至今尚处于"结而未合"的状态,但传统中医学在技术上与西医的结合将主导中医的临床实践。尽管对于中西医结合存在着这样或那样的看法,但20世纪后半期,特别是80年代以后,不管人们是否自觉,都在不同程度地卷入到中西医结合这一广阔的领域。在中国医疗主流中,在可见的未来,纯的中医和纯的西医还是会有的,但多数医生都是中西兼通,只是有的以西医为主,兼通中医;有的以中医为主,兼通西医。

---

① 陈可冀.中医药学发展应采用多元模式[N].中国中医药报,2002-10-28.

　　展望 21 世纪,中西医结合将会普及,结合的水平也将不断提高,结合的形式也不是唯一的,而是多样的。中西医结合专家吴咸中教授曾预言 21 世纪的中西医结合主要有以下 3 种形式:交叉兼容、中西互补、结合创新。中西医结合的第一种形式就是兼容并用。兼容不仅局限在药物上的相互应用,在理论、方法与手段等方面的兼容也将普遍展开。中西互补是中西医结合的进一步发展,是一种已被公认并已取得丰富经验的结合形式。尽管在理论上中西医还没有统一,在作用机理上还不十分清楚,但已收到良好的疗效。这样的结合暂称之为互补性结合,这是中西医结合的一大优势,也是中西医结合不可逾越的阶段。结合创新是高层次的中西医结合,也是中西医结合的根本目标。不可能一旦结合就立即创新,但在某些理论或观点上,在某些疑难病症的治疗中,通过长期实践及认真探索,可以在一定范围,由点到面,由浅入深,逐步实现创新。

　　本文作者张宗明,发表于《南京中医药大学学报(社会科学版)》2003 年第 3 期

实 话 中 医

——中医学及其发展的哲学思考

将实话与中医学的哲学思考联系起来,俗人之事,俗人之见。然而在对中医学发展的论争中,笔者总觉得有许多简单些的实话,被高深的理论抛之一边,所以以俗语实话为起点,也作中医发展的分析与思考。

一、中医学与自然科学

中医学,是当今世界医学科学中仍在广泛应用的最古老也是最具系统性、哲理性、经验性的传统医学。然而,它却不是可以用近代自然科学理论理解的医学理论。

之所以这样说,是因为:其一,人们无法按照自然科学的眼光,用现代语言来规范中医学的概念、原理和它的逻辑结构。中医学一直是用古代哲学语言,在元气论的自然观下,以阴阳五行学说为指导而构建的一个医学体系。今天人们虽然可以观测到人体内 cAMP 与 cGMP 的变化与阳虚证有一定的关联[①],但要用之解释中医学中人体阴阳的消长变化,显然力有不及。人们无法在人体的细胞、分子中确定它们的阴阳属性,也无法从自然科学对人体观察的生命系统如神经、呼吸、循环、消化、泌尿生殖等中间去模拟它们诸如中医学所理解的生命系统间生、克、乘、侮的辩证关系。甚至,在科学技术发展到人类可以进行宇宙探索的今天,人们也还无法用自然科学的原理说明中医学中最基本的"气"的概念。今天,中医学家们在临床上可以使用最现代化的诊疗手段来帮助自己从西医学的角度明确疾病的名称及其疾病的转归,但在治疗手段的选择、药物或物理手段的给予上,其思维的方式,仍然依靠传统理论的指导。

其二,中医的理论与临床疗效,还无法像西医学那样在自然科学实验的条件下得到证实与证伪,每一张处方也很难重复验证。中医名家的成长,更多地不是

---

① 国家中医管理局.建国 40 年中医药科技成就[M].北京:中医古籍出版社,1989:22.

得益于实验研究的成果,而是有赖于临床实践中的经验累积及个人对中医理论的临证感悟。抗生素、生物制剂的运用并不能动摇中医学辨证施治的理念;X光到CT的技术进步也不能取代"察脉观色"的重要地位。在一系列让人思考的现实中,一个有趣的现象是:中医高等教育近半个世纪的培养,还没有造就出中医界普遍认同的如丁甘仁、岳美中、蒲辅周那样能代表一个时代的大师来。今天,虽然许多学者热衷于在实验室中建立中医"证"的模型,然而这种孤立的模型,到了临床上活着的生命体中,并不具有普遍的指导意义,中医名家仍然是以自己的经验感悟散发着自身的影响力。各级中医医院,在其设备方面争相与同级西医院看齐,实行中西医双重诊断,治疗上中西医并举,但在纯粹中医的诊疗技术中,并没有更新传统中医理论等等。

其三,在中医理论体系内部不可分割的中药理论,似乎已经走入自然科学的实验领域。"要实现中医的现代化,必先有中药的现代化",也似乎正在成为一种时尚。从中医学发展的角度,人们也曾将中医现代化的希望寄托于中药的先行自然科学化,但最终人们仍然发现,当中药被分离提纯后,提纯物的运用已经不再需要中医理论的指导,提纯物本身也不再是本来意义上的中药,而只能是替代西药化学品的自然药物。那提纯了的许多单体及由此而来的研究成果,并不能影响中医的临床思维,用途广泛的丹参提取物与被称为复方中医成果的脉络宁注射剂,完全不再需要中医辨证施治的指导。

中医学产生于近代自然科学之前的中国古代,与近代自然科学相距遥远。当近代自然科学随着东西文化交流传入中国时,多少中医翘首期盼将中医理论融入自然科学之林,或者至少可以用人们能够普遍接受的自然科学说理方式证明或解释自身。然而,从19世纪中后期开始中医学在中国的主流地位开始让位于西医学、被西医学所超越至今[1],历经中西医汇通、医学衷中、中医现代化、中西医结合等各种路径和几代人的尝试,但纯中医的传统理念与西医学的自然科学理念仍然不能走在一起。虽然,今天的中医界很少有人不明白中医学远离自然科学的这一现实,但以自然科学的最新成果,研究并发展中医,仍然是这一时代中医的一个强音。这也是一个十分有趣的现象。

远离自然科学的中医与用自然科学的最新成果研究与发展中医,都是中医界的实话。

---

[1]　潘吉星.李约瑟论文集[M].沈阳:辽宁科学技术出版社,1986:215.

二、远离自然科学的中医学是什么样的科学

中医学从它诞生的时候起,就不是单纯的自然科学。从其起源上看,与西医学一样,都与各自时代的哲学有着水乳交融的关系。只不过随着自然科学的革命,西医学同其他自然科学一样从哲学中分离了出来,而中医学却一直在与中国古代哲学、传统文化"交融"着不可分离。之所以没有也不能融入近代自然科学,是由其自身的理论体系与思维特征决定的。

1. 中医元气论的自然观

中国古代哲学在探索人与宇宙的本源的过程中,提出了世界万物都是由连续形态的物质——元气所构成的这一自然观。元气"聚则成形","散而归之太虚","天地合气,万物自生"。世间万物皆由阴阳二气组成。中医学正是用这一哲学思想认识人的生命化生以及生命活动的过程的。《素问·宝命全形论》中说:"人生于地,悬命于天,天地合气,命之曰人。"[①]《素问·天元纪大论》中说:"太虚寥廓,肇基化元,万物资生,五运终天,布气真灵,总统坤元,九曜悬朗,七星周旋。曰柔曰刚,幽显既位,寒暑弛张,生生化化,品物成章。"[②]进一步用这种阴阳之气的运动变化,认识人的生理病理变化。《素问·病能论》中说:"《上经》者,言气之通天也;《下经》者,言病之变化也。"[③]将"气"的理论广泛应用于研究人体的生理病理变化。元气论的应用,使中医理论对人的研究,一直遵循着"天人相应"的哲学理念,将人体的生长衰老一直放在自然和社会环境的变化中,因时、因地、因人制宜地加以分析、思考。而这种元气论的自然观与西医学最初将人的生命本体视为由基本的物质——元素构成的理念是不同的。直到今天,自然科学依然不能完全认识元气论的物质基础与表现形式,也就无法用自然科学的具体理论来取代或否认中医学的这一理论基石。

2. 中医学系统观的方法论

在元气论的基础上,天人相应的阴阳学说,成为中医学理论基础中核心的内容之一。如《素问·阴阳应象大论》所言:"阴阳者,天地之道也,万物之纲纪,变化之父母,生杀之本始,神明之府也。治病必求于本。"[④]进一步将阴阳互根、消长、平衡、转化以及升降出入的理论,联系到中医学的脏腑、气血、津液等学说中,就形成了中医学以追求人的"阴平阳秘"的动态平衡为目标的生命调节理论。所谓"治病必求于本",正是指导人们于病理变化的阴阳失调中,找回其和谐。

---

①②③④　王冰.黄帝内经素问[M].北京:人民卫生出版社,1963:1063,159,364,258.

同样的道理,用金、木、水、火、土五类说明事物运动变化过程中各相关因素联系与影响的五行学说,被应用来构筑人体生命活动的系统,并用来说明人的生命活动变化的过程。还如《素问·阴阳应象大论》中说:"天有四时五行,以长生收藏,以生寒、暑、燥、湿、风;人有五藏化五气,以生喜、怒、悲、忧、恐","水火者,阴阳之征兆也;金木者,生成之终始也"①。五行的生、克、乘、侮,是人体生理病理演化的基本形式,形成了人体生命系统的特定状态。在病理状态下即是中医所说的"证"。阴阳与五行学说的结合应用,反映出中医学观察与认识疾病的辩证思维方法。这一思维方法,今天用系统科学的观点分析,具有系统科学的一般特点,诸如在"黑箱"方法、系统论的方法、信息论的方法、耗散结构理论中,都可以找到中医学思维方式的影子。但由于中医学的系统方法不是像当代系统科学建立在数理逻辑与定量化的实验基础之上的,因此也就无法用自然科学的实验来模拟或复制中医学理论所描述的人体生命的系统变化。

3. 中医诊治病症的思维加工过程

中医学对疾病的诊疗过程——辨证论治的过程,是运用中医学自身的基本概念(来源于对人体生命现象的观察、类比、抽象,带有浓厚的形象思维痕迹),对临床现象进行思维整理、加工、抽象、推论的过程。它是中医学理、法、方、药理论的综合运用过程,既是指导中医临床的理论原则,又是解决实际问题的方法。它主要是运用四诊(望、闻、问、切),对病人的各种临床表现进行尽可能详细的观察、搜集,然后将各种表现和体征进行思维整理,根据其主要特征分别用"八纲(阴阳、表里、虚实、寒热)辨证"确定其基本的属性,在此基础上分别采取"六经辨证""三焦辨证""卫气营血辨证""脏腑经络辨证"等辨证方法确定疾病的类型。再根据征候特征进行"审证求因"的推理,判断其发病原因,进而结合地域、时令乃至病人自身年龄、性别、体质、职业等各种特殊的社会活动状况的心境状态、性情特征(个性倾向)得出辨证的结论。这一结论的得出也就决定了后续的治则、治法及方药的选择与运用。这个过程就是中医学辨证施治的过程。这种依靠医生个人的思维过程,主观的经验与感悟是影响其诊疗水平一个重要因素,名医与普通中医的区别大体上也来源于此。在教科书上,人们可以抽象出中医师们大都遵循的理论依据,却很难归纳出临床上千差万别、有时只可意会的经验与感悟。这种思维过程并不需要近代自然科学的介入便可以实现,而要在实验室中、计算机上来模拟中医师的思维过程,就目前的自然科学发展水平看来还是不现

---

① 王冰.黄帝内经素问[M].北京:人民卫生出版社,1963:31.

实的。许多模拟名医的计算机诊疗系统并不能广泛应用便是证明。

中医学就是这样的一种传统医学，并不借助近代自然科学的支撑，却是有效的医学。如果说今天在国内已经找不到没有西医学技术支撑的中医医院的话，在国际上，却在不断涌现出各种各样的纯中医的诊所。这是放眼世界的又一中医实话。

三、中医学脚下的道路

在西医学成为中国的主流医学之前，中医学一直按照自身的发展样式，呈现着不同的学术流派，形成了今天中医学的各家学说。而在西医学成为主流医学之后，中医学也就失去了流派之争与流派的发展。人们今天观中医之各家学说，都只是既往中医学史中的事件了。同西医学一样，全国的中医学校只有一种国家统一的、所有中医都要临摹的统编教材。中医学的发展道路在中国似乎也只剩下中医现代化和中西医结合的时代召唤。只有在与西医学的比较中、在与自然科学的支撑处才有发展的希望与未来。

古有邯郸学步者，最终失去了本来属于自己的特点。当一批批中医按照西医学的实验方法来印证中医理论，希望能让中医走上形态学研究的方向时，几十年的努力也没有证明出一个基本的中医概念，只是使中医教材中多出了一些"相当于"。而中医的科学研究几十年来从指导思想到行政管理一直全盘照搬西医学与药学研究的方法，因为这是科学的方法。然而实话的疑虑是不知还要重复多少已经被束之高阁了的"研究成果"，而中医学的科学研究却怎么也看不出像其他自然科学般的日新月异。

历来也都有高屋建瓴者，指示着中医学的发展方向——用现代科学的最新成果，研究与发展中医。于是多学科对中医的研究方兴未艾，似乎从每一个学科中都能找出中医学具备的某些特点，然后又回到中医理论自身。就像是"中医学能够接受来自各门学科思想的大量渗透，却不允许其具体的、直接的内容在中医学中移植、生存。就是说，中医理论能吞吸掉多学科所提供的物质、能量和信息，这一现象类似现代天体物理中的'黑洞'，中医学理论成了自然科学发展史上的'奇点'"[①]。也有在日益发展的西医学面前耻于中医的落后者，大声呼唤中医理论的变革，"变亦变，不变亦变"[②]，梁启超先生社会批判的革命精神也成了中医知耻而后勇的思想启蒙。但是今天，客观地说，中国的中医，基本上都已经

---

① 孙喜灵，张晓林.中医学——科学技术发展史上的"奇点"[J].中医药研究,1995(6):3.
② 蔡定方.变亦变,不变亦变——论中医学发展大势[J].医学与哲学,2000,21(4):24.

是掌握中西医两种理论体系的"中西医结合"的中医了,在中医院校中,西医学的教学地位,已经因临床的实际需要而与中医学的教学处于同样重要的地位,中医队伍中不乏掌握了大量现代西医学或其他自然科学、系统科学的专门人才,但要变革中医理论,即使从基本概念开始,都还显得力不从心,只能在中医理论的外围打转。就如李约瑟曾经所言,"我们发现,东西方的医学理论和医学实践至今还未融合。……尽管你可能像年轻的生物学家或生物化学家一样信心十足,生命的秘密还是不会在下一个拐弯处被发现。我这是经验之谈。所以直至今日,两种文化传统也没能交汇融合,形成统一的现代医学"①。

作为以人的生命健康与病症为研究对象的学科,中医学与西医学一样,都是自成体系的科学范式。"中医学与西医学各自建立了自己的理论体系,但都不是完整的理论体系……都没有全面地反映全部客观规律。"②面对这一现实,人们急切地思考着如何实践哲学家们的预言:"我相信我们已经走向一个新的综合,一个新的归纳,它将把强调实验及定量表述的西方传统和以'自发的自组织世界'这一观点为中心的中国传统结合起来。……这将是西方科学和中国文化对整体性、协和性理解得很好的结合,这将导致新的自然哲学和自然观。"③

然而,笔者要指出的又一实话是,在这一道路还没有开通之前,让中西医学这两种医学范式各自按照自身固有的发展样式走下去,又会如何呢? 在人类文明的 5 个发源地,不仅孕育出了多元的医学,也孕育过多元的自然科学,如数学、天文学、物理学、化学、力学等等,都已经在不同的历史时期,走向了世界范围的融合统一,形成了世界范围内科学家们共同遵循的理论范式。但也有两个范式长期并存的科学理论,如光学理论中的波动说与微粒说。它们的统一依赖于更高层次的科学发现。在医学领域,能够融通中西医的新科学技术没有产生之前,尊重中医学本来的发展面目,恐怕是能够延续其本身疗效的正确选择。也正是这个原因,人们呼唤着新一代名中医的快速成长。

让中西医两个医学范式自然地以本来面貌发展下去,实在是一个简单而又需要重视的问题。

本文作者王中越,发表于《南京中医药大学学报(社会科学版)》2002 年第 4 期

①　潘吉星.李约瑟论文集[M].沈阳:辽宁科学技术出版社,1986:21.
②　祝世讷.中西医学差异与交融[M].北京:人民卫生出版社,2000:57.
③　普里戈金.从存在到演化:自然科学中的时间及复杂性[M].上海:上海科学技术出版社,1986:3.

中医学的知识本体解析及启示

中医属于古代中国的传统科学技术，在基本观念、思维方式、致知方法、价值取向等方面均打上了传统文化的印记。在现代科技发达的今天，中医学知识作为一种可传授的知识有必要对其知识本体进行解析，方可对其未来发展提出可行的思路。

一、隐性知识和编码知识

英国科学哲学家和物理化学家迈克尔·波兰尼（1891—1976）在其《个人知识》一书中指出，在一个人所知道或所意识到的与他所表达的事物之间存在着隐性知识，并开创性地提出知识具有隐性维度。这一洞见揭示了知识的来源以及价值的源泉，并导致了对知识的隐性知识和编码知识的二元划分。

隐性知识是指还没有规范和编码化的知识，也指那些不能规范甚至还没有意识到的知识。这些知识来源于个体对外部世界的感知和判断，基于主观的直觉、预感和洞见而深深植根于个体的理想、价值观、情感和行动之中，因而是经验性的。由此，波兰尼认为隐性知识是个体的、具体背景的，不易观察和表达，也不易规范以及与他人进行交流①。隐性知识可被区分为客观和主观两类。客观隐性知识多见于难以言传的经验，如卖油郎可将油穿过铜钱倒入容器中的"但手熟尔"的"心术"。人们认识事物的过程、方法，其中有些部分也属于这种类型。主观隐性知识与主体难以分割，如对问题处理的演绎、归纳、综合、分析等逻辑抽象思维能力，对编码知识的处理能力等。波兰尼把主观的经验作为隐性知识也纳入了知识的范畴，从而突破了传统的知识观，使人们更深刻地认识到知识的本质。

编码知识是一种客观的、理性的知识，一般以语言、文字、符号、图像通过严密的逻辑分类，界限清晰地进行表达。编码知识按其是否与主体、文化、社会相关联又被分为嵌入编码知识和非嵌入编码知识。嵌入编码知识是指产生于特定

---

① 吕卫文.隐性知识和编码知识[J].科研管理,2007,28(6)：31-32.

的背景中,其适用对象和场合及应用对象有一定的限制,如法律、艺术等。非嵌入编码知识是指不受背景、个人、民族等限制并能为所有大众共享和接受的知识,如物理、化学中的概念、定理和定律等。

二、中医药的知识本体解析

中医药和所有的古代知识一样,以自然哲学为背景,是在中国传统的求同思想的影响下,结合当时的简单解剖知识和临床实践发展起来的,始终没有与伦理道德、艺术、宗教等文化分离,主张"天人合一",在《黄帝内经》中就有"智者察同,愚者察异",求同即求得万物的整体和谐统一。结合上述知识的分类,在此对中医药的知识本体进行识别,总体上看,中医药知识是编码知识和隐性知识并存,并以隐性知识为主。

1. 从编码知识的角度看

中医药知识之中一部分已经具有了编码知识的特征,其中有些知识通过客观化的分析确定了具有非嵌入编码知识的特征。如祝总骧科研组运用电子学、生物化学、生物物理、声学等多学科检测和独特的实验法,准确地揭示人体经络线的分布位置,证实了古典经络图谱的高度科学性和客观存在。还有一部分中医药知识作为嵌入编码知识,可以为特定文化背景的人群所共享。如中医的基础理论,中医基础理论是具有完整的概念、命题、推理的理论体系,从元气—阴阳五行—藏象学说—气血津液—经络—病因病机—辨证论治,通过演绎和比类推理将整个人体的系统性、整体性体现出来。这部分知识嵌入编码知识的原因在于: 其概念体系不如非嵌入编码知识那么严密和分类明确。第一,其基本概念并非嵌入编码中的实质概念,如"元气""命门""三焦"在目前的解剖学并没有严格的对应物,其五脏"心""肝""脾""肺""肾"也非解剖学意义上的实质器官,而是作为一种系统和功能的表达。第二,其运动过程也非生理学意义上的运动,如"脾主运化,包括运化水谷和运化水湿两方面。若脾失健运,则消化、吸收和转输营养物质的功能失常"。第三,还有一些概念在不同的中医书籍中解释往往不能统一,带有很强的主观色彩,如对于"风邪",有人认为"凡致病具有善动不居、轻扬开泄等特性的外邪,称为风邪"①②,有人认为"风具有轻扬开泄、善动不

---

① 孙广仁.中医基础理论[M].北京: 中国中医药出版社,2002: 219.

② 金志甲.中医基础理论[M].西安: 陕西科学技术出版社,2001: 250.

居的特性,故自然界中凡具有此特性的外邪称为风邪"①,还有人认为"自然界中具有风之轻扬开泄、善动不居特性的外邪,称为风邪"②。这是人们根据生活经验,以自然界风的特性比类人体患病后出现病位在上、在阳分,有汗、出恶风的症状,症状游走不定或肢体有颤动摇晃等表现特征的致病原因,皆概括为"风邪"的概念③。由此可以看出,"中国古人研究每一个事物,总是习惯于将其保留在特定的背景中研究,因而必须研究前景与背景的相互关系"④。可见,中医药知识具有嵌入特征,难以为世界范围内的主体交流和共享。

2. 从隐性知识的角度来看

隐性知识本身具有意会的性质,"意会本质上是一种理解力,是一种领会,把握经验,重组经验,以期实现对它的理智控制的能力。所有知识不是意会知识就是根植于意会知识"。因此,当我们认识事物时,意会认知先于逻辑解释⑤。波兰尼在对隐性知识研究中引出的一个关键性概念是内心留住(indwelling)。他在《隐性方面》一书中进一步用这种观点解释科学问题。例如,人们依赖某一理论理解自然就是使这一理论深入人心。人们的注意力从这个理论转到要考察的事情,并且正是在运用这个理论来解释所考察事情的时候,人们才感知到这个理论⑥。中医学正是通过将早期简单的解剖知识和先秦时期理解自然的理论工具元气论、阴阳五行与临床实践相结合而创立起来的,它的思想方法是运用直接观察与思辨推理相结合,并在实践中不断地验证其理论,进而加深对理论的理解,所以具有鲜明的内心留住的隐性知识特点。

中医知识体系从四诊、病因、诊断、治疗等多个方面都表现出不能客观地识别其概念内涵外延的意会隐性。对人们能够讲述的事物,人们通过观察它们来认识;而对人们不能讲述的事物,人们通过隐性知识内心留住于它们来认识。所有的理解都是基于人们内心留住于所领会事物的细节。这种内心留住是人们参与所领会事物的存在之中。内心留住还是对世上各种综合性实体进行认识的工具。在中医药知识中,隐性知识表现在大量的形象化、类象化、比象化语言和思

① 李德新.中医基础理论[M].北京:人民卫生出版社,2001:201.
② 吴敦序.中医基础理论[M].上海:上海科学技术出版社,1995:125.
③ 于念东,胡春雨.论概念的规范化是中医理论发展的基础[J].浙江中医药大学学报,2007,31(1):20.
④ 黄龙祥.走出中医看中医[J].科学文化评论,2007,4(2):59-70.
⑤ 张一兵.波兰尼与他的《个人知识》[J].哲学动态,1990(4):25-28.
⑥ 肖广岭.隐性知识、隐性认识和科学研究[J].自然辩证法研究,1999,15(8):19.

维的应用上,如四诊上形象化语言的应用,发热、恶风、恶寒的"翕翕发热""蒸蒸发热""淅淅恶风""啬啬恶寒",湿邪所困的"腰重如带五千钱"等,对于脉诊"如盘走珠"与"如刀刮竹","如循琴弦"与"如循刀刃"等;在辨析病因病理变化时,六淫学说用自然界风、寒、暑、湿、燥、火的特征作类比来说明病因病理,建立了致病因素与机体反应性结合的病因观念,如眩晕欲仆、手足抽搐、震颤等病症,都具有动摇的特征,与风之善动相似,故归为"风证";在确定治则治法时,如"治上焦如羽,非轻不举;治中焦如衡,非平不安;治下焦如权,非重不沉"。又如"增水行舟"法、"釜底抽薪"法、"提壶揭盖"法、"导龙入海"法、"引火归原"法等都是沿着取象比类的思路生发出来的。这种取象比类法,用心领、会意、体悟的思辨功夫,追求言外之意、象外之意①。这些知识来源于历代医家对外部世界的感知和判断,基于主观的直觉、预感和洞见而深深植根于中医学的理论体系之中。这些知识就像中医的阴阳概念一样含有大量非语言、非概念形式的信息,语之则不能尽意,故"圣人立象以尽意""用意以明理",所以历代医家总是把"医者意也"作为行医的最高境界。当前的中医界,对于"医者意也"的认识有很大的分歧,甚至有人认为"医者意也"这种认识方式阻碍了中医客观化的进程,从知识本体的角度来看,"医者意也"正是隐性知识的个体方面表达。正是这种"意会认知的逻辑先在性"才是人类认知理性的真正本体②。从认识论来看,所谓"医者意也"其实质是强调心悟,重主体的经验性和认识的直觉性。一旦隐性认识的逻辑扩展到一种创造性思维的理论,那么这种理论就会与进化突变的逻辑相一致;人们就会达到对这种个人内心留住普遍性的认同,在这里意会知识是存在于个体中的、私人的、有特殊背景的知识,意会知识以个体内在携带的"意会模型"为中心,这些意会模型是概念、形象、信仰、观点、价值体系以及帮助人们定义自己世界的指导原则。中医学发展的经验积累性和中医本身的人文内涵决定了"医者意也"作为个人自身对健康与疾病问题所能领悟的深度,所以,只有把对经典著作的理解与临床经验结合起来,才能够"心悟"到人体生理和疾病的本质,才能领悟到治疗疾病的方法。也就使"医者意也"得到普遍的认同,最终其学习者通过同样的逻辑过程达到同样的认知状态。

3. 中医学知识隐性化原因

现代科技革命在不断地向前推进,但中医药知识仍停留在以隐性知识为主

① 姜莉.立象以尽意 用意以求理——浅谈中医思维的艺术[J].辽宁中医杂志,2007,34(4):431.
② 黄龙祥.走出中医看中医[J].科学文化评论,2007,4(2):59-70.

体的状态,从知识论来看,其原因有以下几个方面:第一,某些隐性知识在特定的支持性环境中可以通过交谈和学徒等方式进行转移和共享。当前的中医教育主要是模仿西医的学院式教育,学生虽然有一定的理论基础,但只是知道了一些中医中的嵌入性知识,而作为其精髓的"医者意也"只有通过师承的方式才能获晓其真谛。第二,隐性知识由于难以被模仿且不易进行转移和共享,因而成为个体和组织获取及维持可持续竞争优势的源泉。由于中医是从封建社会走到今天的,其本身仍保持着传统的保守观念,如祖传秘方、要诀等。"主体没有理由将隐性知识进行编码而丧失由此带来的竞争优势。"①第三,一些隐性知识因其具有强烈的主体依附性和背景根植性,难以被规范化和明确表达,也不易传递给他人和保持活性。有很多临床经验丰富的中医因限于理论和思维水平或其他外在因素的干扰,没有能力著书立说将其自身的知识显性化或者根本就没有意识到他们所拥有的隐性知识。

三、对中医发展的启示

通过上述对中医药学的本体解析可以看出,中医学的主体仍是隐性知识,其中的编码知识也基本是嵌入性编码知识,而不是现代科学所推崇的非嵌入性编码知识。从现代科学角度对知识的理解来看,大多数人认为,知识就是客观的,对知识的研究主要也是侧重于将隐性知识显性化最终发展成为客观化和量化的编码知识,中医学的研究也是如此。中医近百年的历程可谓艰难,中医发展一直笼罩在科学主义的光辉与阴影之中,科学主义视科学(现代科学)为最高的价值标准,用这种标准来理解、评价和发展中医,其结果必然将中医视为"非科学",而一切非科学的东西在科学主义的视域里是应被废除或改造的,于是便有了"废止中医""废医存药""中医科学化"等口号和主张,中医至今仍没有摆脱被质疑和改造的尴尬境地②。20世纪中医发展的种种思潮,无论是"中西医汇通"的实践、"废止中医"的尝试,还是中西医结合运动的开展,甚至是中医现代化的努力,从结果来看,不尽理想,"中西医汇通"结果是"汇而未通","废止中医"是以失败而告终,"中西医结合"目前还处于"结而未合"的状态,中医现代化道路困难重重,甚至出现了"中医现代化的悖论"③。

---

① 吕卫文.隐性知识和编码知识[J].科研管理,2007,28(6):31-32.
② 张宗明.从多元性理解和发展中医[J].医学与哲学,2001,22(6):33.
③ 张其成.中医现代化悖论[J].中国医药学报,1999,14(1):4.

波兰尼对隐性知识的结构功能解释,对中医学未来提供了启示,波兰尼认为:由于隐性知识是所有知识不可分离的组成部分,那种要消除所有知识的人为要素,实际上是要破坏所有知识。科学主义把将所有的隐性知识转化为编码知识为科学的最高目标,宣布现代科学的目的是建立一种严格的、不受干扰的客观知识,任何达不到这种要求的知识只能作为暂时的不完善来接受,并且其不完善之处最终要被消除的所谓精密科学的理想基本上是一个误导①。

在中医药学作为传统医学得到世界范围内广泛认同的今天,要摆脱 20 世纪的困境,就必须走出科学主义将中医隐性知识转化为编码知识的阴影,重新转换视域,更新思维,从隐性知识的多元性出发,从时间、文化、认识、价值等视角重新认识、理解和发展中医药学。"我们应当宽容地理解医学,从多元的角度来看待医学,而不应当将那些未能得到实验证明,未能上升到现代科学水平的医学逐出医学之外。"②

1. 继承传统中医应该是中医学当前的立足点

由于生命现象的多样性和复杂性,企图完全将人体和疾病所有奥秘进行非嵌入编码化,从当前来看是失败的。近代以来,西医学采用了还原论的方法对人体进行了非嵌入编码化,取得了巨大成功,但并没有完全了解健康与疾病的奥秘,相反,伴随而来的却是医学模式由完全显性的非嵌入编码知识的生物医学模式向显性、隐性知识相结合的生物心理社会医学模式的转变,这意味着后现代科学重新将非嵌入编码知识与特定的语境结合起来,以及与主体结合起来。在这样的结合中,嵌入编码知识和隐性知识的重要性日益得到认可③。现代生物心理社会医学模式与中医学的形神-环境医学模式是相契合的,即:重整体、联系、动态、功能的有机整体论方法,这更加符合生命的本质。所以,对于传统中医的继承是必然的。

由于隐性知识来自主体的经历和体验,带有强烈的主体依附性和背景依赖性,难以表达、转移以及共享,同时隐性知识也必须不断地被激活才能保持有效,否则容易遗失④。中医学目前所面临的问题正是隐性知识在不断遗失的状态。

① 肖广岭.隐性知识、隐性认识和科学研究[J].自然辩证法研究,1999,15(8):19.
② 杜治政.如何理解作为一门科学的医学——关于医学中的非科学与伪科学[J].医学与哲学,2000,21(7):2.
③ 吕卫文.国外知识编码研究评介[J].科技进步与对策,2007,24(4):165.
④ Benezech D. Completion of knowledge codification: an illustration through the ISO9000 standards implementation process[J]. Research Policy, 2001,30(9):1395-1407.

随着名老中医年龄的增加,越来越多年轻的中医师走向临床,在辨证论治过程中多是通过西医的设备和药物,隐性知识没有得到很好的主体传承和不断激活,其遗失是必然的。在医学领域中,能够融通中西医的新科学技术没有产生之前,在中医教育和临床中尊重中医学本来的发展面目,是能够延续其本身疗效的正确选择。

2. 探索中西医结合和中医现代化是中医学的成长点

中西医结合提出至今已有 50 多年,其成果也很可观,特别是在一些新药的开发研究中。纵观这些成果,其研究目的大多是对中医、中药的实证证明,而不能对中医自身的隐性知识体系进行编码化,其原因在于只有部分隐性知识可以通过编码而转换为编码知识,它们只占到整个知识体系的一小部分。同时,编码知识必须被隐性地理解和应用①,换言之,编码知识需要转化为隐性知识并与相关的隐性知识相融合才能被理解和应用。从这个意义上说,编码知识既源于隐性知识又归于隐性知识,如隐性知识中的整体中部分被编码化,并不能改变隐性体系的实质②。如我们曾将中医现代化的希望寄托于中药的先行自然科学化,但最终人们仍然发现,当中药被分离提纯后,提纯物的运用已经不再需要中医理论的指导,提纯物本身也不再是本来意义上的中药,而只能是替代西药化学品的自然药物。那提纯了的许多单体及由此而来的研究成果,并不能影响中医的临床思维,用途广泛的丹参提取物与被称为复方中医成果的脉络宁注射剂,完全不再需要中医辨证施治的指导③。不论是西医还是中医,其共同的目的是为人类的健康和疾病服务的,所以,将中西医结合和中医现代化作为中医的成长点,首先应站在隐性知识的视角,分析哪些隐性知识可以和非嵌入编码知识结合以更好地发挥其效能,尤其是对病因和病机比较复杂的非健康状态更要进行多层次的分析,争取发挥主体的隐性知识优势,实现医学最高目标。要将隐性知识进行编码化主要有四种编码方式:数字化、程序化、定义分类和隐性传播。其中数字化、程序化是实现中医现代化的两个主要方面。中医学作为隐性知识,虽然主观色彩浓厚,高度嵌于应用背景之中以致把它们从中抽象出来会失去太多原本的意义和价值,但当前现代科技关于复杂性科学的探索,尤其是人工智能的出现,

---

① 吕乃基.中医药的地位——知识的视角[J].中华中医药学刊,2009,27(1):25.

② 吕卫文.隐性知识和编码知识[J].科研管理,2007,28(6):31-32.

③ 王中越.实话中医——中医学及其发展的哲学思考[J].南京中医药大学学报(社会科学版),2002,3(4):164.

为中医四诊的数字化、程序化提供了一些途径。目前在脉诊研究中已结合数字技术开发出了脉诊仪，我们还可以通过数字化设备的应用，如电脑、摄像等方式记录中医特别是名老中医诊疗过程中的关键环节(组方思路、辨证论治等)，通过对大量的临床的输入、输出资料的分析整理和数据处理模拟思维，开发出各种诊疗处方软件，如"关幼波肝病诊疗程序"等。尽管这些现代化的手段有些还没有真正应用于临床，但随着现代技术和中医思维研究的深入，开发出能广泛应用于临床实践中的现代化中医诊疗系统指日可待。

本文作者张艳萍,发表于《医学与哲学(人文社会医学版)》2010年第2期

从博物学视角看中医药的
科学性与国际传播

在新冠肺炎疫情防治中,中医药发挥了特殊的重要作用,中医药深度介入,全程救治,在不同阶段都取得了成效,为打赢疫情防控的人民战争、总体战、阻击战贡献了中医力量。据不完全统计,在国内确诊的新冠肺炎病例中,有 74 817 病例运用了中医药治疗,中医药治疗率达 91.5%,总体有效率超过 90%。中国医学科学院阜外医院教授李静团队的研究表明,我国新冠肺炎诊疗方案持续推荐和临床广泛使用的清肺排毒汤可使新冠肺炎住院患者的死亡风险降低一半。这项成果发表于植物科学和药学一区(2020 年中科院 SCI 期刊分区)杂志 *Phytomedicine*[①],是迄今为止"清肺排毒汤"最大规模的多中心临床研究。在纳入研究的 8 939 例新冠肺炎住院患者中,有 29%接受"清肺排毒汤"治疗。未接受"清肺排毒汤"治疗的患者院内病死率为 4.8%,而接受"清肺排毒汤"治疗的患者病死率仅为 1.2%。在排除了 2 组患者临床特征、其他治疗等差异的影响后,接受"清肺排毒汤"治疗患者的死亡风险也只有未接受"清肺排毒汤"治疗患者的一半。

然而,这项研究并没有打消或者减少一部分西方人对中医药的负面看法或者质疑。比如 CNN(美国有线电视新闻网)记者提出这样的问题:中方的科学根据在哪里?有关通过中医治疗而好转或者出院的病例会不会是一种自愈的结果呢? 著名科技期刊 *Nature* 发文《中国正在推广基于未经证实的传统药物的冠状病毒治疗方法》[②],文中多次使用"unproven"(未经证实的)、"dangerous"(危险的)、"harm"(造成伤害)等引导性很强的语词去质疑中医药疗法。为什么事实上已经取得疗效的中医药仍然得不到认可? 其根本原因是中医药学不符合他们的认知范式。这实际上是一种非此即彼的二元对立思维模式,背后的逻辑在于

---

① Zhang L, Zheng X, Bai X, et al. Association between use of Qingfei Paidu Tang and mortality in hospitalized patients with COVID - 19: A national retrospective registry study [J]. Phytomedicine,2021(85): 1-8.

② David C. China is promoting coronavirus treatments based on unproven traditional medicines [EB/OL]. https://www.nature.com/articles/d41586-020-01284-x.

西方认知范式下的医学被认为是科学的,而范式之外的医学一定不是科学的。这样的逻辑当然是有问题的,其中涉及科学本身的界定以及中医药的历史发展过程。本文另辟蹊径,试图从博物学的视角来说明中医药的科学性,并在此基础上探讨中医药国际传播的问题。

一、什么是博物学

博物学不是中国原有词汇,它来自西方,是在西方学术思想向中国传播的过程中对"Natural History"的翻译,吴国盛教授对这个术语做过十分翔实的考证分析,其曰:"日本人最早把'Natural History'译成'博物学'。1897 年出版的康有为的《日本书目志》中载有以'博物学'为题的日本著作七种,并特别加注,说博物学有开发民智的效果。蔡元培在《学堂教科论》(1901)一文中认为,博物学包括全体学(包括生理学)、动物学、植物学、矿物学(地质学)。"①博物学有广义和狭义之分,此处我们要谈论的是狭义的博物学,意指植物学、动物学、矿物学和生理学的总称。谈到狭义的博物学,我们需要厘清博物学发展的历史,这样才能更好地去理解博物学的含义。

近代早期博物学的研究主要在于发现、观察并记载大自然中动植物的相似性,记载的方式是标本制作技术和绘画技术,从而实现对动植物记载的"文本化"。这种研究背后隐藏着博物学家所秉持的"征象式世界观"②。例如,当时英国的博物学家来到中国,对中国的动植物、矿物进行研究,并用文字记录下来,文字无法记录清楚的,就使用绘画的方式进行视觉上的重现和诠释。在这一时期,博物学研究的最大特点在于直接观察下的感性认识,包括植物的颜色和各个部位的形态等。文艺复兴时期的哲学家弗朗西斯·培根高度重视博物学的价值,认为博物学是一切科学的基础,并且指出博物学体现了科学事业集体协作的特征。"培根设想的科学从系统地收集材料开始,而博物学最能代表这种类型的科学。事实上,在数理科学领域,伟大的成就往往取决于天才的个人,群体协作并不是特别重要。培根所设想的科学不是数理科学,而是博物科学。"③但是,此时的博物学还没有作为一个学科被确立起来。直到 18 世纪,博物学开始拥有自己的研究共同体,这些共同体建立了自己的规则并对自然之物进行分类和命名,关注植物的内在特性和自然秩序,如林奈根据植物的性器官分类植物并用拉丁语命名。

①②③ 吴国盛.什么是科学[M].广州:广东人民出版社,2018:216,231,232.

博物学的发展史经历了从传统关注于自然之物、关注于自然之物本身所拥有的特性、关注于人与自然的关系到一种仅仅关注于实验室定量研究、假说、实验方法的生态学的转变。这种转变与西方数理实验科学的兴起有着紧密联系。然而,也需要注意到这种转变使得十分重要的博物学传统正在丧失,甚至由于对博物学缺乏正确的认识而造成误解。实际上"博物学在 20 世纪中期实验科学中所扮演的角色和对实验科学的重要性依旧存在,或成为试验方法的辅助手段,或已经被包含和转换在了现代学科中"①。与其他科学分支相比较,博物学特别关注不同地区的人从自然世界中积累起来的经验知识,它产生于解决实际问题的过程中。这类知识与西方所谓的"客观普遍的"知识(比如数学定理)存在着较大的差异,具有地方性的特征,这种知识体现了一种另类的科学传统。

虽然博物学一词出自西方,但是这不能推断中国就没有博物学的传统。这正如我们不能根据科学(science)一词出自西方就推断中国古代没有科学一样。从博物学这个词的内涵来看,它指的是对自然事物进行观察、分类和研究。中国古人在这方面的成就斐然,比如传统典籍中的《博物志》《本草纲目》《神农本草经百种录》都是杰出的博物学著作。因此,中国虽然没有博物学之名,但是有着博物学之实。正如国内学者所指出的那样:"中国传统博物学独创性的人文与科技的有机融合,面貌丰富的文本建制,宽广深邃的经世致用,含蓄内蕴的家国情怀等,完全印证了李约瑟对中国古代文明和科学的认知。"②从中国传统博物学的外延来看,"'中国传统博物学'是一个杂学,包括的范围非常广,其外延实际包括了中国传统文化中的农学、工程学、动植物学、中药学和经学、史学和'小说家'之学中的部分内容"③。可以确定的是,古代的中药学属于中国传统博物学。

二、科学性、博物学与中医药学

1. 狭义的科学观

尽管中医在东方流传几千年,但是并未被西方完全接受,原因在于一部分人坚持认为中医药的临床疗效没有完全被建立数学模型、逻辑推理、双盲实验等现

①　张菁如.如何理解博物学面对的质疑与误解——基于生态学历史的考察[J].自然辩证法研究,2019,35(9):73-78.

②　王莹.文明互鉴视域下中国传统博物学与西方自然志的差异[J].东岳论丛,2022,43(5):109-117.

③　周远方.中国传统博物学的变迁及其特征[J].科学技术哲学研究,2011,28(5):79-84.

代西方科学方法加以验证。因此,从理论上指出中医药的科学性究竟存于何处是必须回答的问题。要回答这一问题,我们必须重新审视"科学"这一概念。吴国盛认为:"西方语境中的'科学'概念有狭义和广义之分。英语和法语 science 基本代表了狭义的科学,即现代自然科学;德语 Wissenschaft 基本代表了广义的科学,即自希腊以来追求确定性、系统性知识的理性探究传统。"①尽管古希腊没有我们现代社会所说的"科学"一词,但一直以来,古希腊都被认为是近代科学的起源地,究其原因是其追求理性和自由的文化传统。这种理性和自由的传统创造了属于希腊特有的科学精神,这种科学精神更加关注知识的确定性和内在推理,如欧几里得的《几何原本》向世人展示了几何学所具备的逻辑严密性、推理性和精确性等特征;古希腊医者希波克拉底及其继承者在《希波克拉底文集》中展示了一种自然主义的方式去解释自然现象,包括健康和疾病问题,同时对这种解释进行理论上的辩护,并进一步通过观察、实验等科学的方式去寻找论证的证据。

质疑者心目中的科学观就是上述狭义的科学概念,也就是现代自然科学,即数理实验科学。这种科学观的特征就是大量使用数学、建立数学模型或是通过实验的方法去干预自然、改造自然、利用自然。这种科学观也强行地规定了医学上科学性、合理性的认定需要通过双盲实验,这一实验的优点在于实验的设计是极为严格的,比如实验者和被测试者都不知道被测试者所属控制组还是实验组,其测试所得的结果和过程都由研究设计者来完成,其目的一方面是为了避免试验过程中由于实验者或者被测试者的主观偏见对结果造成影响;另一方面也是为了让检测结果能够经受"任何人"的检验,即实现可重复性。在这种科学观念下,产生于中国并非欧洲,蕴含着中国传统文化基因的中医药学的地位可想而知,它处于一个被支配的状态。正如著名哲学家布鲁诺·拉图尔所说:"直到今天,我们的科学观仍然导致了一种绝对的支配(而这种支配本来应该是相对的)。所有可能从具体情境通向普遍性的连续的微妙路径,都被认识论者切断了。"②这种"绝对支配"的科学观还体现了跨文化知识传播中的"科学欧洲中心主义"思想。西方世界的学者认为西方科学在认识论上具有优先性和权威性,把西方科学的标准视为一种普世的、客观的、理性的知识标准,不仅把所有事物都放在这一认知框架下进行思考,即寻求经验证据来支持其观点,所有的

① 吴国盛.什么是科学[M].广州:广东人民出版社,2018:103.
② 田静,蔡仲."两花之争"的科学实践哲学思考[J].科学学研究,2015,33(7):961-966,1007.

理性都是逻辑式的,而且还试图将这一标准推向全世界,作为认知和判定科学的界限。

2. 博物学视角下的中医药

在狭义的科学观下,或者说在这样一个大前提(实验与数理模型是科学性的唯一参照)下,中医药学的自我辩护非常艰难。因为中医药的理论根基源自中国古代科学与中国传统文化,它的发展历程和西医并不一样。与其陷入"非西医就不科学"的逻辑桎梏,不妨换一个思路,从博物学这一视角审视中医药学。

第一,中医药学具有很深的博物学传统,而博物学本身就是科学(广义)的一种。吴国盛教授准确地指出:"中国古代的医药学和农学一样,自成一体。其药学部分主体是地学博物学中的本草学传统,其医学部分则可归为人体博物学。"①中医药的认知方式是自然的,倡导的是人向大自然学习,与大自然和谐共处,如中医养生原则之一就是顺应自然。人的健康、疾病都与大自然密切相关,而非仅把人看作索取、利用大自然的冰冷的对象。较之西方科学把自然看作无生命的对象,对其进行任意操作、控制和改造,将原始的自然变为人工的自然的任意做法,博物学却提倡把自然看作有生命的对象,在与大自然的亲近中去获取知识。而中医一直秉承的天人合一的思想就体现了人与自然之间紧密的关系。《素问·调神大论》即论述了人应该顺应自然界四时阴阳的更迭摄形神②,强调了人与自然之间的密切关系。

第二,从博物学的眼光来看,中医药知识是我们中国人在与自然界相互"打交道"的过程中逐步积累形成的。实践是检验真理的唯一标准,中医药学知识具有科学性。实际上,中医学的一些理念就是在与自然的广泛接触中归纳出来的,并以此作为临床治疗的基本思维方式。比如,中医的养生思想认为,受四时之气影响,人体的气血阴阳会随之发生变化。为此,应春夏养阳、秋冬养阴,以从其根……逆其根,则伐其本,坏其真矣。故四时阴阳者,万物之始终也,死生之本也。逆之则灾害生,从之则苛疾不起,是谓得道③。中医药学以人为本,辨证施治,其实践对象是具体的不同的人,而非西方医学中的"普遍的人"或者"抽象的人"。再比如中医里讲的"同病异治"原则,同一种疾病,由于发病时间、地区和

---

① 吴国盛.博物学:传统中国的科学[J].学术月刊,2016,48(4):11-19.
② 黄帝内经素问[M].周鸿飞,范涛,点校.郑州:河南科学技术出版社,2017:3.
③ 田静,蔡仲."两花之争"的科学实践哲学思考[J].科学学研究,2015,33(7):961-966,1007.

患者机体的反应性不同,或者处于不同的发展阶段,治疗方法就不一样。这个原则的建立必定是建立在中国古人大量的观察与实践医学经验上,它无疑体现了"具体情况具体分析"的科学精神。中医药知识并非形式化的知识,它本身蕴含着大量的经验总结与实践技艺,其中凝聚着中华民族强大的生命力与创造力,是中华民族智慧的结晶。

第三,虽然中医药学具有博物学的传统,但是这并不意味着它止步于博物学。如果我们去看现代中医药大学中医药相关的课程设置,就可以发现:与传统师承模式或古代中医教学的课程设置①相比,增加了中药药理学、中药药剂学、中药鉴定学等中西医结合的课程,还增加了典型的现代西方科学的课程,如分析化学、有机化学等。这说明中医药学自身并不是一个孤立封闭的学科,它在发展的过程中根据需要,借鉴吸收了西方现代科学。同时,它并不像许多人认为的那样与现代科学截然对立,相反它与现代最新的非线性科学、复杂性科学存在着紧密联系。这一点国内学者苗东升早已指出:"中医跟复杂性科学在学术思想上有诸多深刻的一致性。"②

三、自信地做好中医药国际传播

1. 遵循实事求是原则

几千年来,中医药知识渐渐成为指导中国人健康生活最有效、最可靠的知识和技能,它拯救了诸多的患者。对此,我们每一个中华儿女都应该有足够的中医药文化自信。习近平总书记在河南南阳考察调研时指出:"中医药学包含着中华民族几千年的健康养生理念及其实践经验,是中华民族的伟大创造和中国古代科学的瑰宝。"我们不仅仅要传承好中医药文化,更要在国际上扩大中医药的影响力。在国际传播中,面对质疑,我们应秉持平等对话的原则,从多个维度实事求是地说明中医药学的科学性以及中医药的独特价值。

在中医药的国际传播中既不能夸大中医药的疗效,也不能妄自菲薄而低估中医药的价值,要侧重于宣传中医药相比于西医药所具有的独特优势,即能给西方人带来西医无法提供的东西。这实际上就是中医在治疗某些疾病时所创造的"奇迹般"的临床疗效。乐怀璧(Leon Antonio Rocha)列举了在西方,一个被西医

---

① 田静.中医何以西医化——以中医教育的转变为例[D].南京:南京大学,2013:36-37.

② 苗东升.从复杂性科学看中医——发现中医的科学性[J].首都师范大学学报(社会科学版),2008 (S1):1-19.

宣判无法怀孕的女子,却通过中医药的辅助治疗成功怀孕的例子①。在这个例子中,我们可以看出,中医在治疗不孕不育上所体现的独特的临床价值不是基于一种被公认的且普遍使用的科学(医学)的实证主义标准,即利用逻辑或是实验探究事物之所以发生背后的深层次原因,并根据找出的原因对症治疗。比如去探究这位女性不孕不育的根本原因是卵巢组织问题,还是月经不规律问题,抑或是精子或者卵子不合格问题,并针对这一病因进行治疗,而是基于一种博物学的科学标准。这种标准并非仅仅把人看成客观的简单的存在物,只从效用或者数据结果来考量,它还强调人是有感情的自然界中的复杂的存在物。因此,中医医生一方面利用中医学的理论以及自己多年行医的实践经验去帮助这位特殊的患者,如利用中医针灸和中药等传统疗法;另一方面,中医"聆听和关注自己身体先天的声音""饮食与身体的关系""心理与身体的关系"等中医学所推崇的治疗理念(经过几千年实践积累的)也发挥着作用,这些理念影响了那些不孕不育的患者,使他们恢复内心的平静,对生活充满希望和向往。在这样一种情况下,再与西方的生育技术相结合,极大地提高了不孕不育的治愈率。

2. 讲好中医药故事,传播中医药文化的精髓

在中医药的国际传播中,我们要善于讲好身边的故事,如屠呦呦凭借"青蒿素"的发现获得诺贝尔奖,北京冬奥会期间各国运动员们使用的针灸、按摩等。一方面我们要善于寻找身边的好故事,另一方面我们要善于挖掘这些故事中的中医药文化内涵。相比于西医,中医的文化依赖性更强,中医药学的一些理论和思想必须在具体的文化情境中才能够很好地理解。比如刮痧,不明所以的人会误以为是体罚而对其产生反感,但了解中医文化的人则不会这样认为。因而,在讲述中医药故事时,不能忽视故事的背景与情境。

中医药国际传播不可急于求成,应当重点传播中医药文化的精髓,让国外民众慢慢地认识到中医药的独特魅力。中医药学与中医药文化密不可分,中医药文化秉承中华民族认识自然的"天人合一""阴阳五行"等哲学理论和方法,将天、地、人视为一个整体,把人类生命的过程与自然界紧密关联,形成了认知生命的整体观念;运用阴阳平衡和五行生克制化的观念阐释生命的机制;采用比类取象、由表及里的方法把握生命与疾病的变化规律,形成了以藏象、经络、精气神等为核心的生命观。中医药学的诞生与发展始终处于中国传统文化的大背景下,

---

① Howard C. Historical epistemology and the making of modern Chinese[M]. Manchester: Manchester University Press, 2015: 319.

中医药学在哲学、思维方法、表达方式、价值观等方面始终与中国传统文化一脉相承。比如中医药学中强调的阴阳学说、五行学说、藏象学说、经络学说，都是中国特色的哲学思想。只有中医药文化的精髓或者说根基被国际认可，中医药的传播才能真正收到成效。

本文尝试从博物学的视角去重新思考中医药的科学性与国际传播的问题。中医药知识具有很深的博物学传统，其科学性是能够得到合理的说明的。但是必须指出，这并不意味着中医药的科学性仅仅体现在博物学这一个层面。我们也不应陷于试图用西方科学去改造中医药进行传播的泥潭中，否则在以数理实验和理性科学为主导的西方世界中，中医药永远是一种边缘的、另类的补充医学，难以获得应有的话语权和平等的地位。当然，中医药国际传播的有效性还依赖很多其他的因素，还需要多个学科（比如国际关系、经济学、传播学、社会学等）共同做进一步的深入研究。

本文作者田静，发表于《中医药文化》2022 年第 5 期

人类增强的中医之思

——以《黄帝内经》为例

21世纪以来,纳米技术、生物技术、信息技术、认知科学聚合成为足以改变世界的科技力量,学界将这些试图通过自然的或者人工的方式暂时性地或者永久性地克服人体局限的技术展现形式统称为人类增强①。当前的人类增强研究主要以西方理论为基底,中医的奠基之作《黄帝内经》记载着大量人类增强相关内容,是中华文明思考人技共生问题的思想结晶,与西方人类增强思想交相辉映。

一、《黄帝内经》中的人类增强思想

人类增强主要被划分成生理增强、认知增强、道德增强、复合增强四种类型②。这种划分符合当前西方人类增强的主旨,有助于将人类增强理论译介引入中国。但在追溯中国本土的人类增强思想时,不应囿于四类型的划分。中医是重视整体性的医学,无论是元气生成论还是阴阳五行关系模型都强调整体思维,强行"分类"反而会割裂中医思想的完整性。不应将《黄帝内经》的人类增强内容进行分类,而应依不同重点来阐述或"编码"③。

1. 尊古返古的增强宗旨

在《黄帝内经》的开篇《上古天真论》中,黄帝崇敬上古之人,期望达到上古之人"春秋皆度百岁,而动作不衰"的长寿境界。岐伯在对答中道出中医增强的总纲是"法于阴阳,和于术数,食饮有节,起居有常,不妄作劳"④。这段对话开宗明义地表达了中医的增强宗旨是尊崇古人,使今人的身体能像上古之人一样强健。要实现尊古返古的增强宗旨,不仅需要关注到饮食

① 田海平.人类增强的完美悖论及其伦理旨趣[J].江苏行政学院学报,2021,(2):5-15.
② 张灿.人类增强的类型、范式与伦理争议[J].东北大学学报(社会科学版),2018,20(1):1-6.
③ 吕乃基.中医药的地位——知识的视角[J].中华中医药学刊,2009,27(1):24-26.
④ 姚春鹏(译注).黄帝内经[M].北京:中华书局,2010:17.

劳作等与身体直接相关的活动,还需要通晓阴阳术数等与身体看似无关的道理。

《上古天真论》划分出真人、至人、圣人、贤人四种理想生命境界,人们效法真至圣贤,达到"益其寿命而强者也"①的目的。此处明确表达了中医对增强的理解就是增益寿命、强健身体,中医对人类增强早有主张。

2. 阴阳平衡的增强观念

怎样增益寿命、强健身体呢?《黄帝内经》反复提及要通晓阴阳。《生气通天论》有"是以圣人陈阴阳,筋脉和同,骨髓坚固,气血皆从"②的经典论述,阐明气是生命的根本,气分阴阳,阴阳之气平衡,身体才健康。所以圣人强身健体的方法是调和阴阳之气。《金匮真言论》介绍人的身体脏腑的阴阳划分,认为"此皆阴阳表里,内外雌雄,相输应也"③,表明人的身体是阴阳对应的。《阴阳离合论》用"阴阳者,数之可十,推之可百……"④的论述,将天地万物都纳入到阴阳的关系之中。

《黄帝内经》不仅指出阴阳的区分对应,更阐述阴阳平衡的深刻道理。如"故善用针者,从阴引阳,从阳引阴……"⑤的表述,说明好的医生是用调合阴阳的方式来治疗疾病。又如《通天》中人分为五态,其中最好的是阴阳和平之态。把其余四态之人用"贪而不仁""心疾而无恩""无能而虚说""好自贵"等贬义词来批驳,而阴阳和平之人则用"居处安静""尊则谦谦""众人皆曰君子"等美好的辞藻来称赞。所以说《黄帝内经》中可以生发出有别于增强观和治疗观的阴阳平衡观。

3. 在时间维度同时序对应的增强

所谓同时序对应,主要是指要依据四季、十二月份、十二时辰的变化来改变养生的方式,从而达到更好的增强效果。《黄帝内经》中关于时序的表述非常多。在《宝命全形论》中有"能经天地阴阳之化者,不失四时……"⑥的表述,强调四时是关系到生命生成的关键。在《四气调神大论》中详细介绍了如何根据四季的变化来增强身体机能,每个季节的增强重点都不相同,春季应培养生发之气,不然会耗损肝脏;夏季应保护增长之气,否则会损伤心脏;秋季应善养收敛之气,来保护肺;冬季应注意闭藏之气,不然会伤及肾脏。除了我们常说的春夏秋冬四季,在《脏气法时论》中还引入了"长夏"的概念同脾脏对应,从而人的身体

①～⑥ 姚春鹏(译注).黄帝内经[M].北京:中华书局,2010:24,40,48,71,68,231.

五脏同自然界的季节时序形成了一一对应的关系①。不止于时序中的季节,在月份、时辰等方面,《黄帝内经》都有相关表述。如《卫气行》中对一昼夜之间每个时刻卫气在人身体的运行情况都有详细的划分②。

《黄帝内经》不仅把一年内不同时间所对应的增强要点进行了详细解读,一年以上的也有相关论述。《气交变大论》中,用不同年份的金木水火土五运不同,来论述每年容易出现的疾病,以及养护身体时应注意的要点③。《六元正纪大论》中,以古代甲子纪年每六十年为一轮,详细分析了一甲子中每一年的运气变化规律④。《黄帝内经》建立了大到甲子、中及四季十二月、小到时辰的时序对应的体系,相较于近现代才将时间与医疗相联系的西方医学,《黄帝内经》的时序对应体系可谓完备而卓有成效,为古人依时增强身体提供了详细的指导。

4. 在空间维度同天地对应的增强

《黄帝内经》的增强思想体系,在空间维度表现为人体与天地相互对应,身体与宇宙同构。身体不止是中医的治疗对象,也是中医同自然沟通的渠道,还是中医理解自然的方式,同时中医通过身体展现出对自然的理解。中医视野中的身体和天地互为主体,甚至本为一体,身体是微缩的天地,天地是放大的身体,展现出相同的结构和运行方式。

古人仰观日月星辰,俯览山川湖野,返察自身状况,产生了天地人实为一体的感悟。如《针解》中写道:"人皮应天,人肉应地,人脉应人,人筋应时,人声应音,人阴阳合气应律,人齿面目应星,人出入气应风,人九窍三百六十五络应野。"⑤在《邪客》中也有类似论述,而且突出了数量关系和外观形制的相对应。在数量关系方面,用天有日月应人有双目、用地有九州对应人有九窍、用天有四季对应人有四肢。在外观形制方面,用天圆地方对应人的头圆足方、用地上的高山深谷对应人身上的肩膀和腋窝、用天上的星辰对应人的牙齿、用地上的草木对应人的毛发⑥。甚至在《经水》中,不仅停留在数量和形制的对应,进一步将古代中国的清、渭、海、湖、汝、渑、淮、漯、江、河、济、漳十二条河流同人身上的十二条经脉相对应,河流的大小、长短、深浅、急缓和对应经脉的气血运行情况一一相合。

既然人体和天地是相对应的,那么对人体进行增强,也应遵循天地的运行规律,顺势而为。所以在《八正神明论》中有"凡刺之法,必候日月星辰四时八正之

①～⑥ 姚春鹏(译注).黄帝内经[M].北京:中华书局,2010:209,1405,570,628,432,1343.

气,气定乃刺之……是以因天时而调血气也",强调要根据日月星辰的运行而进行针刺、调节血气①。在《九针》中也把人身体的左足、左胁、左手、胸以上、右手、右胁、右足、腰以下、肝脾肾和六腑分别对应于天地的九宫方位,如果身体有痈肿,痈肿所对应的方位都有其禁忌日期,不能在这个时间刺破痈肿②。《黄帝内经》中不仅建立了将身体和天地对应的观念,还将其作用于实践,总结出顺逆宜忌的要点,用以指导古人按天地规律延年益寿。

5. 在社会、政治、习惯、情感等维度的多元增强

《黄帝内经》的人类增强思想体系,不仅是从时间和空间维度构成了大的增强框架,而且从社会、政治、习惯、情感等维度都强调对人类身体的影响,形成了覆盖面广的整体增强。如《灵兰秘典论》中,将人体和治国进行了关联,把心脏比喻成君主,把肺比喻成宰相,把肝脏比喻成将军……③,通过古代国家机构的运行,完整地将身体各部分的作用进行了阐释,展现了政治同人体的协调统一。又如《异法方宜论》中,详细分析了五个地区不同的社会风俗,以及社会风俗所造成的身体特征和疾病差异,再据此选择增强方式④。这段内容也彰显了中医因地制宜、因人制宜的思维方式,具有重要意义。

不仅在社会、国家、地区等范围较大的层面要遵从社会规律、国家秩序、地区风俗来调节身体,在个人的层面,生活习惯、情感状态也能对身体产生影响。如《疏五过论》中描述了脱营和失精两种特殊的疾病类型,其中脱营是从前身居显位的人因降职贬官而导致疾病,失精是原本富贵的人因潦倒贫困而导致疾病。因此,想要成为良医就需要"从容人事,以明经道。贵贱贫富,各异品理,问年少长,勇惧之理……"⑤,注意到这些个人的特殊因素,根据个人的习惯来治疗疾病。又如《血气形志》中根据个人的情感状况不同,划分出了五种情绪状态,并分别用灸刺、针石、熨引、药物、按摩等方法来治疗,体现出了因情制宜的治疗增强思想。

二、同西医人类增强思想的比较

《黄帝内经》的人类增强是以尊古返古为宗旨,在阴阳平衡的观念下涉及多维度的增强,展现出同西医旨趣迥异的中医人类增强思想体系。

1. 整体式增强与局部式增强

中医的增强是整体式的增强,是对整个人体,甚至与人体相关联语境的各

---

①～⑤　姚春鹏(译注).黄帝内经[M].北京:中华书局,2010:237,1432,86,115,775.

个要素都进行增强;西医的增强是局部式的增强,是对某个具体的器官进行重点强化。从哲学根源上看,中医的整体式增强源自中国哲学的整体观,是用阴阳平衡的观念来指导中医的增强行为,万物皆有阴阳,强调脏腑之间的阴阳平衡、人体整体的阴阳平衡乃至人与宇宙万物的阴阳平衡。在整体阴阳平衡的观念下,很少出现某个器官特别强大,某个器官特别弱小的情况。相比而言,西医的局部式增强则可以从西方哲学的分析还原方法中找到端倪,允许对单独的肢体、器官重点强化。就如电影《机械公敌》中威尔·史密斯饰演的角色一样,在身体其他部分还是普通人类身体的情况下,将手臂换成了机械臂,变得力大无穷。

中医的思维方式重视对事物之间辩证关系的探寻,中医存在很多经典的辩证关系范畴,如藏与象的关系、病与证的关系、神与形的关系、标与本的关系等,这些辩证关系的确立使得中医的人不再只是肉身身体,而是由错综复杂的关联构成的关系复合体,政治、社会、情感等常常被人忽略的因素都能影响到此关系复合体的运行。在中医经典中有着"五过四失"的说法,其实就是强调要详细了解病人的贵贱、贫富、饮食、起居、苦乐、喜怒等关联因素,从整体上辩证施治。而西医是建立在近现代科学快速发展的现实基础之上的,其思维方式还有着近代机械论的残余,认为各器官功能相加就是整个人体的功能。西医诊疗疾病时会追溯到身体具体部分的病变问题,而不是整体问题。增强身体时也是直接对具体的器官进行替换、强化,也不重视整体平衡问题。所谓"中医治人,西医治病"正是由于整体式和局部式的根本态度差异而导致。

2. 渐进式增强与预制式增强

中医的增强是渐进式的增强,是通过药物、技术、健身体术逐渐提高身体能力,有着由弱到强循序渐进的过程;西医的增强是预制式的增强,是直接将已构造好的人工装置安装到人身体上,在装置安装的瞬间就立刻实现了增强。渐进式增强和预制式增强背后蕴含的是对人类能力来源的理解差异。在中医看来,人类的能力的根源是人类自身,药物、技术、体术等增强手段只是辅助作用,想要拥有更强大的能力,还是需要进行持之以恒的锻炼与养生。所以在中医的理论里,会有"避邪""守神""调四时""法天地"等大量强调增强过程的描述,也会有八段锦、五禽戏等需要长期坚持的养生功法,这都说明了中医的人类增强是重视过程的渐进式增强。相较而言,西医关于增强的描述中缺少增强过程的环节,增强是通过一两场手术、一两颗药物就能一蹴而就的行为,除了为抵消排异反应而长期服用药物外,也不需要花时间锻炼提高身体的能力。

　　探寻这两种增强力量来源的差异,可以预见更深刻的伦理问题。譬如在人类增强领域经常讨论的超人运动员的案例①。如果运动员的力量是来自刻苦的训练,那么其成绩是值得尊重的,其训练增强的方法也是值得效仿的。如果运动员的力量是来自兴奋剂,那么其成绩是通过不公平手段获得的,使用兴奋剂也应被禁止。以上两条原则似乎简洁明了,但加入更多变量之后,就引发了激烈争议。如果运动员患有哮喘、心脏病等疾病需要药物治疗,而一些治疗药物又可以提高其力量,那么怎么对待他们的成绩? 又如布林德、埃尔克森等需要使用植入型心律转复除颤器(ICD)的运动员,是否可以作为正常球员对待? 人类追求更强大的力量,这本无可厚非,但人类的伦理体系是建立在人生而柔弱的预设之下,如果通过更贵的药物、更好的装备就能立刻获得超人的力量,这让人类对获取力量的过程产生了忽视,对力量丧失了敬畏之心,对赞扬勤奋、努力、刻苦的传统道德也是巨大的打击。

　　3. 集体增强与个体增强

　　中医的增强是面向更广大受众的集体增强,而西医增强是受众更小的个体增强。因为中医具有着"简便廉验"的特点,无论是医经知识还是体术功法都廉价易得,不需什么成本就可以在网上找到完整的《黄帝内经》《伤寒论》《金匮要略》等中医典籍和八段锦、五禽戏、太极拳等养生功法。而且中医有一视同仁的平等准则,不论贵贱贫富、长幼妍蚩、怨亲善友、华夷愚智都普同一等,富人阅读的《黄帝内经》、学习的八段锦和穷人阅读修习的内容并无区别。想要通过中医方法实现增强,其根本还是要坚持长期的修行和锻炼。这些特点,都方便了中医增强方法的普及推广,成为普惠更广大民众的集体增强。

　　西医增强则不然,作为预制式的增强,其预制的特性决定了增强的内容可以同人类身体进行拆分,西医的器官增强可以将需增强的器官、肢体制作完成之后再安装到人体,药物增强可以将药物生产完成之后再由人服用。进一步而言,增强的效果同人体的关联也较少,是通过更强大的人工器官、更强效的药物来提升增强的效果。于是更强力、更贵的人工器官和药物成了衡量增强效果的标准,人类增强从学习和锻炼行为变成了制造和购买行为,遵循的是技术理性和商业逻辑。相应地,技术理性和商业逻辑所导致的马太效应也随之产生,富人才能享有

---

① Sandel M. The case against perfection[M]. Cambridge, Mass: The Belknap Press of Harvard University Press, 2007: 25-41.

最好的增强,变成了更强者,又更容易获取财富,使得强者越强、弱者越弱。人类增强从学者所期盼的抹平人类身体差异的手段变成了加剧社会马太效应的催化剂,从民主的增强变成了权贵的增强。因此可以说,中医增强是更公平更民主的集体增强,而西医增强则是暗藏着伦理风险的个体增强。

4. 内涵式增强与外延式增强

中医的增强是内涵式的增强,重视提高人整体的精气神状态,特别是精神状态;西医的增强是外延式增强,着眼于提高物质身体的状态,特别是肢体的能力。这种增强对象的差异,其实是根源于中西医学对身体的不同理解。中医的身体是气化的、感应的、现象的、身心合一的身体;西医的身体是物化的、机械的、对象的、身心二元的身体①。在中医看来,心灵的状态直接影响到身体,甚至古人治病"惟其移精变气,可祝由而已"②。只需要调理改变人的精神状态,改变气的运行,就能够实现强身健体。

西医增强中虽然也有所谓认知增强、道德增强的内容,但并不是指通过调整精神状态而改变身体状况。认知增强指的是通过药物、嵌入物等技术手段提高人的注意力、记忆力、认知力等心智能力,道德增强指的是用生物医学技术增加人的道德感,强化是非善恶的观念。无论是认知增强还是道德增强,归根结底都是将人脑视为一种可以提升的物品,这同中医将精气神的状况和身体的状况进行联结的增强有着本质区别。中医强调身心关联的身体观使得中医增强更注重人深层次的精神状况,西医强调肉身力量的身体观使得西医增强更注重人表现出的身体能力。这两种增强各有其长处,中医的内涵式增强关注到了人类的精神世界,可以深入骨髓地进行增强;西医的外延式增强直接对可触可感的物质身体进行强化,可以取得立竿见影的增强效果。

5. 补偿式增强与扩展式增强

中医的增强是补偿式的增强,是将人体补足到预设的完美人体为止;西医的增强是扩展式的增强,是试图不断寻求更强大的身体,不断扩展身体的力量。中医认为,身体出现问题,是阴阳的平衡出现了问题,中医的增强也是通过各种方式来补充阴阳的虚亏,无论是主张滋阴的朱震亨,还是主张温补的张景岳,本意都是欲调合阴阳使人身体恢复到阴阳平衡的理想状态。而西医的增强没有所谓理想的模型,是不断突破的更大更高更强。西医增强对于技术

---

① 张洪雷.身体哲学视域下对中医学的思考[J].医学与哲学,2020,41(18):19-22.
② 姚春鹏(译注).黄帝内经[M].北京:中华书局,2010:120.

的依赖更多,可以随着技术的革新不断替换成更强力的新技术,因此也更容易落入技术理性的陷阱。

补偿式增强和扩展式增强的区别,也可以导致增强的内容出现不同。中医增强的内容是自有的,是对人类本身具有的能力进行增强,是强化自有的能力实现量的增长,不会出现新的功能。而西医增强的内容可以是新增的,可以增加人体本身没有的器官,从而实现质的改变,出现人体本身没有的功能。比如通过脑机接口、人体芯片等新增的设备,人类可以对电子设备进行控制,可以对身份进行快速认证识别,这些功能都是人体本身所没有的。正如部分学者所说,"复合增强可以提供人类全新的能力"①。量的增长还可以被纳入到增强的范畴,质的改变就已经难以用增强来限定了,人类也正是在这一维度上,才能说是由"强化的人"变成了"超人"。

三、中医启发下的人类增强观转型

中医增强和西医增强源于不同的哲学观、力量观和身体观,两种增强观虽有理念之别但无高低之分,反而在一定程度上可以相互印证,生发出更贴近后人类状况的人类增强观。未来的医学是建立在对现代医学批判与重建基础上的后现代医学,中医可以促进人类增强观念的多种转型,进而助力后现代医学的形成。

1. 增强伦理观的转型

20世纪末以来,医学发生了由单极到多元的深刻转型,各种传统医学补充替代到现代医学之中,正在形成多元复合的医学体系。这一体系并不是内部一致的,而是存在着多种冲突和融合,表现最为显著的就是不同医学伦理的冲突与融合。其中,中医的伦理传统对塑成新的增强伦理观将产生重要的作用。中西医学的伦理进路大相径庭,中医是由伦理到学术,西医则是由学术到伦理。中国的伦理决定了中医的伦理,中医的伦理决定了中医的学术,中国的伦理讲求次序,上下尊卑、天地君亲师、修身齐家治国平天下等其实都是中国伦理次序的体现,这些伦理规法都体现在了中医的具体学术上。五脏六腑有尊卑之分、用药有君臣佐使之别,都折射出中国的伦理。具体到中医的增强之中,中国伦理的转型直接导致了中医增强思想和行为的转变。如在元明之后

---

① 张灿.人类增强的类型、范式与伦理争议[J].东北大学学报(社会科学版),2018,20(1):1-6.

中医增强出现了"滋阴补虚"和"温补命门"的新趋势，其根源是受宋明理学的影响①。

中国传统医学是以伦理为基础而构建的，这同当代医学的发展前沿不谋而合。西医的发展曾走过了一条从忽视医学伦理到重视医学伦理的历史道路，在当前还面临着一些问题，恰好可以借鉴中医伦理的历史经验，阐发出未来医学的伦理观念。这种新的医学伦理观是将伦理从限制审查的手段变成医学理论的本身，从工具的伦理观变成融合的伦理观。在人类增强的具体实践中，是用更多融入伦理的方式来解释人类增强的理论与行为，赋予增强以伦理意义，最终实现增强伦理观的转型。

2. 增强理性的转型

现代医学的发展是由工具和技术理性来主导，将功用和效率作为医学评判的主要标准。工具和技术理性在医学活动中表现为对更强大、更高效、更快速、更精细等可以量化标准的极致追求，在人类增强活动中会导致数据崇拜主义，变成越有钱越强的竞价游戏，引发强者越强、弱者越弱的马太效应。面对工具和技术理性带来的风险，增强需要实行优先原则，以治疗为目的的增强应当应用优先。

中医增强可以消解由增强理性带来的技术风险。在具体的增强活动中，中医增强医方公开、体术易学、药材廉价，都决定了中医增强不易被资本垄断，是一种更为公平的增强。在更深的观念层次，中医增强注重同社会道德的关联，将人伦情感因素纳入到增强的评价标准中，倡导更真、更善、更美的增强理性，从而可以消解当前人类增强的唯科学主义倾向，促进"尊重科学，敬畏自然，倡导多元，回归人性"的增强理性生成。增强理性的转型，也能消解治疗与增强的界限之争，对治疗和增强划界不是最终目的，最终目的是构筑更美好的人类未来，在此目的之下，所谓界限之争也可暂歇。

3. 增强极限观的转型

在伦理与理性之外，中医增强还可以改变学界对于增强极限的认识。在回答增强是否有终点的问题时，中医可以帮助实现一种有极而无极的增强极限观。增强曷有极焉？对于这个问题的回答，中西医在表现形式上是不同的。中医的增强有完美的预设，完美的人类就是上古的真人，增强的目的是达到真人。西医

---

① 刘鹏.理学与明代医家身体观转型[J].自然辩证法研究,2021,37(10):99-104.

的增强则是在不断超越,达到一个阶段目的之后继续挑战下一个目标。但中西医的增强极限观真的不同吗? 经过深思可以发现,中西医对增强极限的看法在本质上又有着相似性。中医其实也有增强无极限的观点,真人虽是最终境界,但真人"能寿敝天地,无有终时",所以也没有极限。西医其实也包含了增强有极限的思想,此极限就是人的道德伦理,需符合道德准绳,需有伦理限制才能进行增强。

综合中西医的观点,可以发现未来医学的增强极限观应该是有极而无极的。既应该预设一定的限制,防止过度增强、无限增强的危害;也应该保持开放的态度,促进增强技术的快速发展:从而在总体上实现全面、协调、可持续、负责任的人类增强。这种有极而无极的增强极限观,也可以消解人与超人的界限之争。人与超人,不止应从身体力量上判断,更应从道德责任上考量。现代科技可以轻易地让个体突破身体的极限,成就超人的身躯,但只要个体还是坚守着人类的道德标准,就不应称其为超人。基于此,我们应该建立更完善、上限更高的增强道德体系,避免增强造成的人类分化。

4. 增强内容观的转型

中西医学虽然都是以身体为最重要的增强对象,但在具体的增强内容方面又存在明显区别。中医的增强起于身体,但未终于身体。身体不止是中医的对象,也是中医理解世界的方式,同时中医也通过身体表达了对世界的理解。对于同样的事物,中西医的理解方式是不同的,中医是从道的层次来把握,通过身体增强活动来展现背后的自然之道、宇宙之道、天人之道……西医是从器的层次来认识,将对身体力量的强化做到极致。未来医学的增强应当超越道器之隔阂,由道而践行于器,由器亦感触及道,达到道器俱强,才是内容更为完整的增强。

其实,医学界已经开始扩展丰富现代医学的内容与对象,试图构建更完整的内容观。比如美国医学家恩格尔就在1977年提出了"生物—心理—社会"的医学模式,认为医学不应只局限于生物学的领域,而应从心理活动、社会文化等方面来重新审视人类的身体与疾病。中医在此方面有丰富经验,如中医的三因致病学说,就是包括六淫外因、七情内因、多种不内不外因共同构成的更完整的病因观。具体在人类增强领域,中医的时序增强、道德增强、情志增强等多元增强观念,会充实人类增强的内容,促进更深刻、更完整、更全面的增强内容观的形成。

　　在科技日新月异的时代,《黄帝内经》为代表的中医经典并没有被时代抛弃,反而提供了一把打开中华文明宝库的钥匙,搭建了一条沟通中西思想文化的桥梁,为消减科技伦理前沿问题提供中国智慧。东方学术,自有其江河不可废之故!

本文作者王皓、张艳萍,发表于《科学技术哲学研究》2022 年第 6 期

中医文化
国际传播

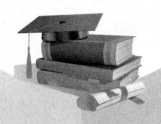

当代西方学者的中医翻译与
中医"他我"形象的构建和传播

一、问题的提出

  自 17 世纪开启中医西传的漫漫历程以来,西方传教士、中医生和海外华人为中医的翻译和传播作出了巨大贡献。随着当代中西方交流日益频繁,越来越多的汉学家、史学家、人类学家投身于中医研究,随之诞生了不少中医翻译作品,《难经》《黄帝内经》《扁鹊仓公列传》《脾胃论》等相继被西方学者译成英文,其中个别经典如《黄帝内经》还出现了多个英译本。西方学者的中医翻译行为在一定程度上就如同民族志学者为所研究的文化撰写民族志一样,都是对他者文化的阐释,是把异文化介绍到自文化中的活动。民族志学者认为撰写民族志的过程"发明"了文化,而不是简单再现文化。同样,翻译也总是"生产"而不仅仅是反映或模仿一个"本原"①。翻译作为形象构建最常见的载体,对于不同语言群体和民族之间的身份和形象构建具有不可忽视的作用和影响。虽然形象学认为"他者形象是通过文学的或非文学的作品呈现出来的关于另外一个国家或民族的社会、文化、文学、语言等各方面的特性"②,且在人类学领域,中国通常是被研究的对象,是西方人类学家的他者,但是主体与客体在不同的情景下是可以颠覆与互换的③。如果我们以认识主体的姿态去开展研究,即反过来把西方学者的中医翻译作为研究对象时,译文在目标语中改变或拓展的中医形象就成了"他者"形象,它与源语文化下的中医"自我"形象参照互动,融合为"他我形象",呈现于译作之中。

  目前,学界对西方学者的中医翻译研究多是探讨译本传播史,翻译理论、原

---

① 段峰,刘汇明.民族志与翻译:翻译研究的人类学视野[J].四川师范大学学报(社会科学版),2006(1):91-95.

② 王运鸿.形象学与翻译研究[J].外国语(上海外国语大学学报),2018,41(4):86-93.

③ 严暄暄,陈小平,何清湖."他者"眼中的"他者"——浅谈运用文化人类学研究中医[J].湖南中医药大学学报,2013,33(2):24-26.

则和方法等①,也有少数译介模式的探索②③,但尚未有从翻译视角探索其对中医海外形象构建的论述。

　　本文希望以西方学者的中医译作所构建的中医海外"他我"形象为核心,尝试回答以下三个问题:西方学者的中医翻译勾勒出的中医"他我"形象是什么样子? 这一形象是如何构建而成? 为什么会呈现出这样一种形象? 为了深入分析以上问题,本文选择了两部当代西方学者的中医翻译作品,作为具体研究对象,一部是德国医史学家文树德(Paul Unschuld)教授的《难经》英译本 *Nan-ching: the classic of difficult issues: with commentaries by Chinese and Japanese authors from the third through the twentieth century*(1986,以下简称"《难经》译本")④,另一部为牛津大学医学人类学家许小丽(Elisabeth Hsu)教授翻译的《史记·扁鹊仓公列传》中的淳于意"诊籍"十篇,见于 *Pulse Diagnosis in Early Chinese Medicine* 一书(2010,以下简称"'诊籍'译本")。在研究方法上,本文采用描述性文本分析,经由翻译本体,结合译者主体,分析语言背后东西方中医理念的同形与异质,以深入理解翻译表象隐藏的意识形态和思维方式,探究跨文化意识形态对中医形象的理解与重构。

二、中医"他我"形象的构建

1. 重现自我形象

　　《难经》译本和"诊籍"译本均为西方学者所作,都采用了"中英对照、译注结合"的翻译方式,他们不仅着眼于双语之间意义的转换,还把精力更多地投入文字深处的意义阐释和文化传递上,体现了典型的深度翻译特征,即以注释、评注等方法将文本源语置于丰富的文化和语言环境中,让读者身处当时的文化和历史,更好地理解和尊重不同的文化背景的翻译方法⑤。深度翻译本是借鉴美国阐释人类学家吉尔兹(Clifford Geertz)"深度描写"的概念,将其引进了哲学语义学的研究领域。因此,在讨论上述译本如何运用深度翻译构建中医形象这一问

　　① 邱玏.中医古籍英译历史的初步研究[D].北京:中国中医科学院,2011.

　　② 沈晓华.《黄帝内经素问:中国古代医学典籍中的自然、知识和意象》述介[J].医学与哲学(A),2012,33(5):70-73.

　　③ 殷丽.《黄帝内经》海外译介模式研究与中医药文化"走出去"[J].解放军外国语学院学报,2017,40(6):53-61.

　　④ 2016年该书再版,题为 *Nan Jing: the classic of difficult issues*。本文所用为1986年版。

　　⑤ Appiah K. Thick translation. *Callaloo*, 1993(4):810.

题时,我们应当回到深度翻译的本质——深度描写上去思考。

深度描写可以"展示和研究他们的语言、行为,理解他们的声音、信仰以感悟他们的'自我'概念的世界"①。西方学者采取的深度翻译方法正是力求回到中医情景中,在感悟和理解其本质的基础上,以深描式译文,最大程度保护中医原有风貌,呈现中医本我特色,高度还原中医在文本源语文化背景下的"自我形象"。

文树德的《难经》译本提供了3世纪到20世纪中日两国二十余位重要注家的阐释和评论。这些生动持续的讨论反映了中医历史的动态进程,记录了这一系统医学的全貌②。译者还撰写了长篇绪论,介绍该译本的成书,《难经》的历史渊源、主要内容、医学地位;译文依原文内容分为脉学、经络、藏象、疾病、腧穴、刺法六章,并附上《难经》全部原文,以便有中文知识的读者能够自行对比英语译文;为了让译文与中文原文尽可能保持一致,译者将所有为英文行文通顺而增添的词语全部用括号括出;正文之后还列有附录、《难经》术语表及绪论和评注索引③。这些副文本提供了丰富的语言和文化信息,为《难经》编织了一张"意义之网",也为译文读者全面了解两千多年前"地道"中医的模样创造了可能。

"诊籍"译本也有异曲同工之处。《扁鹊仓公列传》乃西汉史学家司马迁所作《史记》列传第四十五篇,是记录古代名医扁鹊和淳于意的合传。淳于意生于西汉初年,因曾任齐太仓长之职,故后人称"仓公"。他关于治疗疾病的记录——诊籍,是中国现存最早见于文献记载的医案。在十篇"诊籍"的译文中,"脉"是最核心的概念。译者专门对"脉"的翻译做了详细阐释:"众所周知,'pulse'一词是和'脉'这个字最接近的英文对等词。但若把'脉'直译为'pulse',却会引导读者一个错误的概念。'pulse'一词让西方读者想到的是'心跳',而中医不仅仅是要从脉象中寻求病因,还关注对当下病情的判断、揣摩和预后。"④(笔者译)译者保留了mai的音译,希望帮助读者跳出目标语文化的圈子,站到被理解的源语文化,即中医文化背景下,去体会"脉"的概念,拒绝为

---

① Geertz C. Local knowledge: *further essays in interprelive anthropology*. New York: Basic Books, 1983: 44.

② Unschuld P. Nan-ching: *the classic of difficult issues*. Berkeley: University of California Press, 1986: 7, 3-29.

③ ibid.

④ Hsu E. *Pulse diagnosis in early Chinese medicine*. Cambridge: Cambridge Universiry Press, 2010: 4, 9,224.

"脉"打上西方医学心跳烙印的深描式翻译是对中医自我形象的深刻认识和高度认可。

可见,回归中医历史、文化和社会语境,呈现中医原有风貌,还原中医自我形象是西方学者中医翻译的首要任务和基本追求。他们为读者进入异质文化,站在中国传统文化的角度认识中医打下了坚实基础。

2. 创造他者形象

如果深度描写能够完成自我形象在他者文化下的重构,那么他者形象是否就会变成自我形象从而实现二者文化和价值等多因素的全面复制? 吉尔兹以为"深描是站在一个'异文化'的位置上体察自身的'本土化'"①。这一点在上述两译本中也不无体现。

"诊籍"译本是人类学视角下对中医的进一步思考。译者曾说:"我将把切脉当作一种依赖于触摸的脉象诊断的方法,研究这种高度依赖感觉的触诊在淳于意的医疗实践中是如何与具体的身体概念相关联的。"②如果仔细考察译本会发现,这一理念时刻萦绕在译文的深描之中。

例如"诊籍"第五篇中"脉法曰:沈之而大坚,浮之而大紧者,病主在肾"一句,译者在直译之后,紧接着在副文本中写道:"沉、浮乃身体技术。'沉''浮'乃《脉经》二十四脉和当代二十八脉其中两种脉象。沉脉,脉位深,轻取不应,重按才显。浮脉,轻取即应指明显。而'诊籍'第五篇中'沉''浮'明显指向触诊这一身体技术,而非脉象。Oka Hakku 将'沉'解释为重按,'浮'意味着轻取。因此,'脉法'建议用两种不同的力道按压皮肤表面,以诊查脉象的'实'和'紧'。自此,这一过程在脉诊领域有了详细说明。《难经·五难》将切脉的力度分为五等,与五脏一一对应。《难经·四难》介绍了三等,在《难经·十八难》中称为'候'。《难经·十八难》记述,切脉分三个部位,九等力度(三部九候)的方法,至今仍在使用。然而,诊籍第五篇中的'脉法'仅区分为两等力度,将'沉''浮'相对而立或许是由人体阴阳互根互用的关系发展而来。"③(笔者译)④

译者借由这一长篇的深描式译文,阐释了自己对中医脉诊的人类学学术解

① Hsu E. *Pulse diagnosis in early Chinese medicine*. Cambridge: Cambridge Universiry Press, 2010: 4, 9, 224.

② ibid.

③ Geertz C. *The interpretation of cultures*. New York: Basie Books, 1973: 20.

④ 英文原文较长,限于本文篇幅未有呈视,可参见 *Pulse diagnosis in early Chinese medicine* 一书第224页。

读。中医传统经典论述中,"沉""浮"一般指脉象感受。译者虽然对此了然于胸,但更偏向于认为在此篇中,"沉""浮"所指乃医者切脉时的力度,即重按和轻取,并进一步将此与《难经》所描述的切脉力度相对比,分析此篇仅论及"沉""浮"两种力度的缘由。此种解读方式与译者将切脉定义为"身体技术"的思考路径息息相关。在源语文化中,脉诊是医者以指腹按一定部位的脉搏诊察脉象,以了解病情、诊断疾病的方法。"诊籍"原文并未超越医学的框架去讨论切脉这一行为的任何历史、社会或文化意义。因此,从源语文化的自我角度来看,切脉是一项纯粹的医学诊疗行为。但作为医学人类学家的译者,在目标语中将切脉解读为身体技术,切脉因此成了"人们在不同的社会中,根据传统了解使用他们身体的各种方式"①,这就带有了鲜明的社会文化色彩。目标语对中医脉诊在身体技术层面的解读超越了源语文化的自我边界,是译者在目标语文化下他者视角的显身。这种深描式的译文所提供的信息,已不局限于中医文化本身,它利用人类学的分析方法,将中医带入了西方文化背景之下,创造出源于中医本原真我,但又区别于其自我的形象,这种带有阐释者影子的重塑构成了中医"他者形象"。

"诊籍"译本从人类学的角度赋予了中医海外他者形象,《难经》译本则以语言训诂、历史考证的方法重新勾勒了中医面貌。以《难经·四难》中"浮者阳也,沈者阴也,故曰阴阳也"一句的翻译为例,译者在译文之后补充了评注:"丁德用:浮者,谓脉循行皮肤血脉之间。在肌肉之上。则名曰浮也。沉者,谓脉循行帖节辅骨。名曰沉。杨玄操:举之有余,按之不足,此人称'浮脉'。举之不足,按之有余,此人称'沉脉'。虞庶:浮象火炎上,沉象水润下。"②(笔者译③)

同是"沉""浮"二字,文树德的翻译呈现了另一种诠释。副文本补充了三条注疏:丁德用《难经补注》认为"沉""浮"二字乃脉象在人体的深浅位置,是其与肌肤、血脉、肉、骨的位置关系;而杨玄操《难经注释》认为,"沉""浮"指医者切脉时指下按之深浅获得的不同的脉象感受;虞庶《难经注》则用五行理论解释了沉浮二脉的阴阳属性。此处深描式的翻译,并非简单地文字搬运。历史的进程伴

---

① 莫斯.社会学与人类学[M].余碧平,译.上海:上海译文出版社,2003:301.

② Unschuld P. *Nan-ching: the classic of difficult issues*. Berkeley: University of California Press, 1986: 104.

③ 英文原文较长,限于本文篇幅未有呈现,可参见 *Nan-ching: the classic of difficult issues* 一书第104页。

随着认知的变迁,不同时代的中医生们在自己所处的社会文化背景下,对"沉""浮"会有不同的理解。作为历史学家,译者希望将前人的注释用作反映他们那个时代的声音。在一位西方医学史译者的眼中,"沉""浮"二字究竟形容了脉象哪一方面的特征并不重要,重要的是要借由译文呈现出历史发展进程中"沉""浮"二字意义的动态变化。那么,对于译文读者来说,目标语呈现的"沉""浮"二字的意义与源语读者的普遍认识相比,就存在一定的偏差。毫无疑问,这种差异源自译者的他者视角,产生自翻译行为对源语文化自我形象的再解读、再创造和再呈现,也就一定是不同于自我的新形象。

3. 融合构建"他我"形象

如果说西方学者的深度翻译完成了还原中医自我形象的第一要务,那么与此同时,不能否认它也创造了新的中医他者形象。正如吉尔兹所说:"世上也没有纯客观的'阐释'。阐释的过程总是无奈地映上阐释者的影子和打上其阐释观念的烙印。"①所以,西方译者对中医的阐释不可避免或多或少加入了某个学术视角下的延伸解读,这种翻译活动中相关主体的筛选和操纵会在目标语文化空间中不断传播产生影响,使得目标语文化社会对该翻译作品所呈现的民族或文化形成某种相似的、固定的认识和看法②。可见读者从西方学者的译文中感受到的不仅仅是中国文化背景下中医的本来面貌,还有经过西方文化改造后被赋予的历史学和人类学新面貌。

但讨论他者形象并非最终目标,研究的聚焦点还应该延伸至他者形象如何通过翻译的生产和传播作用于自我形象和身份的形成,也就是说,西方中医译作中的他者形象如何与自我形象融合形成一个整体,最终构成了中医"他我"形象。其实,最能体现西方社会特点、最会引起中西方文化冲突、最能影响中医西传的恰恰是经过当地文化解读、重塑后的中医③。以他者形象作为参照面,从他者的眼中寻找自我,可以促进自身文化身份和形象的构建和变化,对于自我认知意义非凡。

---

① Geertz C. *Local knowledge: further essays in interpretive anthropology*. New York Basie Books, 1983: 134.

② 张晓芸.翻译研究的形象学视角——以凯鲁亚克《在路上》汉译为个案[M].上海:上海译文出版社,2011: 34,89.

③ 陈林兴,吴凯,贺霆.人类学视野下的中医西传——兼谈国内中医药走向世界战略研究[J].云南中医学院学报,2014,37(1): 89.

　　文树德是第一个用西方医学史惯用的书写方式来书写中国医学史的人[1]，他对《难经》的翻译就是用目标语文化的方法来阐释源语文化的内容，是以中国传统文化为基调的西式书写，最终产生的是兼具中西方特色的融合体。

　　举个例子，《难经·三十一难》"然：三焦者，水谷之道路，气之所终始也"一句，译者在副文本中翻译了多位医家的注疏，如杨玄操：焦，元也，天有三元之气，所以生成万物。人法天地，所以亦有三元之气，以养人身形。三焦皆有其位。而无正脏也。滑寿：脏腑乃有形之物，得气而生。人秉天地之木气而生肝，火气而生心，无一例外。盖三焦则外有经而内无形，乃得元气胃气而生（笔者译）[2]。

　　杨玄操和滑寿分别以"天地人"三才和"五行"学说象征、类比"三焦"生理结构关系。这种根据两类事物在某种属性上的相似，推断它们在其他方面也可能相同或相似的方法，是典型的中医取象比类式思维。研究中医史多年，译者深刻认识这一思维方式及其背后文化与西方科学逻辑思维的巨大差异，深描式译文的目的正是为了呈现这一差异。译者用书写西方医学史的方法，从历史入手，借由译文呈现中医的发展变迁，突出中西医的差异，实际是用一种文化来确认另外一种文化。这种对比并非单纯为了强调区别，而是希望在异中求同，帮助达成认同和理解。从源语主体位来看，是以他者社会为背景重新认识自我的过程。

　　反观"诊籍"译本，则是受到人类学对身体的研究，以及阐释/批判医学人类学的启发而作[3]。译者用医学人类学的视角翻译阐释中国早期文献[4]，将中医和医学人类学两个领域交叉融合，是少数能够综合代表现代学者医生形象的人[5]。这一西为中用的尝试是将他者与自我合二为一的译者行为实践。

　　比如"诊籍"第二篇"诊其脉，心气也"一句，译者在译文注释中补充道："心不仅被理解为身体结构空间，而且是一切情感的基础。"此前医学典籍记述"心"为五脏之一，每一脏有其独立的情感和认知功能。而"诊籍"第二篇似乎指示了

　　① Sivin N. Raising questions. The history of science society, 1990(4): 722.

　　② 此段内容较长，本文只节选了部分相关内容，未全部引用。英文原文参见 Nan-ching: the classic of difficult issues 一书第 104 页。

　　③ Hsu E. Pulse diagnosis in early Chinese medicine. Cambridge: Cambridge University Press, 2010: 6-7.

　　④ Brown M. Pulse diagnosis in early Chinese medicine: the telling touch (book review). Early China, 2014(37): 604.

　　⑤ Fruehauf H. Pulse diagnosis in early Chinese medicine: the telling touch (book review). Journal of the royal Asiatic society, 2011(4): 528.

中国医学发展的中间阶段,此时,心是身体结构和情感身体两方面的综合体(笔者译)①。

在源语文化背景下,中医认为心藏神而为神明之用。心者,五脏六腑之大主也,精神之所舍也。而在目标语中,译者从人类学视角出发,用身体结构和情感身体解读古代中医对人体的认识。从身体结构看,心居人体上部;从情感身体看,心作为器官系统又具有悲喜认知功能,也就是现代人称之为心理学上的感觉。其实,源语的中医自我认知与目标语的他者视角,对"心"的理解在本质上是相同的,但在分析方法和认识路径上有所不同。人类学研究方法从另一个角度解析中医概念,是他者对自我的创新。这种创新以深度描写性译文为依托,呈现出医学人类学和中医学的交融。

两位译者分别用西方的比较历史学和医学人类学复合出多元化的中医形象。这个中医未曾有过的新面貌,是西方文化洗礼后的新形象,是有别于自我的"他我"形象。它产生于其自我形象,但同时具有主体性。就"同""异"而言,是"同"的另一个版本,也就是说经过译文"修饰"的中医与原生态的中医不一定有本质上的不同,它可以是中医的不同方面或者不同面目。这种复合形象成为西方学者中医译作的一大特色。

三、中医"他我"形象的成因

翻译输出中形成的中医"他我"形象是由于文化互动和交往而产生的变化,这种变化可能是变形的,也可能是溢出的。中医在西方文化背景下的"他我"形象发展可能会偏离符合中国传统文化客观认知规律的所谓"正统"中医,但一定会带来更具现代意义的中医文化的动态变化,也是中医在全球文化交往视野下的一种存在状态②。因此,中医的"他我"形象是新时代语境下的,是以西方他者文化为背景的,也是多学科研究交叉的结果。

认识和理解中医"他我"形象的核心不是探讨这种形象的正确与否,而是应该关注它的生成、发展和影响,即研究中医他者形象和自我形象的发展过程及其缘由。本文所探讨的中医形象基于西方学者的中医译作,他们的翻译都将所译主体放到了深度化的语境中进行描写。而深度描写的理论难点在于,

---

① Hsu E. *Pulse diagnosis in early Chinese medicine*. Cambridge:Cambridge University Press, 2010:161.
② 彭卫华,贺霆.现代医学研究语境转问与中医人类学学科构建[J].广西民族大学学报(哲学社会科学版),2019,41(4):21.

它要求描写者以全新的视角观察和阐释文化现象,既进入角色又有清醒的异己意识,既不是本族人又不是外来人,去进行一种非功利性的探索和评价,把文化持有者的内部眼界消解成自己的眼界而做到水乳交融,出神入化,把它锤炼成对异域文化和对上古文化的解谜之钥①。《难经》和"诊籍"的两位译者似乎也在尽量完成这看似不可能完成的任务。他们以文化持有者的内部眼界进入中医世界,同时又以外来人的眼光给予它新的内涵,他们将文化持有者的内部眼界消解成自己的眼界的过程,即在译作中呈现中医的自我形象的同时构造出新的他者形象,并将二者巧妙融合成为一种新形象的过程。促使他们完成这一不同寻常的翻译任务的根本动力和灵感源泉,无外乎他们作为学者和译者的双重身份。

1. 中医学者身份的内部眼界

在深度描写的时候,研究者对文化持有者的认知概念及语言进行审察,力图不以人类学家自己的概念、语言,而是以文化持有者的概念、语言去表述其文化②。作为以中医为研究对象的历史学家和人类学家,上述两位译者的学者身份帮助他们在翻译实践中作为理解者站到了被理解者的角度。

文树德教授是西方著名的医史学家、汉学家,专攻中欧医学及生命科学比较史,四十余年来,他在中医史研究、中医古文献翻译领域辛勤耕耘,撰写了多部中医史著作③。对中医史的深入研究,对中医的深刻理解,以及对中西医发展的比较探索,为文树德教授获得中医文化持有者的内部眼界提供了学术上的强有力支持。也正是在中医研究的基础上,他先后翻译了多部中医古籍④。他在翻译中采用的历史人类学方法和历史语言学方法成为译作构建中医形象的基础,最终成就了翻译保护和改变西方语境下中医文化形象的双重功能。

同样,许小丽教授是人类学家,中医是其医学人类学研究的最主要对象。她19岁就来到中国学习汉语,1988—1989年,她在中国云南当地开展了有关中医传承问题的田野调查,撰写出版了 *The Transmission of Chinese Medicine*(1999)一书。该著作是中医人类学最早的专著之一。随后,她又多次前往中国的西南、

---

① 吉尔兹.地方性知识:阐释人类学论文集[M].王海龙,张家瑄,译.北京:中央编译出版社,2000:53.

② 同上,54.

③ 包括西方第一部中国本草史《中国医学:药学史》、第一部中医伦理学史《中华帝国的医学伦理》、第一部中医思想史《中国医学思想史》.

④ 包括《难经》《医学源流论》《黄帝内经》《本草纲目》等.

徽州等地开展田野调查,有针对性地研究当地中医问题。2000 年,她开始在非洲考察中医中药使用情况,探求非洲人民和当地中医生的医疗关系和文化系统,将中医的人类学研究视野扩展到全球范围。她将语言学、生物学、历史学、社会学、现象学等多个学科融汇在一起,对中医的根本问题进行了深入而新颖的阐释。许小丽教授三十多年的中医人类学研究经历和在中国多年的田野调查使得她对中国文化,特别是中医文化有着深刻的理解。她本人曾描述自己的角色:"我不仅是一个参与观察者,而且还学习(中医)具体技术知识和临床实践。因此,我的田野调查方法可以被称之为具有投入倾向的参与式体验。"①

2. 中医译者身份的主体镜像

虽然从《难经》和"诊籍"原文本的语言层面看,译者只是被动的客体身份,但翻译的研究范围不应该局限于言语层面,更应该囊括源语文化与目标语文化中的非言语因素。译者要在翻译过程中作出抉择,译与不译以及如何译是译者本身以及社会文化因素合力的结果。

从上述两位译者的作品来看,语言层面之外的因素,比如他们终身从事有关中医的学术研究经历,他们在中国文化背景下的生活体验,他们的中医翻译实践缘起等,都深刻影响着他们的翻译。文树德一直坚持翻译必须要在理解中医的基础上进行,应该尽可能地忠实于原文原有的意义和风格,反映那个时代人们的生活状态和对生命现象的认识程度②。忠实于原文,反映《难经》时代人们对生命和疾病的认识,一定是以重现中医本来风貌为前提的,也就是还原中医自我形象,但译者同时也将中国古代医学定义为"系统性对应的医学"(a medicine of systematic correspondence)③。这一认识势必融入深描式译文,呈现出一个"系统性对应"的中医"他我"形象。因此,海外中医形象构建与译者主体性的发挥有着千丝万缕的联系,译者自身的多种复杂因素实际上共同作用于译者的主位思考模式,导致产生既有中医自我风貌,又有基于自我而延伸出的译者阐释,此其一。

译者主体性除了受到多种因素影响,又会反作用于翻译过程,从而影响多语

---

① Hsu E. *The transmission of Chinese medicine*. Cambridge: Cambridge University Press, 1999: 15.

② Unschuld P. *Nan-ching: the classic of difficult issues*. Berkeley: University of California Press: 1986: 11, 7.

③ ibid.

共生的多元文化系统下的文化构建。也就是说在整个翻译过程中，译者主体能动性直接决定了其翻译策略、操控翻译目的以及在翻译过程中对译本的再创造等，这些因素最终杂糅出新的文化形象①。许小丽教授在"诊籍"译本的前言中说："文本结构语义学是本研究的一个工具，用于探索多义性术语和同音不同义的术语。考虑到术语的复杂性，要理解词义模糊的概念，必须将其与特定文本相联系。"②文本结构语义学是译者选择的解读原文本的方法，即将核心概念放到具体语境中进行解读，具体不仅包括译文原文上下文，还有译者为其补充的副文本。原文自带的中医"道地"特征与副文本中的人类学分析相得益彰，译者的主体翻译操控直接将两者结合为中医的"他我"形象，此其二。

翻译学家赫曼斯（Theo Hermans）认为深度翻译是文化人类学视野下的翻译方法，强调译者作为跨文化文本的翻译主体，弘扬了译者的主体性地位③。上述两位译者在《难经》和"诊籍"翻译过程中，均选择了从客位到主位的转变，在译文中充分彰显了译者的主体身份。他们的学术背景、生活经历深刻影响着他们作为译者的主动选择权，同时，在翻译过程中作为译者，他们又可以自主设定翻译目标、选择翻译方法，两方面都充分体现了译者主观能动性。这就像两面对立而放的镜子，从两位译者的主体镜像中，我们看到了中医自我形象与他者形象的交叉重叠，投射出中医在西方文化背景操作下的"他我"形象。

四、结语

当代西方学者的中医翻译是一个你中有我、我中有你的中医形象塑造过程，他们深度描写式的翻译方法，是对中医在源语文化背景下自我形象的高度还原。从一定程度上讲，没有对自我形象的再现，翻译本身也就失去了意义；没有对中医在中国传统文化背景下的理解和阐释，没有对被理解者的理解，也就谈不上再创造。所以，西方学者创造中医他者形象应视为对原生态中医深刻认识的延伸，是自身学术研究在译者身份下的裂变和再生。当目标语社会的他者形象与源语文化的自我形象交融在翻译作品之中时即复合成为中医"他我"形象。事实上，

---

① 殷培贤.主体的镜像——译者行为与人类学家行为的映射[J].文化学刊,2019(9)：209.
② Hsu E. *Pulse diagnosis in early Chinese medicine*. Cambridge：Cambridge University Press, 2010；8.
③ Hermans T. Cross-cultural translation studies as thick translation. *Bulletin of the school of oriental and African studies*, 2003(3)：384.

全球化使得多样化和民族性特征不断得到彰显和强化,翻译创造出的中医"他我"形象是时代前进的必然产物,它将会为中医带来更加多元化立体化的发展,故有必要清楚认识、深刻理解这一形象。他者与自我之间具有参照性和互动性,通过与他者形象的互识和互补从而更好地认识自我、满足自我欲求。从"他我"的角度审视"自我",可以为"清除其各自的盲区提供新的可能"。① 转换观察者所处的位置,不仅仅受囿于"我"的视界,对于现代中医对比认识传统中医,以及在全球文化格局下认识当下的现代化都将大有裨益。

本文作者蒋辰雪、严暄暄,发表于《广西民族大学学报(哲学社会科学版)》2021 年第 1 期

---

① Leerssen J. Nationalism and the cultivation of culture. *Nations and nationalism*, 2006(4): 563, 88.

基于"他者"的叙事策略探求
中医对外传播有效路径

　　20 世纪中后期中医药及针灸在世界 160 多个国家和地区的进一步传播与推广,中医学在海外的影响日益增强。如今随着国家文化战略重点聚焦中华文化的对外传播,中医作为中国传统文化瑰宝也需要进一步"走出去",从而更好地被世界各国人民了解与接受。

　　囿于中医语言本身存在的模糊性、多义性等特点以及中西医学在观念形态、致知方法、审美情趣、术语表达等方面的差异,中医在对外传播中面临翻译、文化多重阻碍。以全球外文中医出版物为例,现在累计虽然有近千种,但在国外中医图书市场占据主流地位的产品,依然是那些由海外中医学者编译出版的中医图书[1][2]。这些海外中医学者作为在异域文化中成长的外国人,是相对的"他者"[3];他们在海外对中医进行介绍时改写原叙事、译者显身的情况较为常见。而经过他们有意识建构的中医文本叙事因更接近接受地市场读者的口味和审美习惯,满足了国外受众的需求,在国际传播中取得了较好的效果。

一、"他者"的中医叙事

1. 翻译与叙事

　　叙事理论认为,叙事是人们将各种经验组织成有现实意义的事件的基本方式。英国曼彻斯特大学翻译研究学者 Mona Baker 将叙事理论与翻译研究相结合,创造性地将叙事理论引入翻译研究,取得了突出的成果。她在研究中指出,"翻译是使社会和政治运动发展得以发生的那个进程本身必不可少的组成部

　　① 周春桃,郑俏游.中医对外出版:到什么山头唱什么歌[J].出版广角,2010(3):38-39.
　　② 沈承玲,刘水.中医对外出版的现状、问题与对策——兼谈人民卫生出版社的国际化方略[J].出版发行研究,2011(2):45-47.
　　③ 彭卫华.自觉与他者——文化人类学对现代中医文化研究的启示[J].医学与哲学,2014,35(10):77-79.

分"。Baker 把叙事分为 4 种类型,即本体叙事、公共叙事、概念(学科)叙事和元叙事①。按照这样的分类,中医翻译属于概念(学科)叙事,因为它涉及的是专业领域的学者就他们研究对象为自己和他人所做的叙述和解释。针对文化差异,在对外传播时采用恰当的叙述和解释是中医"走出去"的关键。这客观上要求我们关注相关学者对中医概念进行的叙述与解释。本文选择马万里作为"他者"的代表,以其编写的《中医基础学》一书为例,对其采用的叙事策略进行描述性分析,以期寻找中医对外传播的有效路径。

2. 马万里及其编著的《中医基础学》简介

马万里本名为 Giovanni Maciocia,出生在意大利,20 世纪 70 年代在英国开始学习针灸。20 世纪 80 年代他多次到南京中医药大学进行短期课程的学习,并取了中文名"马万里",意作万里奔驰的骏马。他长期从事中医临床,不仅针灸技术高超,用中草药治疗许多西医公认的疑难疾病也取得了独特的疗效。他将自己的临床经验和中医知识相结合,编著了多本中医教材,其编写的《中医基础学》《中医诊断》《中医妇科学》成为美国、澳大利亚、英国、以色列等国的教科书及考试用书②。

他所编著的《中医基础学》由丘吉尔利文斯通出版社(Churchill Livingstone)于 1989 年出版第一版,2015 年该书修订出版第三版,其重印数超过 18 次,在亚马逊中医畅销书北美排行榜中(Best Sellers in Chinese Medicine)是为数不多的中医基础理论类书籍。

二、叙事策略分析

1. 时空建构

作为研究人体生理病理、疾病诊治以及养生康复的传统医学,中医学至今已有数千年的历史。如今面对超级耐药菌的出现、暴增的西药研发成本和沉重的医疗负担,西方有识之士把目光投向强调天人合一且价廉效优的中医,期待能通过中西医的携手共同为人类健康保驾护航。在这样的背景下中医被西方认识,自然需要根据所处的迥异的时空语境进行重叙事,借助国外受众所熟悉的一些事物或符号,以形成某种关联或类比,增加感性认识。

(1)阴阳对立诠释

"For example, hot pertains to Yang and cold pertains to Yin, so we might say

① 贝克.翻译与冲突:叙事性阐释[M].北京:北京大学出版社,2011.
② 马伯英.海外(英国)中医教学的特点和瓶颈浅析[J].天津中医药,2012,29(3):295-298.

that the climate in Barcelona(1e：Naples)is Yang in relation to that in Stockholm, but it is Yin in relation to that in Algiers." (Maciocia,2015：7)

在描述阴阳关系时,通过用巴塞罗那(第一版为那不勒斯)、斯德哥尔摩、阿尔及尔这些大城市来举例,帮助读者更好理解阴阳对立的相对性:那不勒斯和斯德哥尔摩相比更热,属阳;而和阿尔及尔相比,则相对温度偏低,属阴。

（2）阴阳转化论述

在论述阴阳转换时他借用了人们所熟悉的饮酒狂欢后第二天宿醉难过的例子:"For example, the great euphoria of a drinking spree is quickly followed the next morning by the depression of a hang-over." (Maciocia,2015：8)。

（3）中西医类比

"The Liver influence on the sinews has also another meaning, corresponding to certain neurological conditions from a Western medical perspective. For example, if a child contracts an infectious disease such as meningitis manifesting with a high temperature eventually causing convulsions, in Chinese terms this is due to Heat stirring Liver-Wind. The interior Wind of the Liver causes a contraction and tremor of the sinews which leads to convulsions." (Maciocia,2015：122)

在论述"肝主筋"功能时,他借用西医的视角把儿童因脑膜炎引起的高热痉挛与中医所论述的热极生风、肝风内动所产生的筋脉拘挛抽搐表现进行类比,说明中医的"肝"与肢体运动有关。

（4）脾之形态论述

The Spleen weighs 2 pounds and 3 ounces, it is 3 inches wide, 5 inches long and has 1/2 pound of fatty tissues surrounding it. (Maciocia,2015：144)

在论述脏腑功能时,补充了中医中未论及的"胰",但脾胃功能与西医所讲"胰脏"密切相连时,马万里引用了《难经》的一段论述。该论述的原文为"脾重二斤三两,扁广三寸,长五寸,有散膏半斤"。或许因为论述的重点不在数字的精确性上,他把原有的数量单位斤、两、寸进行了归化翻译,对应成了西方常用的重量单位(pound,ounce)和长度单位(inch),帮助读者理解原文描述的脾脏形状、重量和一个所指模糊的"散膏"。

除了在语言表达上填补读者和原文的时空差,《中医基础学》在排版结构上也体现了它在新语境下的叙事特征。该书在1989年出版后成为国外影响力较大的中医基础理论教材,在2015年的新版中,每个章节都增加了自测问题,在每章末尾还提供了参考书目供学生进一步阅读①。所增加的项目与注意互动及拓展的教材体例更为吻合,能更好塑造该书作为国外出版经典教科书的形象。

当然对涉及生命科学的中医进行跨时空构建,一定要基于中医理论与实践,否则就会造成误解从而影响临床效果。马万里在《中医基础学》一书中多处引用诸多《素问》《灵枢》《难经》《伤寒论》《类经》等中医典籍的论述,体现了作者深厚的中医理论基础;此外他也根据自己的临床体会对一些病证的处理进行了补充说明:如在第三版中论述瘀血时,他就特别补充了活血化瘀 3 个经验效穴(四满、血海、太冲)。

语言表达和诠释贴近译入语读者,体例编写与时俱进,加上中医理论的追根溯源与临床体验的个性化补充,既增加了该书的可读性,也增强了该书的可信度和可操作性,从而实现了传统中医学理论的有效跨时空建构。

2. 选择性使用

和国内中医基础理论教材不同,马万里所编著的《中医基础学》更多突出了针灸的相关内容。除了介绍经络的概念、基本功能、十二经络走向等内容,还对每条经络上穴位的特点、具体作用、临床适应症进行了详细的说明,涵盖了相当多腧穴学的内容。在一些穴位作用描述中他根据个人的临床体会进行了补充。如在描述肺经穴位列缺(LU7)时,特别说明:"In my experience, LU-7 can be used in emotional problems caused by worry, grief or sadness. LU-7 is particular indicated in cases in which the person bears his or her problems in silence and keeps them inside. LU-7 tends to stimulate a beneficial outpouring of repressed emotions. Weeping is the sound associated with the Lungs according to the 5 Elements, and those who have been suppressing their emotions may burst out crying when this point is used or shortly after."(Maciocia,1985:372)(笔者译:就我个人经验,列缺能用来治疗因为伤悲所引起的情绪问题,对一些倾向于以沉默来内藏个人问题的人效果更为明显。列缺穴能释放压抑的情绪。根据五行理论,"五声"中的"哭"和肺相连。使用列缺穴治疗那些情绪压抑的人可能会让他们放声哭泣)。

对原文进行添加或删除,从而改写原文叙事的某些方面,这是选择性构建的典型做法。马万里选择增加与针灸相关的内容,是因为和中药相比,针灸在国际上有更好的认可度。世界上认可中药有合法定位的国家地区较少,但认可针灸

---

① Maciocia G. The foundations of Chinese medicine[M]. London: Churchill Livingstone, 1989(second edition),2005(third editon).

合法性的国家则相对较多,其中不少国家把针灸的治疗费用也纳入医疗保险。正是考虑到受众的要求,马万里在教材内容编排上进行了调整,也设定了更为广泛的目标读者。更多的例子还包括在阐述"治病求本""扶正祛邪"等治疗原则时,所给的治疗方法也仅涉及穴位的选用,而没有讨论到方药①。此外作者从事针灸临床近四十年,他个人运用针灸在情感、精神疾病治疗上颇显成效,这也使他不吝在文中不同部分补充个人诊疗体验,并强调针刺对身心的调节效果。

3. 标示性建构

标示性建构是一个话语过程,是指用单词、术语和短语去描述叙事文本中的人物、地点、团体、事件或其他关键要素。命名是标示性建构的有力手段。中西医采用的术语所指不同,马万里在描述中医特有概念时进行了特征性标示。除了在针灸穴位、方剂、中医典籍等翻译中常规借用拼音外,马万里还用了很多首字母大写的单词。如讲"心主血"功能时:"A healthy Heart is essential for a proper supply of blood to all the body tissues. When its function is impaired, i.e. Heart-Blood is deficient, the circulation of Blood is slack and the hands may be cold."(Maciocia,2015:108)。这其中"Heart"在非句首位置首字母大写是为了突出这是中医"心"的概念,而非西医解剖可见的实体心脏。其中两处 Blood 首字母大写也是为了突出中医"血"的概念。"中焦受气取汁,变化而赤,是谓血"(《灵枢·决气》);中医所言的"血"与营气密切相关,而不局限于西医所具象的血管中流动的红色液体。而当西医学概念的血液在描述中出现时,如上例所述的血液供养身体组织,他则使用首字母小写的"blood"来进行区分。

更多大写首字母以凸显中医概念的例子还见于异常的舌色、舌形等的描述中。如在描述瘦薄舌时:"A Thin body indicates either Blood deficiency if it is Pale, or Yin deficiency if it is Red and Peeled."(Maciocia,2015:327),其中所讲的瘦薄舌(Thin body)、淡白舌(Pale tongue)、红绛舌(Red tongue)、剥苔(Peeled)都是中医舌诊的专业术语,故都将首字母大写。在介绍经前期头痛患者的案例时:"Her pulse was Deep and Wiry and her tongue was Reddish Purple and Stiff",描述的异常舌象以及沉弦的脉象也同样用首字母大写的方式进行了处理。

应该说马万里所采用的大写首字母来表达中医特有概念的方法在中医英译中并不普通。国外中医教材编著者 Bob Flaws、Nigel Wiseman 均未用首字母大

---

① Maciocia G. The foundations of Chinese medicine[M]. London: Churchill Livingstone, 1989(second edition),2005(third editon).

小写来区分中医及西医术语,世界中医药联合会所颁布的《中医基本名词术语中英对照国际标准》中对中医概念的表达也没有采用这样的体例。不过这种不符合英语语法规则的术语使用,确实能给文本的阅读者带来一种陌生感,并在一定程度上对读者所建构的中医术语概念进行提示,从而避免进入西医学所设定的概念范畴。反思西医在中国的传播,实体脏器的概念因借用中医语言中原有的"心""肝""脾""肺""肾"等来介绍,很快得到了接受,也带来了一些认知上的混乱。如中医门诊中不乏一些西医肾病的患者来要求"补肾调理",这其实是混淆了中医脏腑和西医脏器的概念。如果我们有意识用不同的词汇、用语把中西医的概念进行区分,帮助厘清两者的区别,这样的标示性建构或许会减少无意识的张冠李戴。

4. 人物事件再定位

中医药术语英译时译名随意、错误、混乱,给中医的国际交流带来困难。要推动中医药的国际交流,中医界普遍认为中药术语标准化和英译规范化必不可少[①]。2000—2007 年,国内外先后出版了《中医药学名词》《中医药常用名词术语英译》《中医基础名词术语中英对照国际标准》《西太区传统医学名词术语国际标准》等几本关于中医术语标准化的权威著作[②]。这些标准的出台旨在通过规范的中医术语,推动中医国际交流中表达的准确性,从而有效地传递信息。作为一个编著多本中医书籍并在海外颇有影响力的中医学者,马万里表示他并不接受中医术语表达中所谓的标准或规范,他在副文本中添加评论,也对文本内的一些语言表达进行调整(如他将任脉翻译成 Directing Vessel,而不是世界卫生组织标准穴位命名中的 Conception Vessel),他还从汉英语言的差异批判性看待中医标准化,并对个人所支持的语境内多样化术语进行了阐释。

他在第二、三版中医翻译术语说明中大段引用美国汉学家安乐哲在英译研究中的论述[③]。强调英语是表达事物性、本质性的语言,是一种实体性语言;而汉语是描述事件性、联系性的语言,是一种场域语言。假定某一术语在文本每次出现的侧重点不同,而产生了一系列意义;该术语的语义价值就是根据文本分析获得的,它的对应也应采用语境化方法。他认为,在中医术语翻译中寻找唯一规

① 朱剑飞.标准、规范与创新——中药学基本名词术语标准化及英译规范化的探索与实践.中国中医基础医学杂志,2013,19(10):942-944.

② 周开林.论《传统医学名词术语国际标准》中的翻译问题[J].中国翻译,2012,33(6):80-82.

③ Maciocia G. The foundations of Chinese medicine[M]. London:Churchill Livingstone,1989(second edition),2005(third editon).

范或正确的表达是一种错误。他认为标准、规范的中医译语会影响人们去探索中医的丰富性。他期待多样性的表达来帮助人们更好地理解中医。他期待自己使用的对应词是一种带有个人理解的阐释，而不是所谓的"正确"或"官方版"；他也期待学生在认识中医术语时能从汉字本身出发来理解术语的本意。

他以"冲脉"中"冲"的多义性来进行举例说明："The Chong Mai is a good example of this multiplicity as the term Chong could be translated as 'thoroughfare', 'strategic cross-roads', 'to penetrate', 'to rush', 'to rush upwards', 'to charge', 'activity', 'movement' and 'free passage'. Which of these translations is 'correct'? They are all correct as they all convey an idea of the nature and function of the Chong Mai."。

除了对"中医标准化"进行叙事再定义，他还在副文本中重新定位了"现代中医"和他所提的"中医"的关系，从而确立自己和所编译文本之间的位置关系。如他在第一版的前言中提到："Although the modern Chinese, with their materialistic philosophical orientation, have ignored or glossed over certain aspects of Chinese medicine, credit must be given to them for carrying out a useful and important systematization of the theory of Chinese medicine."。中医在西方是被研究的对象，是经典的被西方人类学研究的"他者"①。这里所使用的代词"their"和"them"，体现了一种对"他者"的审视。在这个叙事里，他和其他同在海外进行中医实践的同事是一方，另一方是接受了系统化、科学化改造的现代中医。这样定位的背后的假设是，他所介绍的"中医"与"现代化的中医"存在差异，而且通过直接和间接的评论，提示读者现代中医已经改变、系统化或者"毁坏"了真实的中医学。作为非本土文化熏陶的异国他人，他对我们中国人而言是"他者"。"他者"对中医进行的再叙事，可以说是"他者"眼中的"他者"。"他者"之言，未必是对中医最贴切最透彻的阐释，因为叙事中会带着不同文化所给的价值取向、审美判断。但对于每一个在现代文化环境中成长的人，想认识和了解根植于古代社会情境的中医学，"他者"或许有特殊的参照价值。

三、结论

在全球化背景下的中医传播，实际上是持有不同利益、立场和价值观主体之

---

① 严暄暄,陈小平,何清湖."他者"眼中的"他者"——浅谈运用文化人类学研究中医[J].湖南中医药大学学报,2013,33(2):24-26.

间的跨文化沟通和对话。为了适应目的语读者及社会的需求,我们需要选择恰当的形式和内容,从而实现有效的国际传播和受众接受。我们既要有"中国选择"和"中国阐释"的译作走出去,也需要借鉴"外国选择"和"外国阐释"①。如马万里所编著的《中医基础学》就是根据国内中医基础理论及中医典籍中的相关内容,按照西方读者容易理解的方式进行编辑和整理,并通过时空建构、选择性使用、标示性建构、人物事件再定位等叙事策略,完成了中医的跨时空对话。这种"他者"从不同的文化背景出发对中医原有概念叙事的更改或重构可做"他山之玉"供我们借鉴。当然作为非中国文化背景成长起来的中医学者,由于文化差异使得他们对中医的理解或有所偏差,我们需要客观地审视而不是全盘接受或套用。中医及中医文化要走出去,亟须我们准确评估海外读者,在兼顾传播目的与传播效果的同时建构合理的叙事框架,帮助传统中医焕发生机。期待借助中医这把"打开中华文明宝库的钥匙",帮助中华文化"走出去",提高中华文化软实力。

本文作者钱敏娟、张宗明,发表于《中华中医药杂志》2016 年第 8 期

---

① 许多,许钧.中华文化典籍的对外译介与传播——关于《大中华文库》的评价与思考[J].外语教学理论与实践,2015(3):13-17,94.

基于中医药海外中心建设的现状
论中医药国际传播与文化认同

"一带一路"倡议是新时代党中央、国务院作出的对外开放的重大宣示,是促进全球合作发展的"中国方案"。中医药文化是中医药的根基与灵魂,是中医药传承创新的关键①,是中华优秀传统文化的代表,蕴含着中华传统文化中优秀的文化要素和文化基因,对于中华优秀传统文化的传承、创新及中国文化国际化具有重要价值②。在"一带一路"建设的背景下,中医药迎来了现代化和国际化发展的新时代、新机遇。中医药海外中心(以下简称"海外中心")是政府引导、中外联手共建的一种新型中医药国际传播平台,海外中心以中医药为载体,开辟了中医药和中华文化"走出去"的一条新路径。

一、海外中心建设的背景

2013 年习近平主席出访中亚和东南亚国家期间,提出共建"丝绸之路经济带"和"21 世纪海上丝绸之路"的重大倡议,引起国际社会高度关注和认同。2015 年国家发展和改革委员会、外交部、商务部联合发布《推动共建丝绸之路经济带和 21 世纪海上丝绸之路的愿景与行动》③,推进实施"一带一路"重大倡议。2016 年中共中央办公厅、国务院办公厅在《关于做好新时期教育对外开放工作的若干意见》④中提出,"丰富中外人文交流,促进民心相通。……实施'一带一路'教育行动,促进沿线国家教育合作"。教育部在《推进共建"一带一路"教育行动》⑤中提出"推进民心相通、提供人才支撑、实现共同发展"的合作愿景。国

---

① 张宗明.论中医药文化自信[J].南京中医药大学学报(社会科学版),2018,19(1):1-5.

② 郑晓红.回归民间走向世界:中医文化发展传播的当代使命[J].中医杂志,2016,57(1):2-5.

③ 国家发展和改革委员会,外交部,商务部.推动共建丝绸之路经济带和 21 世纪海上丝绸之路的愿景与行动(经国务院授权发布)[N].人民日报,2015-03-29(4).

④ 中共中央办公厅,国务院办公厅.印发《关于做好新时期教育对外开放工作的若干意见》[EB/OL].(2016-04-29)[2019-01-08].http://www.xinhuanet.com/politics/2016-04/29/c_1118775049.htm.

⑤ 中华人民共和国教育部.关于印发《推进共建"一带一路"教育行动》的通知[EB/OL].(2016-07-13)[2019-01-08].http://www.moe.gov.cn/srcsite/A20/s7068/201608/t20160811_274679.html.

务院颁布了《中医药发展战略规划纲要(2016—2030年)》①,指出"支持中医药机构参与'一带一路'建设……探索建设一批中医药海外中心"。国家中医药管理局、国家发展和改革委员会联合印发《中医药"一带一路"发展规划(2016—2020)》②,提出到2020年建设30个中医药海外中心,与沿线国家知名大学合作办学,将中医药纳入沿线国家高等教育体系,扩大中医药在沿线国家的学历教育和继续教育规模,提升教学质量。上述文件分别对中外人文交流、民心相通、构建"一带一路"教育共同体、海外中心建设提出了明确的要求。

二、国家级海外中心建设的现状与特征分析

1. 整体概况

2015年国家中医药管理局设立首批17个中医药国际合作专项,其中海外中心9个,占首批立项总数的53%。截至2018年,共设立海外中心49个。海外中心数量逐年稳步上升,主要分布在欧洲、亚洲、大洋洲、北美洲等丝绸之路沿线国家和地区,且以所在国家为原点,辐射周边国家和地区,以点带线、由线到面,形成全球范围的大跨度合作带。

2. 立项特征

从近4年的立项情况来看,海外中心的中方承建单位在中医药领域均享有较高的知名度,办学、医疗实力雄厚,学科建设特色鲜明,国际合作交流起步早、历史悠久,与外方单位建立的合作关系长期稳定,可为海外中心建设与发展提供较为坚实的基础。如中国-德国魁茨汀中心(北京中医药大学)、中国-摩洛哥中心(上海中医药大学)、中国-澳大利亚墨尔本中心(南京中医药大学)、中国-马拉维青蒿素抗疟中心(广州中医药大学)。北京中医药大学、上海中医药大学、南京中医药大学、广州中医药大学均为一流学科建设高校。北京中医药大学1991年在德国建立北京中医药大学魁茨汀医院,开创我国大学在海外办医院的先例。南京中医药大学1993年即与澳大利亚皇家墨尔本理工大学合作,开创我国与西方大学合作举办中医学历教育之先河,直接推动和促成了澳大利亚中医全国立法。广州中医药大学利用地缘优势,多年来与东南亚、非洲国家合作开展

---

① 国务院.关于印发《中医药发展战略规划纲要(2016—2030年)》的通知[EB/OL].(2016-02-22)[2019-01-08].http://www.Shxinhuanet.com/2018-05/22/c_137152759.htm.

② 国家中医药管理局,国家发展和改革委员会.关于印发《中医药"一带一路"发展规划(2016—2020年)》的通知: 国中医药国际发[2016]44号[EB/OL].(2016-12-26)[2019-01-08].http://ghs.satcm.gov.cn/zhengcewenjian/2018-03-24/3942.html.

青蒿素复方抗疟研究,承担国家援外抗疟任务,为有效遏制非洲当地国家和地区疟疾流行发挥了积极作用。

中医药海外发展的国际环境较为优越,主要表现为:(1)以针灸技术为主体的物质文化认同,如法国、德国、西班牙、俄罗斯将针灸纳入正规教育体系,高校设置针灸专业或开设针灸培训课程。(2)以中医立法为主体的制度文化认同,实施中医立法,使得中医执业合法化,纳入西方医疗体制,使中医、西医具有平等的地位。如澳大利亚于2012年7月实行全国中医立法,为世界第一个以立法方式承认中医合法地位的西方国家;匈牙利于2013年12月实施中医立法。(3)对传统医药文化、中医药文化具有较高认同度的汉文化圈国家,如泰国、新加坡对中医师进行注册管理,承认中医的合法地位;马来西亚、菲律宾、尼泊尔、缅甸等"一带一路"沿线国家对传统医药文化的认同度较高。

3. 模式特色

海外中心在建设过程中逐步形成了"一中心一品牌、一中心一特色"的发展模式。如中国-瑞士中心是全球首家通过ISO9001:2015认证审核的中医医疗机构,具有标杆意义和国际示范性。中国-澳大利亚中心将澳洲大学中医药文化教育拓展至当地社区大学教学活动中,开创"融入生命生活"服务型模式,为中医药文化和中国文化走出去开辟了一条崭新的道路。中国-法国中心申报的"黄葵胶囊治疗糖尿病肾病蛋白尿的临床研究"获得法国政府资助,为中药进入欧盟奠定了基础。中国-卢森堡中心采用"医药结合"的发展模式,联合国内医药企业,推进药品国际注册项目,并利用卢森堡的区位优势,在临近国家逐步建立连锁医疗中心,形成医疗中心网络①。中国-捷克中心以针灸治疗慢性疼痛为特色,创建"临床为本、医教结合、引入科研"的医、教、研三点一线合作发展模式,突破了中医药进入捷克乃至更多欧洲国家的瓶颈②。中国-德国中心魁茨汀医院以疗效为核心,可收治住院患者③。中国-俄罗斯圣彼得堡中心中医院是第一所获得俄罗斯法律许可并取得医院牌照的中医院,对搭建中俄双方的教研合作平台,以特色中医药诊疗惠及俄罗斯人民健康作出

①　胡以仁,何清湖,朱民,等."中国-卢森堡"中医药中心传播中医药文化的探索[J].中医杂志,2017,58(14):1247-1249.

②　姚嘉文,胡峻,王建义,等."一带一路"战略下的海外中医中心运营现状初探:以中国-捷克"中医中心"为例[J].中医药文化,2017,12(4):43-48.

③　戴京璋,马淑惠.对中医药国际合作与服务的思考与启示:从北京中医药大学德国魁茨汀医院的历史与发展谈起[J].中医药导报,2017,23(17):1-7.

了里程碑式的贡献①。中国-美国中医药肿瘤合作中心以肿瘤研究为特色;中国-马拉维青蒿素抗疟中心以青蒿素防治疟疾研究为特色;中国-中东欧中医医疗培训中心(匈牙利)在教育及培训方面具有优势,注重内科方剂、针灸经络和临床实践的培养②;中国-黑山中心结合中医药发展的经验,对黑山民间医药进行系统整理研究,推动黑山药用植物资源的开发利用③。

三、国家级海外中心建设存在的问题

当前海外中心建设还处在起步探索阶段,在取得一定成效的同时也面临一些现实困难,既有外部因素也有内部因素。外部因素如世界民众对蕴含中华优秀传统文化精髓的中医药文化的认同度还不高,中医药尚未进入世界主流医学和医疗体系,中医药仅在少数国家地区立法,海外中医执业的合法化和中医师注册管理还存在问题。内部因素如海外中心运行机制、管理机制、考核机制尚不健全,中外机构协作共商共建机制较为缺乏,多元经费投入机制亟待探索。

以上内外因素均严重制约了中医药"走出去"和海外中心的长效可持续发展。追根溯源其主要来源于中、西文化的差异,各国意识形态、风俗习惯的差异,使海外民众对中医药文化价值认知受限④,而文化差异则是中医药国际传播及文化认同中遇到的最大阻碍。民心相通是根基,如何求同存异、互学互鉴、融合发展亟待探索。同时我们也应清醒地认识到,推进中医药现代化和中医药传承创新发展迫在眉睫,海外中心的领跑示范作用亟待深化和提升。

四、海外中心建设与发展的路径分析

海外中心建设的三大重要任务,一是推动中医药"走出去",助推"一带一路"建设,构建人类健康共同体,为人类健康贡献中国智慧与中国方案;二是以中医药文化为先行者,推动中华文化"走出去",助推中华文化的国际传播与认

---

①　胡以仁,朱民,严暄暄,等."一带一路"战略下基于海外中医药中心的中医传播与发展[J].世界科学技术-中医药现代化,2017,19(6):1012-1015.

②　何艺韵,宋欣阳,李海英,等."一带一路"视域下中医药海外中心发展策略[J].中医杂志,2018,59(12):997-1001.

③　黄史乐,彭成,谢晓芳,等."一带一路"沿线国家:黑山共和国民间医药整理研究的意义及方法分析[J].成都中医药大学学报,2018,41(3):124-126.

④　张其成.促进中医药文化国际传播认同[N].健康报,2017-03-15(5).

同;三是以中医学兼具文化性和实用性的特征,推动中、西医学的交流与合作,促进中、西文化的交流与对话,提升中国的国际话语权和影响力。

如何建设好、发展好海外中心,提升中医药国际传播的有效性与文化认同度,我们认为主要有以下5条路径。

1. 加强国家政府间政策沟通,促进双边合作与多边合作

坚持"一带一路"开放外交格局,加强政府间合作,构建多层次政府间政策沟通交流机制。强化双边合作,创建国与国之间良好的双边合作关系。在以双边合作机制为主体的基础上,深化多边合作机制,借助上海合作组织(SCO)、中国-东盟"10+1"、亚太经合组织(APEC)、亚欧会议(ASEM)等国际组织,加强沟通对话,凝聚共识,促使更多国家地区参与"一带一路"建设,进而扩大双边合作,形成双边合作与多边合作相互促进的良性局面,为海外中心在海外的建设与发展提供最强有力的环境支持。

2. 发挥海外中心内外协同机制效应,促进中医药现代化与国际化发展

加快健全和完善海外中心长效运行机制、中外共建机构协同合作机制,提升海外中心效能。一方面,依托海外中心平台的高水平、国际化学术团队,中外联手,瞄准国际前沿,以中医优势病种为切入点,推动中西医学的交流与合作,形成国际科技联通和内外协同效应,促进中医药原创思维与现代科技融合发展,推动中医药传承创新,用现代语言阐释传统中医药理论的科学内涵,促进中医药现代化与国际化发展。另一方面,加强与世界卫生组织(WHO)、国际标准化组织(ISO)、联合国教科文组织(UNESCO)等国际组织的合作,开展或参与实质性的中医药国际标准制定研究,以标准化推动中医药的法制化,推动更多国家实施中医药立法、实现海外中医执业的合法化,推动中医药进入世界主流医学体系和医疗体系,提升中医药的国际话语权。

3. 强化海外中心的辐射带动作用,以品牌特色引领中医药海外发展和中华文化的国际传播

不同地域、民族、国家对中医药及文化的认同存在差异。在充分了解和掌握当地国情、法律、政策和人文的基础上,结合当地常见病、多发病和中医优势病种,因地制宜分类打造具有中国特色、国际影响的中医药医疗、保健、科研、教育、产业和文化交流品牌,展现中医药文化精粹和中华文化精髓。在品牌效应的影响下,促进当地及周边国家地区民众乃至世界对中医药和中华文化的认同。

4. 拓展海外中心功能,促进中医药服务贸易发展

海外中心兼具中医药贸易合作与文化交流的功能,然而纵观当前海外中心建设,多以中医药教育、医疗服务、科研合作、文化交流为主,而产业贸易发展则较为薄弱,形式较为单一。应以国际市场需求为导向,进一步深化海外中心教育、医疗、科研、培训、养生康复等领域全方位、多层次的服务贸易功能,创新发展中医药服务贸易模式。例如,建立中医药外向型人才培训培养体系、开展"互联网+中医"远程会诊服务、开设中医药慕课(MOOC)课程、开展中医健康检测及养生保健咨询、加强中药材产业化种植和技术推广、开发中医药文化资源等,促进人力、资金、信息、技术的流动与交换,在创造一定经济效益、促进国际经贸合作的同时更进一步在国际社会凸显中医药的价值,推动中医药海外发展与文化传播,从而形成中医药服务贸易与文化传播良性互动的格局。

5. 整合区域海外中心资源,促进协调联动发展建立区域海外中心中方高校、院企合作联盟

加强中方单位校际、院际、校院、校企间合作交流,建立海外中心沟通协作和信息融通机制,在互学互鉴、共商共享中寻找合作的对接点,从"碎片化发展"转变为"大协同共发展",形成整体联动效应。在联盟合作体系下,合力举办具有影响力的国际学术会议、文化交流活动。

五、讨论与展望

海外中心是响应国家"一带一路"倡议的积极实践,贯彻习近平新时代中医药发展的新思想、新论断、新要求的重要平台,也是推动中医药及中华文化"走出去",促进中外人文交流和民心相通的重要载体。中医药及中华文化既要"走出去",更要在"走出去"的过程中真正进入国际话语体系和思想文化体系。

在中医药国际化的大浪潮下,如何借势远航,值得各高等中医药院校思考和探索。作为中医药人,我们应承担好中医药发展的新使命,以高度文化自信踏上中医药传承、传播和传扬的新征程,在世界舞台点亮中医药海外中心的星星之火,谱写中医药海外发展和中华文化国际传播的新篇章。

本文作者高静、郑晓红、孙志广,发表于《中医杂志》2019 年第 10 期

针灸在美国本土化的
历程、特色与成因探究

循岐黄之道,延灵素之学。源起于华夏的古老中医,经过数千年的不断传播,已遍植于世界,绽放出色彩斑斓的中医百花。这些中医之花既有华夏文化赋予的底色,又在同异国文化的交融过程中增添出一抹抹异色,可谓百花齐放。学界关注到争奇斗艳的中医百花,谓之以海外中医、西学中医、本土化中医等,其中本土化一词贴切地展现了中医由原生文化到本土文化的转变。在本土化中医中,美国本土化针灸可谓格外夺目。藉由着"尼克松访华""针灸热""针灸申遗"的东风春雨,美国本土化针灸一次次惊艳世人。但人们更应该保持清醒,探寻本土化成功之下隐藏着的启示与警示。

一、针灸传入美国

针灸产生的确切时间已难考证,一般认为《黄帝内经》是最早记述针灸的文献。在《异法方宜论》《九针十二原》《九针论》《针解篇》《刺要论》《刺禁论》等篇章中,对针灸的起源、形制、原理、术语、诀窍、禁忌等有着完整的阐述,可见至迟在《黄帝内经》成书之时,中国已经产生了较为完备的针灸学体系。《黄帝内经》成书于先秦至汉,因而针灸至少有两千余年的历史。这期间,针灸经历了多次外传,首先在日韩、东南亚形成了较为稳固的针灸文化圈,继而随着传教活动和殖民地贸易于16世纪传入欧洲①,针灸传入美洲的时间则相对更晚。一项科技的传播往往是长时期的、多渠道的活动,具体而言,针灸传入美国是一段跨越几个世纪的历程,有着正式和非正式两种渠道。

从文献可考的相对正式的渠道,美国医学杂志于1820年后已经开始对欧洲应用针灸治疗的报告进行转载,成为见诸史料的最早记录。1822年,美国的《医学报告》(*Medical Repertory*)发表了关于针灸的社论,指出要正视和重视针灸令人惊异的力量。美国第一本英文针灸专著则是1825年出版的由巴彻·富兰克

① 孙培林.比利时中医的历史发展和现状(一)[J].中医药导报,2016,22(6):1-6.

林（Bache Franklin）翻译自法国莫兰德的《针灸回忆录》（*Memoir Acupuncture*）①。巴彻·富兰克林是美国开国元勋本杰明·富兰克林的曾孙，同时也是费城的一名执业医师，具有一定的社会影响力。1826年，他还根据在费城州立监狱对囚犯进行针灸治疗实验的经历，发表了《针灸治疗效果的案例说明》（*Cases Illustrative of the Remedial Effects of Acupuncture*）。

从难以考证的非正式渠道，真正的针灸治疗更可能是被中国移民带到美国的。1848年以前，在美国的中国移民人数不多，中医师更是寥寥；1848年到1882年，约三十万中国移民涌入美国，参与到西部地区开发、淘金热等历史进程中②。中国移民在带来劳动力的同时，也将针灸技术带入美国，在华人聚集地行医治病甚至开馆坐诊，其中较为知名的中医医师包括黎普泰、余风庄、卓亚方、伍于念等人③。从上述中医医师在美国取得的口碑评价来看，针灸至少在华人群体中有了一定的群众基础。

在上述正式和非正式渠道共同作用下，针灸传入美国。遗憾的是，针灸在传入美国之后并未受到重视。在美国人看来，针灸是主流医学之外的偏门技巧，只有少数医生出于兴趣对此进行研究，形成了研究东方医术的相对封闭的小圈子。针灸治疗的受众主要集中于华人群体，在美国属于小众行为，并未对美国主流文化造成冲击与改变，直到20世纪70年代，在几次重要事件的带动之下，针灸才从幕后走到台前。

二、针灸在美国的本土化历程

针灸自19世纪上半叶传入美国以来，在一百多年的时间中未受到美国主流文化的关注，而针灸在美国的快速本土化发展则是从20世纪70年代开始。1971年7月16日，时任《纽约时报》副社长的著名记者詹姆斯·赖斯顿（James Reston）在北京访问时突发腹痛，被诊断为急性化脓性阑尾炎。经过阑尾切除手术之后，出现腹痛腹胀的情况，由北京协和医院李占元医生对其施以针灸治疗，治疗效果良好。7月26日，《纽约时报》用接近一整个版面刊发了赖斯顿在北京的治疗经历④。赖斯顿于7月28日康复出院，出院后他对针灸十分感兴趣，又在

---

① Kaplan G. A brief history of acupuncture's journey to the West[J]. *The Journal of Alternative and Complementary Medicine*, 1999(3)：S-5-S-10.

② 李其荣.近代美国的华工述略[J].华中师院学报（哲学社会科学版），1982(4)：93-100.

③ 冯诗婉.针灸医学在美国的历史与现状及前景[D].南京：南京中医药大学,2003.

④ James R. Now let me tell you about my operation in Peking[N]. The New York Times,1971-07-26.

上海华山医院参观了 5 例针刺麻醉术①。之后赖斯顿进行针灸治疗的报道引起了美国民众的极大兴趣。一方面,美国对中国长期以来进行遏制和封锁,中美之间信息闭塞,对于中国的情况,美国民众积淀了几十年的好奇心。另一方面,周恩来总理同基辛格刚刚进行了历史性的会谈,掀开了中美关系的新篇章,可以说对针灸进行宣传符合美国政府的外交布局。在多种因素的共同促成之下,赖斯顿的文章成为导火索,引燃了美国的针灸热。

1972 年 2 月,美国总统尼克松开启了访问中国的破冰之旅,中美关系走向正常化。在访华过程中,由美国国防部长黑格、总统私人医生塔卡(Walter Tkach)、瑞兰德(Kenneth Riland)等人组成的访问团参观了辛育龄教授主刀的针麻下肺叶切除手术,亲眼见证了针刺麻醉的神奇效果。访问团成员认真地观察了手术的全部过程,无论是将军、医生还是记者都对针刺麻醉感到神奇和信服,在访问团的宣传之下,原本就炙手可热的针灸更呈烈火烹油之势。

针灸在美国的本土化发展可被总结成三次高潮,分别是 20 世纪 70 年代赖斯顿和尼克松引发的针灸热、20 世纪 90 年代美国国家卫生研究院(NIH)肯定针灸疗效听证会引发的第二次针灸热、21 世纪以来针灸被纳入美国补充和替代医学体系引发的高潮。三次高潮的观点已成为学界共识,在此不再赘述②。还应注意到,在三次高潮的历史进程中,针灸在美国还实现了法律、教育、职业和医学属性四个层次的本土化。

1. 法律本土化

20 世纪 70 年代起,第一次针灸热潮下一部分美国人远赴重洋来到中国学习针灸,美国本地也出现了大批针灸诊所和针灸学习班。但由于针灸师没有行医执照,常受到美国警察查扣拘禁,针灸诊所纷纷倒闭。1973 年 1 月,中国香港著名针灸师陆易公受邀在纽约讲学,得知针灸师因为无法取得行医执照而遭遇的窘迫处境,深感责任之重。他亲赴内华达州,游说内州政府在新修法律中加入针灸合法化条文。此事关联复杂、阻碍重重,其间陆易公等人为获得支持日夜奔走,为证明针灸疗效连续坐诊三周,治疗病患近 500 人,终尽全功。在内州立法院以 50 票通过 1 票反对的创纪录高票通过针灸合法化议案③。斯人斯事,至今读来,犹使人心潮澎湃。

① 申玮红.美国"针灸热"导火索的真实历史[J].针刺研究,2006(3):190-191.
② 陈德成.美国针灸 40 年发展概要与趋势[J].中医药导报,2016,22(3):1-4.
③ 林声喜.中医针灸在美国第一个州立法经过[J].中国针灸,2001(8):458-460.

在内州之后,美国各州也相继开始了针灸合法化的进程,如1975年7月加利福尼亚州通过了《针灸职业合法化提案》(SB86提案),纽约州于1975年8月通过了《针灸医师独立行医法案》等。截至2020年,美国的50个州中对针灸进行了立法管理的地区已经达到48个[①],各州的针灸相关法律法规仍然在细化完善之中。

2. 教育本土化

虽然在第一次针灸热潮的推动下催生了一些针灸培训班,但它们都属于私下传授的性质,其中并没有正规的针灸教育机构。美国第一个正规的针灸教育机构是中国香港名医苏天佑及其弟子弗里曼、布雷克1975年获批创立于波士顿的新英格兰针灸学院(New England School of Acupuncture, NESA)。

苏天佑是澄江针灸学派的第三代传人,授业于澄江针灸学派岭南名医曾天治,受到过良好的现代针灸教育。在香港行医期间,苏天佑创办了香港针灸专科学院,先后在香港王道中医学院、菁华中医学院、中国针灸学院授课,有着丰富的针灸教育经验。他将针灸教育的经验带到美国,推动了美国针灸教育的发展,他所编著的英文针灸教材《经穴学》(*Book of Acupuncture Points*)成为全美针灸教育机构广泛使用的教材。为了表彰苏天佑的贡献,1986年麻州针灸学会授予其"美国针灸之父"的称号[②]。在NESA之后,美国相继建立了数十所正规针灸院校,截至2016年,受全国针灸及中医院校资格鉴定委员会(ACAOM)认定的针灸学校就已达53所[③]。

针灸学校的增加带来的是针灸教育的不断完善。针灸师的培训学习时间从一年制变为二年制、三年制,如今美国正规针灸院校普遍提供三年以上的针灸职业培训。针灸的课程涵盖也变得更为广泛,东方医学、针灸理论、生物医药、临床实践都是必修课程。除教学培训之外,考试考核机制也相应完善,如98%的州除了要有针灸学位,还要通过美国国家针灸及东方医学认证委员会(NCCAOM)的考核才能从事针灸行业的工作[④]。

3. 职业本土化

针灸热潮带来的是针灸从业者数量的增多,随之也出现了专门的针灸师职

---

① 崔钰,冷文杰,李富武,等.美国各州中医针灸立法管理现状[J].中国医药导报,2020,17(11):157-160.

② 张永树.澄江针灸学派传人苏天佑海外医教史迹[J].中国针灸,2005(6):443-444.

③ 陈德成.美国针灸40年发展概要与趋势[J].中医药导报,2016(3):1-4.

④ Vados L.美国针灸发展现状[J/CD].中华针灸电子杂志,2014,3(1):37-39.

业团体。1973年,在黄天池、李卫来、李奈祖、李愈之、周敏华、卞伯歧、余庚南等七位医师的共同努力下,美国第一个针灸师职业团体"加州中医药针灸学会"成立。加州中医药针灸学会在前文提及的加州《针灸职业合法化提案》中起到主要推动作用,无论是聘请律师、委托参议员提交议案还是同反对人士进行辩论,都是在其主导之下进行的。在一系列职业化法案的推动下,美国针灸师职业群体的规模不断壮大,截至2012年年底,美国已有27 835名经过职业认证的针灸师[①]。针灸师队伍虽然在壮大,但也存在着问题,即美国政府的职业分类名录下并没有专门的针灸师身份,针灸师职业的处境依然尴尬。2014年7月,NCCAOM正式向美国劳工统计局(BLS)标准职业分类政策委员会(SOCPC)发出请求,要求设立针灸师专属的职业代码。2016年7月,美国劳工统计局宣布将在2018年的新标准职业分类中增加针灸师的独立职业代码:29-1291。2018年1月,新代码正式颁行,针灸师职业被定义为"针灸师通过使用针灸针刺激身体的特定穴位来诊断、治疗和预防疾病。也可以使用杯罐、营养补充、按摩治疗、穴位按摩和其他替代保健疗法。不包括'脊医'(29-1011)"[②]。至此,针灸师在美国真正成为一种专门职业。

4. 医学属性本土化

20世纪70—80年代,针灸在美国虽然快速发展,但还是存在医学体系认同的问题,特别是在以西医为绝对主流的美国医学界,针灸从治病机理到操作方式都显得与西方医学格格不入,被视为来自东方的神秘技艺。这种不被认可的状况在20世纪90年代发生了转变——1991年5月,美国国家卫生院成立了替代医学办公室(OAM),专门对包括中医在内的几十种传统医学进行管理。1995年5月,美国医疗的关键部门——美国食品与药品管理局(FDA)将针灸器材的属性划分在了医疗器械之列,从侧面肯定了针灸的医学属性。1997年11月3日,美国国家卫生院举办针灸听证会,与会人员近千人,由12名专家组成委员会进行审议,邀请23位专家进行演讲陈述,演讲专家中除韩济生院士、于锦教授、曹小定教授为中国专家外,余者均来自美国。经过三天的会议,最终肯定了针灸治疗恶心呕吐和各种痛症的有效性和安全性[③]。此

① Vados L.美国针灸发展现状[J/CD].中华针灸电子杂志,2014,3(1):37-39.

② NCCAOM.New Independent SOC for Acupuncturists Proposed by the BLS for 2018[EB/OL].(2021-03-28).https://www.ncc aom.org/about-us/press/bls-timeline/.

③ 韩济生.美国国立卫生研究院(NIH)举办针灸听证会——一次历史性的盛会[J].中国针灸,1998(3):187-188.

次针灸听证会是美国针灸史上最为重大的事件之一，由权威机构肯定了针灸的疗效，代表着针灸被美国主流医学体系接纳。此后，针灸与美国主流医学的融合加速，"中国传统医学"作为独立的医学体系被正式纳入美国补充和替代医学体系之中。

可以说，自1971年起，针灸在美国相继经历了法律、教育、职业、医学属性四个层次的本土化，实现了从非法黑户到合法身份、从私下授艺到正规教育、从散兵游勇到职业团体、从东方秘技到补充替代医学、从中医针灸到美国本土化针灸的转变。

三、美国本土化针灸的形态特色

美国当前所使用的针灸，之所以称之为美国本土化针灸而不是中医针灸，是因为经历了本土化之后中美针灸差异巨大[①]。正如全美中医药学会会长田海河所言，要做好全方位的调整，包括价值观、执业规范，甚至具体的针灸手法和用药种类等以适应美国的需求[②]。这些全方位的调整，给美国本土化针灸带来了新特点。

1. 扳机点、泛穴为代表的理论特色

针灸在美国本土化发展后，出现了一些新的理论特色，具有代表性的理论包括扳机点理论、泛穴理论等。1942年特拉维尔（Janet Travell）和西蒙斯（David Simons）提出了肌筋膜扳机点理论[③]，扳机点指的是能引起疼痛的触发点，常位于肌肉、筋膜和骨附着部，该理论是通过穴位按摩、针刺、穴位注射等方式刺激扳机点治疗疼痛的理论。扳机点理论在美国拥趸甚众，针灸在兴起之后，迅速与之融合，形成了只以针刺扳机点进行疼痛治疗的扳机点针灸，又被称为"干针"。除扳机点之外，对泛穴现象的研究也是美国本土化针灸的一大理论特色。泛穴指的是针刺经典穴位以外的区域，也能起到疗效的现象，由于扩大了穴位的范畴使穴位的定义宽泛化，所以被称为泛穴。人体面积能承载的穴位容量约为2 000个，中医经典所记载的穴位共409个。如果真如泛穴理论所言"人体无处不是穴"，那么中医的穴位和经络理论都需要改写[④]。

---

① 李永明.中美针灸差异巨大[J].中医药导报，2020，26（3）：8.
② 田海河，魏辉.中医在美国面临的机遇和挑战[J].中医药导报，2016，22（5）：1-2.
③ 余兆晟.扳机点理论与中医针灸于肩周炎治疗的理论比较[D].广州：广州中医药大学，2015.
④ 李永明，巩昌镇.集腋成裘，聚沙成塔——关于美国针灸医学发展的对话（一）[J].中医药导报，2019，25（17）：1-6.

2. 情志、生育疾病为代表的病症特色

世界卫生组织在 2002 年发布的《针灸：对照临床试验的回顾和分析报告》中，认定了 113 种针灸的适宜病症①。如此多种的适宜病症，可见针灸的用途广泛。同时，在各个针灸流行的国家，针灸常用治疗的疾病也不尽相同。根据美国中医药针灸学会会长李永明的调查统计，将中国和美国针灸治疗的主要疾病进行对比，其结果如图 1 所示②。可以发现，中美针灸在治症方面的共同点是都用以治疗腰痛、头痛、关节炎等疼痛类疾病。不同点则是中风、面瘫、高血压等疾病排在中国针灸治症的前列，而抑郁、焦虑、过敏、不孕等情志类、生育类疾病排在了美国针灸治症的前列。这也从侧面反映出中美社会文化之间的差异，情绪问题、生育问题是美国社会的常见问题。事实上，针灸在美国一直以来都在做符合美国疾病特色的本土化调适，除上述情志、生育疾病外，针灸还被用以辅助戒毒治疗、应对阿片危机等。

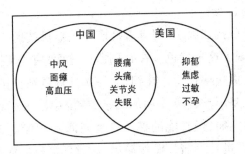

图 1　针灸在中美两国主治病症比较

3. 多元共存的流派特色

美国本土化针灸的流派呈现出多元共存、百家争鸣的格局。总体而言，美国针灸存在着不同程度保留阴阳五行等中医基础理论的传统针灸阵营和完全以现代生理、解剖学为理论基础的新式针灸阵营，这两类针灸流派又被部分学者称为"硬针灸"和"软针灸"③。在传统针灸阵营或是硬针灸流派中，又可细分出传统中医针灸、欧洲五行体质针灸、日本经络治疗针灸、韩式四针法等分支流派。在新式针灸阵营或是软针灸流派中，则推崇以干针疗法为代表的扳机点针灸等。

①　World Health Organization Staff. Acupuncture: review and analysis reports on controlled clinical trials [M]. Geneva: World Health Organization, 2002.

②　李永明.中美针灸差异巨大[J].中医药导报,2020,26(3):8.

③　李永明.针刺研究的困惑与假说[J].中国中西医结合杂志,2013,33(11):1445-1448.

可以说,针灸在美国的本土化发展中,已经逐渐脱离了中医传统针灸的流派框架,形成多元共存的流派特色①。

4. 中西合璧的教育特色

由于流派众多,美国针灸教育也呈现出多元包容中西合璧的特色。在20世纪70年代针灸热之前,美国针灸受欧洲五行体质针灸的影响较多,在针灸教育中也主要教授五行体质针灸的理论。随着70年代之后大量受过正统中医针灸训练的针灸师到达美国,传统中医针灸理论成为美国针灸教育中的主流。到2010年,92%的针灸院校都设置有传统中医针灸理论的课程,远超其他流派的针灸理论课程②。但需要注意的是,这些名为传统中医针灸理论的课程,同中国国内所教授的课程有明显区别,同传统中医诵读的四大经典更是相差甚远,其实在是为了便于外国人理解针灸理论而进行的知识再次编码,是中西合璧的产物。

5. 新型针具的器材特色

作为世界头号科技强国,美国有着推广使用新科技的传统,美国对于针灸器材的使用,也体现了这种特色。在针刺器材方面,由于美国民众对反复使用针灸器材可能会造成疾病传播存在担忧,一次性针具在美国快速普及。另外,扎针的疼痛问题也是影响针灸传播的因素,传统中医可以运用揣穴、指切、提捏等进针手法减轻疼痛,但技能的熟练需要时间的积淀。美国针灸师普遍采用了针管辅助进针,进针不痛且操作简单,通过新器材的使用推动了针灸的普及。在灸焫器材方面,普遍采用了相对安全,不易造成灼伤的红外线灸。红外线照射人体经络穴位,可以起到温通经脉的作用,替代了传统灸法的部分功能。但红外线灸在药性传递方面的作用能否达到艾灸的效果,还存在着不同的声音。

6. 医、药、针、灸分离的态度特色

美国本土化针灸的特点之一就是将医、药、针、灸完全分割对待,形成了"缺医少药,重针轻灸"的针灸传统。中国传统针灸,是从属于中医药学的一部分,由医理、药物、针刺、灸炙等构成了完整的医疗体系。而美国本土化针灸,打破了医、药、针、灸之间的联系。在医学方面,中医的基本理论被不断淡化,特别是在针灸物理医学流派、医学针灸流派等较为新式的流派中,基本没有继承中医的医

---

① 郑欣.美国当代主要针灸流派的诊疗特点及现状研究[D].北京:北京中医药大学,2012.
② 同上。

理。在药材方面,中药被美国政府划分在食品补充剂之列,并不是药品,这实际上是对中药的限制。根据美国的法律,药品可以有毒副作用,食品不能有毒性,麻黄、乌头等常用中药都被禁用,中药成了戴着镣铐跳舞的囚徒。在针灸方面,针与灸也被割裂了,美国的针灸常常用针而不用灸,因为灸法不当会造成灼伤引来投诉,为避免麻烦,灸被红外线照射代替。综合而言,美国所流行的针灸,实质上只有针刺是在不断发展,余者皆进展缓慢。

四、特色成因分析

美国本土化针灸的独特形态,是对美国特定社会体系和文化环境的具体呈现,是在思维方式、政治策略、经济利益、文化习惯等多种因素共同驱动下形成的。

1. 以效用为核心的哲学基础

在詹姆士、杜威等思想家的推动之下,实用主义哲学成为美国最为流行的哲学流派,深深地影响着美国人的思维模式。美国人对针灸的认识,也是遵循着实用主义的思维方式,将实际效用作为针灸的核心,以效用决定是否使用针灸。如在针灸传入初期,富兰克林实验、赖斯顿手术、陆易公坐诊等重要事件,都是用实际疗效破除了针灸传入的重重壁垒。在针灸本土化的过程中,也是通过1997年的针灸听证会、2002年的世卫组织报告,证明了针灸的确切效果,从而大力推动针灸发展。以效用为核心的针灸模式,也会改变针灸的传统形式。在理论和实效的关系方面,出现了轻理论重实效的风气,甚至只传针灸操作而不传传统针灸理论,或是在传统理论之外重新构建理论。这些特点在扳机点针灸、新物理针灸等流派中表现得尤为明显。以效用为核心,也影响了美国本土化针灸所治疗的疾病类型。针灸最大的效用就是治疗病症,而美国流行的疾病具有当地的特色,美国本土化针灸自然需要治疗美国流行的疾病。抑郁、焦虑等情志疾病是当今美国的常见疾病,因而美国本土化针灸所治疗的疾病中,情志疾病被排在前列。又如美国社会近年来面临严重的阿片类药物危机,针灸又被赋予了应对阿片危机的现实使命。这些治症特征实际上是以效用为核心的思维模式导致的。

2. 受政治强制的管理方式

美国建立了严格的医疗卫生管理体系,针灸在美国的发展,实际上是受到严格的政治管控的。针灸在美国的本土化,最先强调的是法律本土化,若无法律保护针灸将寸步难行。1971年,针灸行业在美国迅速兴起又转眼衰败,就是因为没有打通法律关卡。2014 年，NCCAOM 向美国劳工统计局申请职业代码，也是想让针灸师职业受到法律保护。通过数代先贤几十年的努力，终于基本扫清了针灸在美国的主要法律障碍，使针灸行业、针灸师职业都受到了相应的法律保护。但也应注意到，针灸在实现法律本土化的同时，也被美国的法律体系改变了原有形态，受到严格管控。如果出现对针灸不利的法律，看似兴盛的针灸事业立刻会受到打击。就如同 2011 年欧盟法律政策的变化对中药事业产生了重要冲击一样，针灸在美国也面临着两难的选择：如果要继续发展，就必须推进法律本土化；如果深化法律本土化，就会受制于人。

3. 经济利益带来的团结

经济利益是针灸在美国快速本土化的重要推力。20 世纪末以来，欧美兴起的医学自由运动，使得自然疗法、补充替代医学快速发展，形成了巨大的医疗产业市场。在补充替代医学市场中，针灸占据着重要的市场份额。利益也会招致更多的挑战：在针灸行业内部，有日本针灸、韩国针灸等流派来瓜分市场份额；在针灸行业之外，有理疗师、整脊医生等职业来抢夺使用针刺治疗的权利。在美国的中医针灸的从业者认识到，只有团结一致，才能应对多方面的挑战，从而成立了"全美针灸安全联盟""全国针灸及中医院校资格委员会""针灸和东方医学国家认证委员会"等组织，加强中医针灸团体的凝聚力，形成了更为团结的中医针灸形态。

4. 文化习惯塑造出的新针灸

就历史传统而言，美国是一个移民国家，具有多元文化的特色，并没有需要固守的文化传统，也更容易出现传统形制之外的创新。而在中国，针灸从传统文化中孕育而生，甚至还形成了固有的针灸传统①。中国针灸所承载的文化传承责任，使得每一步突破创新都需要更加慎重。根据科技史的观点，世界科技中心在不断变迁之中，而美国无疑是 20 世纪的世界科技中心，长期雄踞世界民族和世界科技中心之位，也塑造了美国对外来科技进行改造的文化习惯。正是在这样的社会体系和文化环境之下，在不同时期通过不同路径传入美国的包括科学、技术等在内的外来文明，在美国社会产生了符合当地文化的本土化的发展，如原本兴盛于世界不同地区的大豆、咖啡、足球，在美国都被本土文化不断影响，成为美国大豆、美式咖啡、美式足球。起源于中国的针灸，在美式文化的影响之下，也出现了各种本土化的新特点。

---

① 张树剑,张建兰.什么是针灸传统：历史与比较的视角[J].科技导报,2019,37(15)：15-19.

五、结语

美国本土化针灸是肇始于中华文化的针灸在美国文化的冲击下发生的融合与转变，是一种去属性化的针灸。在美国实用主义哲学的熏陶下，强调效用为先，进而诞生出了将效用作为核心、淡化中医文化内涵的现代针灸形式。诚然，我们应警惕中医技术传播过程中的去中国化现象，但也应当认识到一项传统技术在传播过程中出现本土化的改变是必然的，因此需要用理性和包容的态度来面对。

中国是针灸的起源之地，起源之地只是冠针灸以中华之姓，而针灸在未来发展如何，还需各种本土化针灸形式书写其各自之名。必须清醒地认识到，我们当前面对的不再是中华文化孕育下的中医针灸，而是在美国经历了西方思维改造之后的现代针灸，是"左宗棠鸡"一样的中西文化复合的产物。不能盲目乐观，不能把现代针灸的兴盛完全等同于中国针灸的兴盛，不能把针灸的兴盛等同于中医文化的兴盛。当前所兴盛的，只是针灸的器与技，而针灸所承载的中医之理、中医之道，还远未可谈兴盛。让中医针灸、中医药文化更好地走向世界，我们任重而道远，由器及道乃至道术并进的漫漫长路，还需一代代中医人辛苦探索。

本文作者石慧、张宗明，发表于《自然辩证法研究》2022年第1期

中医孔子学院的语言文化
传播及其模式构建

　　随着孔子学院办学功能的逐步深入与多向拓展,各种具有不同特色的孔子学院应运而生。《孔子学院发展规划(2012—2020年)》进而提出:"鼓励兴办以商务、中医、武术、烹饪、艺术、旅游等教学为主要特色的孔子学院",为孔子学院的"特色"化发展指明了方向。中医是中国的"国粹",与中医相关的课程教学与文化活动不仅在各孔子学院举办,更是中医孔子学院的常规或主打项目,其成功的运营实践,对中医文化的海外传播,起到了极大的促进作用。本文以孔子学院的汉语国际推广和中国文化传播为总体背景,在其"特色"化发展必然性认识的基础上,明确中医孔子学院的功能定位,提出中医孔子学院传播中医文化的不同模式,以期进一步推动中医文化海外传播的实践。

一、孔子学院的"特色"化发展及其必然性

　　《孔子学院发展规划(2012—2020年)》把"坚持科学定位、突出特色"作为孔子学院今后发展的一项基本原则。作为致力于中国语言文化国际传播的综合性交流平台,各地孔子学院的宗旨是统一的,"孔子学院要向世界传播的当然是中国文化中区别于其他国家的文化内容"①,从这一角度来看,孔子学院的发展也必然具有鲜明的中国"特色"。而落实到具体的实施过程中,则会面临各种差异:从传播环境看,世界各国国情不同,文化有异;从传播对象看,学员学习的目标不一,需求各别;从传播内容看,中国文化博大精深,丰富多样。因而在某种程度上,每一所孔子学院会各具"特色"。就必然性而言,"特色"孔子学院的创办,同样是多种因素共同作用的结果。

　　1. 中国文化的丰富多样

　　"中国文化是一个内涵十分丰富的概念。"②一方面,中国具有悠久的历史,

---

①　孔子学院总部/国家汉办.孔子学院发展规划(2012—2020年)[N].光明日报,2013-02-28(7).
②　吴瑛.对孔子学院中国文化传播战略的反思[J].学术论坛,2009,32(7):141-145.

中国文化源远流长;另一方面,作为全球第二大经济体,中国的当代建设成就同样举世瞩目。相应地,中国文化的海外传播可从传统与现代两个层面进行,孔子学院的"特色"也在这两个方面得以鲜明和集中体现:一是传统的中国文化"符号",如中医、武术、烹饪、戏曲等;二是当代中国的社会生活,如商务和旅游,这也是当今国际交往的热门领域。"特色"孔子学院的创办,也多围绕这些中国文化元素而展开。

2. 学习需求的多元分化

随着国际交流与合作的不断深入,世界各地对中国语言文化的学习与了解需求逐步分化,趋向多元。《孔子学院发展规划(2012—2020 年)》明确要求"适应学员多样化需求"①,便是对这一趋势的积极回应。表现在经济领域,中外交流与合作呈现出全方位、多层次的发展态势,而欧美地区尤为显著。与此相适应,已经运营的 6 所"商务孔子学院"均位于欧洲或美洲。

3. 孔子学院可持续发展的战略需求

由于各种原因,孔子学院在全球的分布存在一定的不均衡现象,某些"热点"地区较为密集。以澳大利亚为例,维多利亚州和昆士兰州各有 3 家孔子学院,新南威尔士州则有 4 家,而且这些孔子学院多集中于首府地区。再如英国伦敦地区,也建有伦敦大学教育学院孔子学院、伦敦大学金史密斯舞蹈与表演孔子学院、伦敦商务孔子学院和伦敦中医孔子学院。情况相似的还有美国纽约地区。为保持可持续发展,这些地区的各孔子学院在建设的目标与方向上必然有所区别,否则会陷入重复建设、资源浪费乃至恶性竞争。伦敦的 4 家孔子学院便各具特色,构成一种优势互补的良好态势。

二、中国语言文化国际传播背景下中医孔子学院的功能定位

各孔子学院都是在中国语言文化国际传播的总体背景下展开各项活动的,对中医孔子学院来说,强调功能定位也是彰显其特色的必要前提。

1. 孔子学院的语言文化传播

《孔子学院章程》规定了孔子学院的 5 项"业务范围":(1)开展汉语教学;(2)培训汉语教师,提供汉语教学资源;(3)开展汉语考试和汉语教师资格认证;(4)提供中国教育、文化等信息咨询;(5)开展中外语言文化交流活动。其中,前三项与汉语国际推广有关,后两项则属于中国文化传播的总体范畴。这是孔子

---

① 孔子学院总部/国家汉办.孔子学院发展规划(2012—2020 年)[N].光明日报,2013-02-28(7).

学院的两大基本功能。章程对世界各地的孔子学院具有一种普遍的约束力,中医孔子学院的"特色"也必然应与汉语国际推广和中国文化传播的总体框架相符合。设于北京的孔子学院总部同时为国家汉语国际推广领导小组办公室。《孔子学院发展规划(2012—2020年)》指出:孔子学院的发展应"以汉语教学为主体"①。着眼于机构名称,以及孔子学院的运营实践与长远发展,有学者认为,"目前孔子学院的'重语言轻文化'现象是非常严重的"②,"这一定位上的缺陷,将严重制约孔子学院的健康发展"③。这样的担忧不无道理。但从另一个角度来看,"语言不仅是文化的载体,而且它本身就是文化的一个组成部分"④。因而语言和文化又是不可分割的,孔子学院的汉语国际推广和中国文化传播实为一体,只是各有侧重而已。落实到孔子学院的工作实践,汉语教学和文化活动也能达到有机的融合,完全可以把汉语教学视为一种广义的中国文化传播活动。经由汉语这一"管道",同样能够引领学习者进入一个丰富多彩的中国文化"世界"。

2. 中医孔子学院的"特色"化功能

总体上讲,中医孔子学院的功能可定位为以中医为特色,进行汉语国际推广和中国文化传播。普通汉语教学及中国文化活动是孔子学院的一般功能项目,中医孔子学院的特色主要表现在包括中医特色汉语教学在内的中医文化传播。从2012年起,孔子学院总部在预算中专门列出"特色汉语教学"项目,以区别于"普通汉语教学"。中医特色汉语教学能够"把传统和现代中医药科学同汉语教学相融合"⑤,在进行汉语教学的同时传播中医文化。对历届孔子学院大会交流材料进行考察可以发现,中医孔子学院的运营实践于中国语言文化传播的共性之中体现出鲜明的中医特色。语言教学方面,中医孔子学院开设有不同类型与层次的汉语课程,显示出汉语作为孔子学院主体项目的特点;同时,中医临床汉语、中医古代汉语等课程的开设,以及中医汉语专题活动的开展,为中医文化的传播开辟了一条新的途径。在规模和影响上,这些课程与活动的举办还极为有

① 孔子学院总部/国家汉办.孔子学院发展规划(2012—2020年)[N].光明日报,2013-02-28(7).

② 陈·巴特尔.试论"孔子学院"的文化传播定位[J].徐州工程学院学报(社会科学版),2013,28(3):96-99.

③ 张文联.是语言的更是文化的——从语言的双重功能看孔子学院的定位[J].海南师范大学学报(社会科学版),2008,21(3):132-135.

④ 张公瑾.文化语言学发凡[M].昆明:云南大学出版社,1998:1.

⑤ 杜尚泽,李景卫.习近平出席皇家墨尔本理工大学中医孔子学院授牌仪式[N].人民日报,2010-06-21(1).

限,但具有较大的发展空间。文化活动方面,既有一般孔子学院的常规项目,也有中医孔子学院的特色项目,如中医针灸专业的学位课程、短期培训课程,以及各种中医药主题与系列活动。

三、中医孔子学院传播中医文化的模式

"文化是一个多重复合系统,具有复杂的层次结构。"①在海外传播中医文化的过程,同时也是受众接触、了解、接受乃至喜爱一种异质文化的过程。着眼于文化的不同层次及受众不同的接受程度,适应受众在中医文化方面的不同基础和需求,中医孔子学院组织和开展中医相关的课程与活动可采取多种模式。

1. 体验—感悟

这是目前中医孔子学院开展较多的活动形式。学员通过食疗、按摩、太极拳等活动,初步感受中医文化。这种模式适用面广,不仅对场地、设备和器材等没有要求或要求极低,更重要的是易于操作,学员可以随时参与,现学现用。

2. 实证—效果

作为一种医疗保健方式,效果在一定程度上决定了中医文化传播的成败。无论日常生活中的保健和预防,还是对疾病的诊断和治疗,都与效果密切相关。在坚持打太极拳的过程中,或者经过一段时间的食疗,抑或针灸、按摩之后,其效果会逐渐显露,能够促发学员进一步去关注和了解中医。

3. 专业—职业

中医孔子学院开展中医针灸专业的本科及研究生教育,培养本土的中医师和针灸师,开创了中医文化海外传播的新形式;提供不同种类的短期中医药专业课程,组织多种形式的中医文化论坛、讲座、研讨等,可吸引专业人士与从业人员的广泛参与和交流;中医教学诊所则为中医诊疗实践提供了一个较为稳固的场所。

4. 语言—文化

中医临床汉语、中医经典文献选读等课程,以及中医故事会、中医经典诵读、中药灯谜竞猜等活动,能有效促进中医文化的海外传播。以汉语为媒介,学员通过对医用汉字、中医术语、表达方式及语篇模式的学习,可理解和把握中医学的历史背景、认知模式及思维方式等,从而更为深入地领悟中医药学。

---

① 林坚.关于"文化"概念的梳理和解读[J].文化学刊,2013(5):10-18.

当然,上述4种模式并非截然对立,而只是一种大致的区分。前3种模式显示出受众在接受程度上逐步深入的趋势,"语言—文化"模式可作为前3种模式的必要补充;同时,各种模式之间时有交叉,且能够由较低层次向较高层次发展转化。如按摩与太极拳既可以体验或感悟,也能收到实证的效果;对患者来说,中医诊所既是检验中医实证效果的场所,对中医针灸专业学生而言,它又是进行职业训练的重要基地;中医特色汉语既可作为一种语言教学,也能弥补海外中医教育以外语为授课语言所必然带来的中医文化信息的失落。各种模式尽管存在差异,其最终指向却是一致的,即实现传播效果的最大化。

本文作者周延松,发表于《世界中西医结合杂志》2014年第11期

中医文化
教育传承

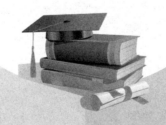

传承中医文化　培养高素质中医药人才

中医药作为中华民族的瑰宝,蕴涵着丰富的哲学思想和人文精神,是我国文化软实力的重要体现。扶持和促进中医药事业发展,对于深化医药卫生体制改革、提高人民群众健康水平、弘扬中华文化、促进经济发展和社会和谐,都具有十分重要的意义。中医药院校是培养高素质中医药人才的摇篮,肩负着培养中医文化传承人的历史使命。因此,在中医药人才培养过程中,必须坚持继承与创新的辩证统一,坚持以提高人才培养质量为核心,做好中医药文化传承,改革中医药院校教育,加快中医药人才培养。

一、正视中医文化功能弱化现状,构建中医药院校教育新模式

中医文化是中华民族优秀传统文化中体现中医本质与特色的精神文明和物质文明的总和。中医学是中国的原创科学知识体系,它以阴阳、五行为代表的哲学思想,以道家、易学、儒家以及各种传统学术相互融汇而构成的其他理论为文化背景和知识基础,加以临床医学个体或群体的经验而形成了独特的中医学基础理论。中医学根植于中国传统文化的土壤之中,因袭了"天人合一""和为贵""和而不同"的中华优秀传统文化的基因,体现了中华民族的认知方式、价值取向和审美情趣。中医文化,从本质上讲,是构成中医药学的母体,是中华民族灿烂文化的有机组成部分;从功能上讲,是传承中医药学的载体,承载了中医药学数千年的文明史。因此,中医药院校应该也必须肩负起传承创新中医文化的历史责任,培养高素质的中医药人才,弘扬和塑造中医文化精神,传承、传播和创新中医文化。

为继承与发扬中医文化,新中国成立以来,在党和政府的支持下,相继建立了一批中医药高等院校,将中医教育从民间纳入国民教育体系,实现了传统师承教育向现代院校教育模式的转换,为继承与发展中医药事业培养了大量人才。但是,长期以来,由于受科学主义思潮以及还原论的影响,中医学的文化属性被消解,中医药院校传承创新中医文化的功能也日渐式微。

在人才培养方面,中医药院校建立之初,在生物医学模式影响下,中医学教育照搬西医教育模式,忽视了中医文化教育,培养出的中医人才文化底蕴不足、辩证思维能力不强、缺乏文化自信;在科学研究方面,受唯科学主义影响,在中医科学研究中,割裂了中医科学文化与人文文化关系,导致中医科学研究创新能力不足、缺乏文化自觉;在文化传承方面,近代以来,受文化虚无主义影响,中国传统文化被漠视,中医文化传承的土壤遭到破坏,导致中医文化传承不力;在社会服务方面,受市场经济冲击,一些人打着中医旗号招摇撞骗。而中医院校中医文化传播的缺位,导致了民众对中医认同度的下降。

针对中医文化弱化的问题,南京中医药大学作为高等中医院校的 5 所老校之一,发布了"研究教学型中医药大学中长期发展纲要"(2006—2020 年),明确提出:坚持守护与创新中医文化,将中医文化融入高等中医教育的人才培养、科学研究、社会服务与国际交流中。积极探索,不断超越,构建彰显中医文化特质的中医药院校教育新模式。

二、发掘学校历史传统与文化基因,彰显富有个性的"三仁"文化特质

建校之初,面对拥有数千年历史文化传承的中医药学科以及几乎空白的、无可仿效的现代高等中医教育的现状,南中医的奠基者们为落实党的中医政策,坚持"培养中医、提高中医"的办学方向,"艰苦创业,严谨治学",构建了新中国高等中医教育普适性的知识体系,形成了遵循中医教育规律,现代院校规模教育与传统师承教育相互借鉴、实践教学与理论教学相结合的教学模式,为中医高等教育提供了第一套教材、第一套教学大纲、第一份教学计划,输送了第一批师资,被誉为"中国高等中医教育的摇篮"。

随着时代的发展,教育是什么的价值判断不断地考问着教育者,长期办学实践发现,先进的教育理念是学校发展的前提和保证,是对奋斗目标和努力方向的设定,体现出对学校未来发展状态的一种期待。中医药文化博大精深,蕴含着丰富的教育思想,作为中医药院校如何将这种宝贵的文化资源转化为教育资源,并且赋予其深刻的育人内涵,也成为中医人的责任与追求。为此,1994 年,南中医在全国率先成立了中医文化研究中心,近 3 年连续获得 5 项中医文化研究国家社科基金项目,其中"中医文化核心价值体系及其现代转型研究"为中医院校全国迄今唯一的国家重大项目。由学校组织编写的《中医文化研究》三卷本,从中

医文化源流、中西医文化比较、中医文化复兴等 3 个方面对中医文化进行了开创性研究。通过中医文化研究，南中医结合自己的办学历史与办学思路，根据大学生的特点和中医药人才成长规律及其特殊要求，从培育中医人文精神入手，着力解决学生学习成才的动力问题、非智力因素问题、文化素质在大学生综合素质生成和发展中的地位问题，以此带动学风建设水平的整体提升，逐步形成了富有中医药文化特色的"仁德、仁术、仁人"的教育理念。

"仁"，就是爱人。许慎《说文解字》认为"仁，亲也。从人从二"。仁字的本义即"亲"，指的是人与其子女的亲情关系。到了孔子"推己及人"的忠恕之道，便有了"仁者，爱人"的进一步发挥。仁的含义主要有以下几种：第一，仁是一种道德意识与道德情感。《孟子》曰："仁者，人也。""仁，人心也。"宋儒也说"仁乃心之德"（《朱子语类》卷六）。第二，仁的道德意识与道德情感的内容就是爱人。第三，仁为全德之名。孔子把所有的德都归结到仁，仁包括各种品德，又表示人的最高道德境界。

"仁德"，就是培养学生高尚的道德品质。它既反映了南中医半个多世纪积淀下来的"艰苦创业""团结奋进""自信敬业"的优良传统，又反映了中医文化中"以仁存心"的道德追求。它体现了社会主义事业建设者与接班人应树立的崇高的理想信念、正确的世界观、人生观、价值观，"诚实守信、勤劳敬业、谦虚谨慎、言行一致、乐于助人、廉洁奉公"的社会公德以及"献身医学，热爱祖国，忠于人民，恪守医德，尊师守纪"的职业道德规范。

"仁术"，就是培养学生掌握扎实的知识、精湛的技能，拥有求真的科学精神和博爱的人文情怀。"医乃仁术"是中医文化的内核，它不仅要求医者具备"救人生命，活人性命"的知识、技能和求真务实的科学态度，还要具有"济世救人"的人文精神。它既包含学校代代传承的"严谨治学""继承创新"精神，又体现了现代社会对大学人才培养的基准：探求真理，掌握知识，提高能力，服务社会。

"仁人"，就是"人的全面发展"，它是"仁德"与"仁术"的高度统一。它以提高学生综合素质为根本宗旨，以培养学生的创新精神和实践能力为重点，以人为本，尊重学生的主体地位，重视学生的个性发展，培养品格、素质与才能共同进步，科学、人文与创新能力和谐统一的社会主义事业建设者与接班人。它是学校"谦诚、勤奋、博古、通今"学风的高度凝练，又是社会主义大学的宗旨所在。

三、依托"精诚计划"载体，融汇中医文化入大学生血脉

"三仁"是价值追求，更是行动指南。"三仁"以"以仁存心"的道德品质、

自觉能动的成才意识、诚朴励精的求学态度、融通古今的知识结构为要求,目标指向培养具有"仁德之心、仁术之能、仁人之行"的中医药大学生。2007 年,南中医"精诚计划"入选教育部第一批人才培养模式实验区建设项目。"精诚计划"在研究与实施中,以"三仁"教育理念为先导,坚持医学专业与人文素质教育相结合;现代教学与传统教学方式相结合;理论知识教学与临床实践相结合;创新能力与临床技能培养相结合:将中医文化素质的养成贯穿于中医人才培养全过程。

以中医药知识创新成果促进教学内容的创新,形成以中医文化为基础、现代科技为支撑、中医学知识体系为核心、符合中医学认知规律和现代医学模式的课程体系和教材体系。其中"精诚计划"中医基础课程模块,以中医临床诊疗的基本思维模式为依据,以辨证论治、理法方药一体性为经,以具体的辨治体系为纬构建中医重组的基础课程,形成"中医辨治学总论""中医辨治学各论""中医诊法学"等创新课程。西医基础课程模块,改变原有以学科为单位的思维定式,探索从整体上改革基础医学课程教学体系,按照"从形态到功能,从正常到异常,从理论到实践"的原则,将人体解剖学、组织胚胎学、生理学、病理学等课程分别按器官系统进行整合,逐一进行教学,同时也将微生物学、免疫学知识加入课程模块。将生物化学(含分子生物学内容)与药理学单列,以加强基础。

强化中医方法论学习,增强学生中医临床思维能力。开设了"中医方法论"课程,作为专业入门桥梁课程,它不仅可以弥补现代中医教育的不足,有助于巩固学生的专业思想,而且对于中医大学生正确认识中医的学科性质,理解中医的基本观念,把握中西医思维方式的差异,从而确立与巩固中医思维方式具有重要的意义。通过学习,使学生在中西医学文化冲突的矛盾运动中传承中医学原创思维,同时提升中医临床思维方式与能力。

融专业教育与文化教育于一体,构建和完善"三横三纵"文化素质教育模式。三大工程(杏林修身工程、农民健康百村工程、文化育人工程)形成三个横断面,三种教育形式(教育、自我教育、实践活动)纵向贯穿其中,将中医人文精神教育融入中医人才培养的全过程与各环节,使受教育者在院校学习过程中逐步带有中医文化的"印记",提升中医学子的中医文化自觉与自信。

通过 5 年多的努力,"精诚计划"成效初显。2008、2009 级精诚班学生 100人,共计获得各级各类奖项 300 余人次,学生在省级以上刊物发表科研论文 36篇,2008 级学生考研达线率超过 75%;班级先后荣获优良学风班、十佳班级等荣誉称号。同时,中医大学生的人文底蕴、辩证思维与创新能力得到加强,中医文化自信进一步提升。

四、把握时代脉象,培养中医人才贴近社会惠及百姓

随着生活水平的提高,人们对保健的需求越来越强烈。祖国传统医学的养生理论被越来越多的人关注,"治未病"这一古老而前沿的理念,显现出独特的优势和魅力。但由于中医理念尚未得到广泛普及,专业技术队伍缺乏,服务体系尚未形成,因此推广科学的养生保健中医文化,推行正确的中医养生保健方法,推进健康的中医养生保健方式,建立完善的中医养生保健体系,探索并构建能满足人们日益增长中医养生保健需求的健康机构,让真正优秀的传统养生文化与技术为当今和谐社会服务,显得尤为重要。为此,"健康中国2020战略"明确要求:构建中国特色的健康产业体系、学科体系、教育培训体系,并建立中医治未病与养生保健体系。

为适应社会发展对中医药人才的需要,南中医与丰盛集团合作成立了"南京中医药大学丰盛健康学院"。作为国内首家健康学院,开创了校企合作,集人才培养、咨询服务、文化产业于一体的服务社会的新模式。在本科教育层面,丰盛健康学院积极探索与社会紧密结合的人才培养模式,开展中医养生、中医保健、健康管理等健康产业领域急需的高素质专门人才的培养工作;在社会培训教育层面,面向中医药文化爱好者或下岗人员,开展养生康复、针灸推拿、营养与食疗、运动医疗保健、中医美容等实用技能培训,累计已培养了5 000多名社会实用人才。同时也面向在校学生,开展实用技能培训,实施职业资格证书与本科毕业证书"双证制",既弥补了学生动手能力的不足,又极大地提高了毕业生的就业竞争力。

依托丰盛健康学院,创办丰盛健康产业园。按照政府推动、学校主导、企业参与、市场运作的模式,以"治未病"为理念,以中医药为特色,集文化和产业于一体,开展体检、诊疗、保健、健康酒店、科技研发、咨询服务、国际交流等业务,为社会提供全方位、高品质的健康服务。目前,学校已承办南京市"领导干部健康管理"专题课程培训班6期,在较高层次传播中医文化理念与健康知识;与江苏电视台城市频道《万家灯火》栏目共同打造的《健康大讲堂》,受到参加活动的社会各界听众的热烈欢迎。中医文化正走向缤纷社会,惠及万千百姓。

五、发挥中医孔子学院平台作用，探索中医文化"走出去"路径

中医文化，是中华民族优秀文化的重要组成部分。民族的文化就是世界的文化。中医药院校应该也必然自觉地"面向世界"，站在人类发展的高度，以人类主体的视野，审视和吸取各个民族文化的精华，提升和发扬中医文化中所蕴含的世界性意义和普遍性价值，并且让中医文化在世界传播过程中发扬光大。

为探索中医文化"走出去"的新途径，2009 年，学校与澳大利亚皇家墨尔本理工大学联合开办了中医孔子学院。2010 年 6 月 20 日，作为全球首家的中医孔子学院正式揭牌。国家领导人亲临现场为中医孔子学院授牌，并强调"中医药学凝聚着深邃的哲学智慧……也是打开中华文明宝库的钥匙"。这在中医药界和全球孔子学院中引起巨大的反响。

中医孔子学院成立以来，突出中医特色，开展了一系列文化传播活动：（1）开设"中医汉语体验营"。针对海外中医学生和中医药从业人员在受教育过程中因非汉语教学所带来的中医文化信息的流失，中医孔子学院在常规开设"中医临床汉语"和"中医古代汉语"课程的同时，配合融中医中药灯谜、中医方歌比赛、中医故事会、中医经典诵读为一体的"中医汉语体验营"活动，使学员们在潜移默化之中加深了对中医知识的理解。（2）编撰《趣味中医》立体丛书。受国家汉办的委托，本着"传播中医文化、促进中文学习"的宗旨，研制开发了《趣味中医》立体丛书，用通俗易懂的语言讲述一个中医故事、介绍一句汉语、传播一点传统文化，力求知识性与趣味性的融合，使之作为普及性的汉语读本和中医读物，能够让广大民众愿意看、看得懂、学得会。（3）进行中医科普宣讲。中医孔子学院以"东西方思想交流碰撞"为主线，邀请来自当地主流医学界的专家和中医学者，分别从不同的视角同台阐释同一疾病的损害机制和应对措施，不仅拓展了思路、丰富了选择，更在无形中倡导了健康正确的生活方式和中医学"天人合一"的人文理念，受到周边社区民众的热烈响应。（4）倡导"中医人文之旅"。主要面向当地主流医学界或中医界从业人员，以为期一到两周来华体验的形式，从他们最关心的健康热点入手，以点带面，通过专家讲堂、同行交流、民间探访、参观中医医院和中药基地，使之逐步相信并深刻理解中医，同时切身感受到中医背后独到的人文情怀。

中医孔子学院成效显著，得到国家汉办与国家中医药管理局高度重视。国

家中医药管理局要求南中医以"海外中医孔子学院推广模式的构建"专题研究为抓手,在行业院校中推广中医孔子学院建立模式与运行模式,进一步促进海外中医文化的推广工作。

通过多年的努力,南中医构建了彰显中医文化特质的,中医文化融入人才培养、科学研究、社会服务、国际交流院校教育体系的新模式,学校的中医文化特质得以彰显,学校办学实力不断增强。

本文作者文庠、吴勉华,发表于《中国高等教育》2013年第18期

古代医学教育模式对
当代中医教育的启示

几千年来，中医学绵延不绝，承续发展，说明我国古代构建起了符合中医学发展规律的传承模式。当前中医教育面临着改革创新的重任，认真总结中医教育的宝贵文化遗产，深入探讨中医教育的相关命题，是中医教育工作者的历史重任。本文通过探讨我国古代中医教育的模式，旨在对当前的中医教育有所启发和借鉴。

一、古代医学教育的基本模式

教育模式是教育实践的具体载体和形式，是教育思想的综合体现。综观中国古代医学教育，其教育模式大体可分为 4 类。

1. 师承(含家传)模式

师承模式是我国古代民间医学传授的基本形式，这种模式历史悠久，具体源于何时，目前难以确切考证。正史记载最早见于《史记·扁鹊仓公列传》，长桑君传授医学给秦越人，秦越人带徒(子阳、子豹等)行医。考之医史，这种师徒授受的方式在历代都非常活跃，培养出了许多医学名家。

师承模式的优点是符合古代医学的经验性和实践性，有利于学徒掌握师傅的医学精髓，并快速提高临床水平。缺点有以下 3 个：①授徒规模小。一个师傅所能带的徒弟是有限的。②教学缺乏系统性。师傅带徒弟，往往以临床实践为主，理论教学欠缺，也没有系统的教学计划，随机性比较大，考核也不严格。③在医术上有局限性。再高水平的医师在医术上也有其局限性，往往会拘泥于一家一派，学生如不能去认真研读经典，突破创新，往往会造成医术的因循守旧、陈陈相因，会在某种程度上阻碍学术的发展。张仲景在《伤寒论·序》中即批评当时的世俗庸医曰："不念思求经旨，以演其所知，各承家技，终始顺旧。"[①]因此，古代名医往往是多方拜师学艺，这也正是古人所讲的"转益多师是汝师"，如淳

---

① 南京中医药大学.伤寒论译释[M].上海：上海科学技术出版社,2010：1.

于意曾拜公乘阳庆、公孙光为师,孙思邈在《备急千金要方·自序》中则云:"一事长于己者,不远千里,伏膺取决。"①

2. 学校模式

医学学校教育是我国古代官办医学教育的主要形式。其起源目前亦难以确切考证。甲骨文中已经出现有关医官的词汇,叫"小疾臣"。据《周礼》记载,周代医官设置更为完善,有主管医药政务的医师,有食医、疾医、疡医、兽医四科医生,并且有治疗档案制度和医生考核制度。但当时是否存在官办医学教育,史料中并无记载。

史料中能看到的最早的医药学教官出现在《魏书·官氏志》中,北魏道武帝天兴三年(公元400年),置"仙人博士官,典煮炼百药"②,很可能是受当时道教和长生思想影响而为煮炼丹药等药物而设立的,"博士"一职在当时为研究学问并进行讲学的教官,应当会有相关讲学存在。但《魏书》中并未明确记载当时的学员情况,是否有事实上的医药学类教育存在,目前还无法确定。另外,《魏书·官氏志》中尚列有"太医博士(七品下)"和"太医助教(八品中)",但具体设置于何时,难以确切考证。目前有史料明确记载的我国历史上官办医学教育的设置最早是在南朝刘宋元嘉二十年(公元443年),《唐六典》卷十四"医博士"注中记载:"晋代以上手医子弟代习者,令助教部教之。宋元嘉二十年,太医令秦承祖奏置医学,以广教授。至三十年省。"③这则史料表明,晋代已设有医官教习,但似乎并无独立的医学教育机构,刘宋元嘉二十年始置医学教育机构,但具体是何种机构,并没有明确记载。隋朝太医署是我国历史上有文献明确记载的最早的医学教育机构,也是世界文明史上最早见于记载的、规模宏大的官办医学教育机构。设立于公元624年的唐代太医署则"是一所制度比较健全、分科和分工明确的医学教育机构","是当时世界上规模最大,也是最完备的医学校"④。宋代设有独立的医学教育机构"太医局"。元代设有医学提举司,负责医学教育事务。明清两代则由太医院兼管医学教育。

(1)学校模式的优点

经过文献考察,可以看出医学学校教育有5个优点。①规模较大:如隋代

① 孙思邈.备急千金要方[M].高文柱,沈澍农,校注.北京:华夏出版社,2008:15.
② 魏收.魏书[M].北京:中华书局,1974:2973.
③ 李林甫.唐六典[M].陈仲夫,点校.北京:中华书局,1992.
④ 李经纬,程之范.中国医学百科全书:医学史[M].上海:上海科学技术出版社,1987:92.

医学校师生最多时达 580 多人。唐太医署医科有医学生 40 名,针科有针灸学生 20 名,按摩科有学生 30 人(注:武德中,置三十人。贞观中,减置十五人),咒禁科有咒禁生 10 人。历代除中央办学之外,还有地方医学校。据《旧唐书·职官志》记载,唐代对全国各府、州医学校教师、学生的人数及教官品阶都有规定:京兆、河南、太原等府"医药博士一人,助教一人,学生二十人";大都督府"医学博士一人(从八品下),助教一人,学生十五人";中都督府"医药博士一人,学生十五人";下都督府"医学博士一人,助教一人,学生十二人";上州"医学博士一人(正九品下),助教一人,学生十五人";中州"医药博士一人(从九品下),助教一人,学生十二人";下州"医学博士一人(从九品下),学生十人"①。②办学条件优良:比如唐代药科教育,专门在京师"择良田三顷"建成药园用以教学,并且设有专人从全国各地采集药材。③教学内容有系统性:如唐太医署首先集中进行医学基础课程教学,各科共同必修课程有《黄帝明堂经》《素问》《黄帝针经》《本草纲目》《针灸甲乙经》《脉经》等。《唐六典》载云:"太医令掌诸医疗之法,丞为之贰,其属有四,曰:医师、针师、按摩师、咒禁师,皆有博士以教之,其考试登用如国子监之法。"注云:"诸医、针生,读《本草》者,即令识药形,而知药性;读《明堂》者,即令验图识其孔穴;读《脉诀》者,即令递相诊候,使知四时浮沉涩滑之状;读《素问》《黄帝针经》《甲乙》《脉经》,皆使精熟。博士月一试,太医令、丞季一试,太常丞年终总试,若业术过于见任官者,即听补替。其在学九年无成者,退从本色。"②在共同基础课考试及格的基础上,才可以参加分科学习,《唐六典》载:"医博士掌以医术教授诸生习《本草》《甲乙》《脉经》,分而为业。"注云:"诸医生既读诸经,乃分业教习。"③各科又有各科的教学内容,如针博士"掌教针生以经脉孔穴,使识浮沉涩滑之候。又以九针为补泻之法";针科学生"习《素问》《黄帝针经》《明堂》《脉诀》,兼习《流注》《偃侧》等图,《赤乌神针》等经";按摩博士"掌教按摩生以消息导引之法,以除人八疾:一曰风,二曰寒,三曰暑,四曰湿,五曰讥(饥),六曰饱,七曰劳,八曰逸。凡人肢节腑脏积而疾生,导而宣之,使内疾不留,外邪不入。若损伤折跌者,以法正之"④。④分科教学:如唐代分医科、针科、按摩科、咒禁科、药科五科,其中医科又细

---

① 刘煦.后唐书[M].北京:中华书局,1975:1915-1919.

② 李林甫.唐六典[M].陈仲夫,点校.北京:中华书局,1992.

③ 同上.

④ 同上.

分为体疗科、疮肿科、少小科、耳目口齿科、角法科五科。⑤考核严格：在考核与晋升制度上，唐代医学教育有着严格的规定。除入学考试外，还定期（月、季、年）进行考试。《唐六典》载医师、针师、按摩师、咒禁师"其考试登用，如国子监之法"，注云："博士月一次试，大医令丞季一试，太常丞年终总试。"即由太医博士主月考，太医署令主季考，年终及毕业考试则由太常丞主考。未能按期毕业的学生可留级跟读，但最长限定在 9 年内完成学业，否则即予以黜退，"其在学九年无成者，退从本色"。考核成绩与选拔任用直接相关，"若业术过于见任官者，即听补替"①。《唐会要》卷八十二载："乾元元年二月五日制：自今以后，医行入仕者，同明经例处分。至三年正月十日，右金吾长史王淑奏：医术请同明法选人，自今以后，各试医经方术策十道、本草二道、《脉经》二道、《素问》十道、张仲景《伤寒论》二道、诸杂经方义二道，七通已上留，以下放。"②通七以上留者亦根据成绩高低予以安置，通常上选者可充御工，其次可派各州任医学博士等。

（2）学校模式的缺点

①招生对象受限制：古代官学对于入学资格有严格的规定，医学教育亦莫能外。如唐宋时期医学校一般招收士大夫子弟习医，只有药学部招收"庶民"子弟。元代则规定考生主要从在籍医户及开设药铺行医货药人家的子弟中选取。②临床实践较少：官办医学教育也有实践教学，但与师承教育相比，临床实践要少很多。③缺乏个性化的医学经验传承：医生本人个性化的医疗经验是中医非常重要的组成部分，是一笔宝贵的财富，传承发展先贤的医学经验是培养医学人才的重要内容。与师承教育相比，医学学校教育在这方面是欠缺的。

3. 书院讲学模式

书院始于北宋，它不仅仅是教学机关，更重要的是学术研究机构，教学与学术研究紧密结合是其显著特色。医学教育的讲学模式正是在我国古代讲学风气中形成的非常独特的医学教育模式，是古代医学教育中学术争鸣和科研探讨的医学教育模式。

书院至明清时期鼎盛，受此风气影响，清代在繁荣富庶而又文化艺术鼎盛的浙江出现了中国书院式医学教育机构。浙江首创医学教育"讲学"的是钱塘人

① 李林甫.唐六典[M].陈仲夫,点校.北京：中华书局,1992.
② 王溥.唐会要[M].北京：中华书局,1955：1525.

卢之颐,卢之颐承其父卢复业医,撰有《摩索金匮》《学古诊则》《痎疟论疏》《本草乘雅半偈》等多部医著,并以所撰著为讲义,开讲医学,听讲者颇多,其中就包括张志聪。1664年,张志聪在胥山筑侣山堂,继承卢之颐的"讲学"事业。张志聪故后,由高世栻主持侣山堂,一直延续到清代光绪年间。书院讲学式医学教育模式的最大特点是集医学研讨、医学教学和医疗服务于一体,尤其是注重医学理论的研讨。他们不但精究医典,首创集体编注医经之先例,还精于临症和理、法、方、药。侣山堂培养了一批学生,其中有史可考、医术不凡者就有高世栻、莫仲超等19人。书院讲学医学教育模式的缺点则是临床实践比较少、教学内容不系统、规模小等。

4. 自学模式

中医理论可以通过对自身及自然环境的观察体悟来获得,而且不需要借助医学仪器就可以通过望、闻、问、切四诊法进行辨证施治,中医的这些特性为自学通医提供了可能性。我国历史上,自学通医的医家不乏其人,比如明代的王肯堂、李中梓,清代的徐大椿等。这种模式的优点是学习者首先本人具有很强的兴趣和动机,而兴趣和动机在学习和事业上往往具有决定性的作用。自学通医不拘泥于一家,往往会有融汇创新。自学通医的缺点主要是对学医者个人素养的要求比较高,不具有普及性,临床实践比较少,也缺乏对师傅个性化医学经验的传承等等。古代自学成才的医学名家往往是在自学的基础上再拜师访学。

二、古代医学教育模式对当下中医学教育的启发意义和借鉴价值

在探讨这个问题之前,首先要明确当前中医教育的背景:①社会背景:人民群众对医疗的需求大幅度提高;②科技背景:现代科技发展迅猛;③文化背景:国民的传统文化素养普遍欠缺;④医学背景:中医学必须要吸纳、融合现代医学。中医为体、西医为用,衷中参西,是当前中医教育的一大背景。基于上述几点,我们可以对古代医学教育模式在当前的应用作出如下基本判断。

师承模式无法成为中医教育的主要形式。古代民间医学教育以师承教育为主,当前无论从学习现代科技和现代医学的需要,还是对人才培养规模的要求,师承模式都已经无法成为中医教育的主流。学校教育模式应是当前中医教育的主要形式。但据上述分析,古代医学学校教育的临床实践与师承教育相比就显得不足,当前更是如此。因此,学校教育应与师承教育相结合,以实现优势互补,

扬长避短。针对当前学校教育中医学经典研讨的不足,书院讲学模式应引入到学校教育中来,尤其是要引入到研究生教育和继续教育中去,以增强经典研读和研讨交流的风气。自学模式缺乏现实可行性。当代人普遍不具备自学通医的文化基础,况且现代医学很难通过个人自学来完成。

据上所述,目前中医学的教育模式,应该是学校教育和师承教育的融合,并引入书院讲学模式。

本文作者王明强,发表于《中医杂志》2014年第8期

国医大师成才之路的研究

新中国成立特别是改革开放以来,党和国家从发展卫生事业和维护人民健康出发,高度重视中国传统医药的作用和地位,制定了一系列支持中医药事业发展的相关措施和方针政策。由此我国中医药界涌现了一大批"德艺双馨"的名医大家,荣获我国首届"国医大师"称号的中医名家就是其中的优秀代表。他们体现了当前中国传统医药临床与学术发展最高水平,也是我国中医学术研究和传承发展的源泉。

一、国医大师成才之路的探寻

国医大师是中国传统医学体系中德高望重、医术精湛的名医大家,是将古老而又博大精深的中国传统医药学的理论与临床实践相结合,解决临床疑难问题的典范。他们的成才之路不仅仅有那个时代的烙印和个人不同寻常的经历与特色,而且也蕴含了丰富的中医学术理论和临床实践长盛不衰、代代相传的普遍规律,对现代中医药人才培养和中医药教育有着非常重要的指导意义和借鉴作用。

1. 国医大师所经历的中医传承模式

中医学源于远古的医疗经验,最早的医学传承是以"口耳相传"的形式进行,但随着社会的进步、生产力的发展和文字的使用,尤其是春秋之后,中医的传承模式也发生了改变①。总结起来,中医的传统教育模式有家传、师承、院校教育和自学通医。对30位国医大师的成才之路进行探寻发现,通过院校培养者有之,通过攻读经典、私塾医家而自学成才者也有之,但更多的是通过师徒授受和世医家传的方式,传承着鲜活的中医学术精髓(见表1)。其中师承模式的有18位(占60%),家传模式的有17位(占56.7%),院校模式的有16位(占53.3%)。如果把家传模式也纳入广义的师承教育模式中,则共有28位(占93.3%)。由此可见,家传和师承作为最直接、最有效的传承方式,自古以来就是培养名医的有效途径。在这种模式中,师父口授心传,徒子侍诊左右,

---

① 林亭秀,李宇航.古代中医学术传承与学派学说关系探析[J].中医教育,2008,27(5):47-49.

耳濡目染,在潜移默化中领会师父的操作手法技能、辩证思维方式和处方用药的方法。

表1　国医大师所接受的中医教育模式统计

传承模式	国医大师
家传	方和谦、李振华、张学文、张灿玾
师承	李济仁、陆广莘、贺普仁、唐由之、程莘农、颜正华
院校	吴咸中、班秀文
家传+师承	李玉奇、张镜人、徐景藩、郭子光
家传+院校	王绵之、邓铁涛、何任、周仲瑛、路志正、颜德馨
师承+院校	王玉川、任继学、苏荣扎布、裘沛然
家传+师承+院校	李辅仁、张琪、强巴赤列
自学+师承+院校	朱良春

2. 国医大师初学中医的学习动机分析

学习动机是激发学习者进行学习活动、维持已引起的学习活动,并使个体的学习活动朝向一定的学习目标的一种内部启动机制。它与学习活动可以相互激发、相互加强。学习动机一旦形成,就会自始至终贯穿于某一学习活动的全过程[①]。30位国医大师无论是幼受庭训的家传还是名医指明的师承,他们踏上岐黄之路的动机大多是由于对中医药事业的由衷热爱。他们善于观察生活,体验社会,深刻认识到中医药的无穷魅力,并萌发出继承和发扬中医药的使命。如邓铁涛先生目睹中医药能救大众于痛苦之中,因而有志继承家学,走中医之路;朱良春先生深感病痛之苦,乃立志学医;任继学先生亲见恩师巧妙运用中医药诊疗技术救治大病难症痼疾,深受影响,立志师承衣钵,发扬光大[②];周仲瑛先生亲眼看到父辈平日诊务繁忙,活人无数,救人于疾苦,受乡邻同道尊重,遂立志学医造福乡里等。正是因为对中医药的无限热爱,才使得他们刻苦学习,甚至有些国医大师弃儒从医或者弃文从医。例如:李玉奇先生从小爱好绘画艺术,并亲受两位书法大家指导,然而"看到外公用中医药解除许多百姓病疾煎熬之苦,深感济世活人之术确实崇高,便发奋学医济世,解苍黎之苦"。

---

① 冯忠良.教育心理学[M].2版.北京:人民教育出版社,2010:227.
② 盖国忠,任喜洁,任喜波.启古悟今 悬壶济世———国医大师任继学先生的治学之路[J].中医药文化,2009,4(6):4-7.

3. 国医大师初学中医的年龄阶段分析

我国教育心理学家通常按照个体在一段时期内所具有的共同的、典型的心理特征和主导活动,将个体的心理发展划分为 8 个阶段。其中,将 11～15 岁划分为少年期,将 16～19 岁划分为青年初期。根据这两个心理发展阶段,将 30 位国医大师的初学年龄进行了分类整理(见表 2)。由此可见,30 位国医大师中有 18 位(占 60%)是在少年期开始学习中医的。

表 2　国医大师初学中医的年龄分析

年龄阶段	国医大师	总计(人)
少年期 (11～15 岁)	方和谦(12)、苏荣扎布(14)、李济仁(12)、何任(12)、张琪(12)、张灿玾(13)、张学文(14)、周仲瑛(12)、贺普仁(14)、徐景藩(14)、强巴赤列(11)、裘沛然(13)、路志正(14)、颜正华(14)、颜德馨(14)、王绵之(15)、任继学(15)、郭子光(15)	18
青年初期 (16～19 岁)	王玉川(18)、邓铁涛(16)、朱良春(18)、李振华(16)、李辅仁(16)、张镜人(18)、陆广莘(18)、班秀文(18)、唐由之(16)、程莘农(16)	10

注:括号内的数字为初学年龄;由于李玉奇先生是弃文从医、吴咸中先生是西学中,他们学习中医的初学年龄分别是 20 岁和 33 岁。

4. 国医大师初学中医的知识背景分析

"业医必先精文",中医药学是中国传统文化的一部分,是中华文化的主要载体,是在以儒家和道家文化为主流的传统文化中生长的。天人相应、五行生克的整体观念,阴阳平衡、追求和谐的中庸思想,因时、因地、因人的灵活辩证思维,重道轻器的方法论等,无不是中国传统文化与哲学思想在中医药学中的具体体现,而某些哲学术语的借用在中医药典籍中更是比比皆是。因此,学习中国传统文化知识,掌握东方哲学思想和理念,自觉接受和运用整体、辩证的思维方法,都是读懂和学会中药学的前提和条件。李振华教授结合自己的成才之路及长期的教育实践提出了中医教育的一个观点:"要学习中医,必须做到三通,即:文理通、医理通、哲理通。只有具有较深的文理和哲理,才能深入地理解中医理论,指导实践,成为名医。"[①]30 位国医大师基本成长于 20 世纪 20—30 年代,无论是接受传统私塾教育还是接受现代新文化教育,其学习的主要内容都有极大的相同之处。他们出生和成长于浓厚的传统文化氛围之中,从小熟读与背诵《百家姓》《三字经》《增广贤文》、唐诗、宋词,以及《论语》《孟子》《古文观止》等。这些传

---

① 王海军,李郑生,王亮.国医大师李振华成才之路探讨[J].中医学报,2011,26(6):664-668.

统文化教育与熏陶使传统的思维方式、价值体系、道德观念和文言文知识根植于心,为日后学习理解中医经典,临证中贯彻整体观念与辨证论治思想打下了坚实的基础。

5. 国医大师对临床实践"参合学用"的态度分析

中医是一门实践性学科,经验性强。它的理论源自临床、高于临床而又指导临床实践。正是由于这种特殊性决定了中医药的传承过程与临床是分不开的。30 位国医大师一致认为,之所以能够对中医药进行很好的继承和发扬,得益于"早临床,跟名师"。无论是师承模式还是院校教育,他们都是随侍在名师身边,面对面地教与学并参与到临证诊治中,以此不仅获得了直观的感性认知,而且有真实可靠的病案来论证理论的正谬。事实上,国医大师在踏入岐黄之路后的几十年里从没有放弃过临床实践。这也正是他们后来成为中医药名家的关键所在。

二、"大医精诚"之路对中医药传承的启示

国医大师的"大医精诚"之路既是他们在岐黄之路上刻苦钻研,在传承中不断创新而走出来的,又是我国一代又一代名中医成长之路的延续,我们应吸取其中的奥秘和规律,引领立志传承岐黄薪火的新一代继续走下去。

1. 坚持师承模式是把握中医药传承的捷径

在中国传统医学的传承模式中,家传模式即父子相承,一招一式,口传心授,答疑解惑,毫无保留,尽得家传秘术,优势明显;师承模式也是师徒如父子,学徒跟师抄方,侍诊左右,言传身教,耳提面命,相机点拨,润物无声地把自己的学术思想、辩证思维方式、操作技能手法、处方用药方法和学术思想传承给学徒。这两种模式都符合名老中医传承的规律,是名老中医薪火相传的一条成才之路,是中医学术代代相传、长盛不衰的重要途径。抓住这一关键,名老中医药专家的继承工作就可以少走弯路。

中医强调心悟、心法、灵感、直觉等体验功夫和思维方式,医理无穷,脉学难晓,会心人一旦豁然,全凭禅悟。医家个体性的诊疗经验更包含慧观悟性的成分和内容。只有经过长期的跟师学习体验,直观领悟,内向反思,才能心领神会,体会和感悟到名老中医治疗用药的良苦用心和用意①。国医大师邓铁涛认为,师带徒是中华文化传统的教育方法,现代的教育与传统的跟师教育相结合,是早出

---

① 黄辉.谱写名老中医传承之路的新篇章——《名老中医之路》新老三辑评议[J].中医药临床杂志,2012,24(12):1234-1235.

人才的一个好方法①。现代院校教育模式主要可完成"普遍教育"和高端理论研究的目的,而跟师学习的师承模式则是侧重于实践,以"深耕细作""经典传承与发展"为重点。两种教育、传承模式的互补,将极大地适应社会环境的发展,创造出更新的科学发展局面。

2. 掌握传统文化之"道"是开启中医宝库的钥匙

与国医大师求学与成长年代不同的是,传统文化气息日渐淡薄,传统思维能力正日渐弱化。对此国医大师何任认为,中医学是形成于古代传统文化之上的独特医学体系,要想理解它,发展它,就要有传统的思维,就要读好四书五经,掌握文字、音韵、训诂、校勘等知识。否则,用现代医学思想去附会中医,那只会南辕北辙,从而怀疑中医,甚至否定中医,最终消灭中医。

国医大师班秀文认为,中国古代哲学思想和思维方法是中国传统文化的根基,也是中医学的命脉之所在,其精神内涵渗透于中医理论体系和临床实践的各个方面。舍弃传统文化,中医学就成了无本之木。所以传统文化之"道"是开启中医宝库的钥匙。从文化背景入手,探讨中医理论体系形成与发展的文化历程,是深刻、准确把握中医医理,自如运用中医方法的根本途径。

中国传统文化是学习中医药的根基和钥匙,只有学习好中国文化,才能有效学习,全面掌握和深刻理解中医,没有中国文化的奠基,学习中医只能学到皮毛。同时应该广泛涉猎古代文化内容,熟读甚至背诵一些中国文学经典著作和中国哲学思想经典著作,如《论语》《孟子》《中庸》《古文观止》《四库全书总目提要》《易经》《道德经》等。这样才能扎实继承,开拓发展。

3. 以临床实践为中心是中医药传承的关键

中医学是临床医学,是实践医学。中医药的经验和理论均来自临床实践的总结而非实验室研究。这些理论也只有在临床实践中、在患者身上才会变得直观和异常灵动。如果离开临床实践,仅靠读死书和死读书是学不好中医学的,甚至会适得其反,将中医药的相关学术思想及理论视为虚妄的玄学。几千年来,随着临床实践范围的扩大及临床疗效的提高,中医理论也在不断地创新、发展。如果离开临床实践,中医学则是无源之水、无本之木。

国医大师认为,"早临床、多临床、反复临床"是学习中医的不二法门。在"读书—实践—再读书—再实践"的反复过程中,中医学生通过临床实践不断心

① 陈凯佳,邓铁涛.国医大师邓铁涛中医教育思想研究[J].中华中医药学刊,2012,30(8):1715-1716.

悟读书所学习到的基本理论,这样不仅可以加深对中医药理论的理解和掌握,灵活而准确地用理论指导临床实践,而且可以萌发新的思路和方法。

4. 反复研读经典是继承和发扬中医的必由之路

中医经典是构成中医药理论的核心内涵,也是中医临床思维观点及防治疾病方法的依据和源头。这些医药典籍中所包含的中医基础理论具有相对稳定性,为中医临床提供了宝贵的诊疗技术和经验。翻阅中国传统医学史及回顾中医医家成才之路,可以看到,许多名医大家都是从医药经典中走出来的。

由此可见,熟读经典医籍对学好中医有重要意义。因此,学好中医,必须打好熟读经典这一基础。正如国医大师李辅仁所指出的,经典是中医学的根,张仲景之后的各代医家汲取营养,结合实践,创立了大量学说与著作,是中医学的枝和叶。因此,持之以恒地熟读甚至背诵医籍经典是提高中医临床思维能力的必然途径,也是中医成才的必由之路。

从国医大师成才之路的探寻中还可以发现,国医大师始终秉持"医乃仁术""万事德为先""老吾老以及人之老,幼吾幼以及人之幼"等名家先训。他们自少年时便酷爱中医,并从此踏上岐黄之路,遵从"大医精诚"之训,以"大医精诚"作为行为准则,在临床实践中尽医者之天职,为解苍黎之疾苦。因此,传承中医药精髓,必须把"大医精诚"、医者仁心作为医者的行为准则,修德敬业,真诚服务,淡泊名利,耐得寂寞,为发展中医药、造福人类健康事业贡献才智①。

本文作者曾智、申俊龙,发表于《中医杂志》2013 年第 17 期

---

① 任壮,冯磊.王国强在中国中医科学院传承工作会议上要求中医药传承工作须坚持七原则[N].中国中医药报,2013-01-23(1).

中医文化与大学生思政教育的融合创新

任何思想道德教化都依存于生命,思政教育从"文本"到"人本"的变革是思政教育向生命的回归,是对人生命价值的提升,是"以人为本"的体现。而中医是对天地之间生生之德的赞誉,是对生命本真状态的思考,是对生命奥秘的探索。融合中医文化的思政教育能够提高我们的意识自主性,让我们在基本的知识接收的基础上,对生命的意义有更深层的理解,从而使大学生不断提高自我品行修养。从自我出发的积极态度,会促使大学生更加自觉地追求生命的价值和精神世界的崇高,在不断升华中,最终实现个人修养的基本建立。

一、丰富思政教育的文化内涵,实现以文化人

中医文化历经数千年的积淀和传承,已经深深融入中华民族的血脉之中。如果我们能从中提炼出精华的部分,应用到我们的思想教育整个教学过程中,无疑能为我们的教育教学增加文化内涵,使其展现出蓬勃的生命力。这些优秀传统文化的理论思维成果不仅有益于我们增强思想政治教育内容体系的民族特色、认同感、丰厚感与感染力,也有益于思想政治教育实践活动对历史经验的自觉借鉴,从而增强思想政治教育活动的有效性。从我国文化传统中提取相关资源来充实我们的大学生思想道德教育,已经成为现在高校比较流行的一种现象。大量的事例证明,中医自有的思维方式,无论是在解析医学现象及其规律,还是在医疗、预防、临床等方面都是有效的。中医文化是我们博大精深的文化体系的一部分,体现了我们固有的价值观念和精神体现。当代中医大学生处在一个承上启下的时代,他们不仅要传承我国五千年文化遗传下来的优秀的中医思想,还要在新世纪新环境下继续弘扬和创新我们的中医理论和基本思路。这就要求我们在推行思政教育的时候,要注意到新形势的变化,并根据新特点安排课程教育计划。

开展中医大学生的思政教育并充分结合我们的中医文化,能够从专业的角度更加贴合大学生的专业实际,容易使其产生心理感应,增强了僵硬的书本知识

教学的生命力,使得大学生更加容易接近和接受这种教育模式。而文化本身就有很强的渗入性,只要长期生活在一个特定的文化圈内,人就会被逐渐"同化",行为方式、价值观念、行为标准等都会趋向于文化圈所特有的大方向。将文化氛围带进课堂教学中,可以充实日常教学内容,也让教条式、书本化的东西变得更加生动,更加有深度和内涵。通过几年累积的文化思想的渗透,学生能够自我调整状态,进一步完善自我修养和道德精神世界。这也让思政教育能够真正达到以德育人的效果。

二、弘扬爱国主义精神,激发中医文化创新

爱国主义是中华儿女永远坚持的信仰,不同的历史时期,爱国主义的形式也不同,但是都体现了爱国精神的伟大。从不同的角度,我们可能发现不一样的爱国主义情怀,但是最深处的情结都是一样的。用我国丰富的文化遗产来教育当代大学生,会让学生发自内心地产生一种民族自豪感。他们会崇敬那些永驻史册的烈士,会怀念万古流芳的勇士大家,还有那些开创新世纪的辩证法和唯物论的先驱们,更有那些为我们医学奉献一生的先辈们。

中医是我们中华大地上土生土长的医学体系,具有明显的中国特色。追溯历史,早在两千多年前,我国的医学体系就基本成型了。长期以来,中医理论和治疗手段都为我们民族的生存和发展提高了保障,我们经常会说,这是我国古代的第五大发明。但是随着世界经济的发展,工业革命带来的翻天覆地的变化,西方的科学技术和医学理论等大量涌向了中国,我国古老的中医手段受到了很大的冲击。但令我们感到欣慰的是,中医不仅顽强地生存下来,而且至今还保持着鲜活的生命力,被称为"科学史上的奇迹"。然而,中、西医毕竟是从两种完全不同的文化环境中形成和发展起来的,所以肯定会产生很多观念上和实际操作上的差别。现在的学生从小就开始接触现代科学知识,这些知识中所蕴含的理论框架和思维结构,和传统的中医存在很大的分歧。这不仅仅是传统与现代的冲突,更是中西方文化的冲突。当学生初步接触中医理论知识的时候,所学新知识会和学生已有的知识体系产生矛盾,这是在所难免的。这也造成了很多学生对中医概念无法理解,甚至怀疑中医的科学性。中医在中国受冷落,更让大学生对专业的追求没有了底气。因此,在中医高校教学中,思想观念的教育与改变是中医教学成功的关键。

随着世界范围的中国传统文化热的兴起,中医文化越来越多地受到世界各

国人民的认同与欢迎,中医药国际化已势不可挡。几千年的中医药文化传承下来,浓缩了许多医学理论和临床操作的精华,其中包含着不少科学内涵。如果我们能用现代人的眼光和医学观、医学技能来翻新中医学理论,挖掘其中的科学内涵,一定能够给中医学界带来一次彻底的科学革命。中医学虽然很传统,但是不代表没有活力,只是缺少一个重新绽放活力的契机。这就要求我们在学校教育中加大文化教育力度,要让学生切实感受到我们祖国文化的博大精深,这样才能激发起他们的爱国热情和民族自豪感,让他们坚定自己的信念,为我们的中医文化贡献自己的力量,这样才会激发学生特有的超强的创新能力。如果能这样,中医文化的复兴就指日可待了。

三、培养"仁心仁术"的专业人才,树立正确职业道德

思想道德素质是一个人基本的人格标尺,而思想道德素质的提升正是我们思政教育要达到的目的。我国的传统文化主体是儒家文化,儒家文化讲究的是"人"与"仁":"人"是文化的中心体,"仁"是文化的核心思想。我们仁义之邦的自称更是体现了这一点。"仁者,人也"就是突出强调了生存之本中人自身的重要性;而"仁者,爱人"要求我们要会爱别人,理解和同情别人;以小和带动大和,这也是我们古代和谐社会的雏形要求。对于儒家文化遗留下来的宝贵财富,我们应该用现代的手段和方法加以升华,这对于培养我们现代大学生的文化素质和提升国民的文化底蕴都是有很大帮助的。

医,可以解除疾病,救人脱离痛苦的境地。这本身需要良好的医德。在现代社会中,有很多关于医学的负面新闻的出现,大多都是因为医生贪图利益而蒙蔽了自己的眼睛。医德问题,一直是我们比较关心的话题。所以,"医乃仁术"所体现的崇高医德就更加需要也更值得我们去弘扬。"医乃仁术"中也体现了高超的技艺水准对一个医务人员的重要性,这也是他们的本职工作。这种以诚信和高超技能为后盾的医疗保障,才会让我们的医学环境得到进一步净化,这是培养大学生高尚的职业道德最有利的手段。

四、汲取中医智慧,构建和谐校园,促进科学发展

重视和追求事物的和谐是中国传统文化的精髓和价值观念的最高原则,"以和为贵"的理念是国人普遍的价值取向和思维方式。从"夫和实生物,同则不继""致中和,天地位也,万物育也",到"礼之用,和为贵""君子和而不同",无

论是万物生化,还是人情世故等无不贯穿着"和谐"这一主线。中医文化是中国传统文化在生命与健康问题上的具体体现,它不仅继承了传统文化中的和谐基因,而且进一步强化与深化了和谐观念对生命及健康的价值。首先,在中医看来,天人合一、人与自然的和谐统一是保持生命与健康的基础。疾病的发生大多是由于人与自然和谐关系失调而致,"顺应自然,法天则地",追求人与自然的和谐相处成为中医治病养生的一大原则。其次,中医认为,人体以五脏为中心,通过经络系统,把六腑、五体、五官、九窍、四肢百骸等联系在一起,构成了表里相连、上下沟通、相互协调与和谐的统一整体,这种和谐统一是维系生命正常活动的基石。中医治疗以调整阴阳、调理脏腑、调和气血为原则,目的就是通过调理,使人体内部各部分之间保持一种和谐关系。另外,中医还十分注重社会环境及心理因素对健康的影响,认为保持和谐良好的人际关系与心态对于健康与养生意义重大。中医文化蕴涵着丰富的和谐思想,挖掘中医文化和谐思想内核,并赋予时代精神,对于现代大学生构建新型人际关系与和谐校园具有重要的借鉴价值。

首先,在人与自然关系中确立生态文明的新型自然观念,建设"和美校园"。近代以来,随着科学技术的发明与运用,人类过于强调对自然的征服、改造与利用,破坏了人与自然的平衡状态,出现了一系列生态危机,而实现人与自然的和谐是构建和谐社会的前提。中医文化强调的天人合一的和谐思想对于当代大学生重新认识与反思人与自然的关系具有重要意义。在校园文化建设中,要充分体现中医文化的和谐思想,建设一个人与自然、传统与现代、物质文化与精神文化和谐统一的"和美"校园,来充分发挥校园环境的育人功能。其次,在人与人关系中确立协调发展的"人际和谐"理念,建设"和气校园"。现代大学生在处理人际关系方面总体上是好的,但也存在着自我意识过强、以个人为中心、缺乏合作意识与团队精神等不足之处。借鉴中医文化的和谐思想,在大学生中积极倡导讲团结、讲和气、讲合作的和谐精神,形成宽厚友爱、风清气正的人际氛围,实现人与人之间的友好和谐,为他们未来从医职业生涯创造和谐的医患关系打下良好基础。再次,在人与自我的关系中,确立健康发展的"身心和谐"理念,建设"和谐校园"。在现实生活中,由于大学生自我意识不完善,容易形成以自我为中心的价值取向,往往因不善于处理各种人际关系而导致心理问题的出现。从中医文化中汲取身心和谐的理念,帮助大学生正确认识自我,形成积极向上的乐观心态,对于促进大学生身心健康,乃至对于构建和谐校园具有积极意义。

总之,这种融合模式的思政教育能使受教育者通过综合的直观和自我的身心体验,从宏观整体的功能状态认识和把握人的生命运动规律;在万物无穷的生化流衍的自然与必然之中,建立起人生的价值观念系统和道德理想模式。同时,中医文化中天人合一、道法自然、重视正气、中和平衡的思想对当代大学生的身心修养提高,深刻理解科学发展观,弘扬社会正气,构建和谐社会具有很高的借鉴意义;有利于使当代大学生逐步实现身心和谐、人际和谐、自身与社会的和谐、自身与自然的和谐,并由此推进构建和谐社会的建设发展。

本文作者王小丁、张宗明,发表于《大学教育》2012年第12期

中医文化伦理观念对医学生
职业价值观的影响

职业价值观是人们在职业选择中所表现出来的,对于职业的认识、职业的评价、择业的倾向等职业生活的总体看法。我国医药卫生体制改革以及大学生就业机制改革的多元化发展,冲击着医学生的择业、就业观念,并影响着医学生的职业价值观。挖掘我国中医文化中蕴涵的职业价值观教育资源,可以帮助医学生树立坚定的职业信念,培养他们具有高尚的职业道德,从而为医学生将来在工作中构建新型的职业人际关系奠定基础。

一、医学生职业价值观的现状

笔者曾经在南京地区的医学院校对医学生职业价值观状况进行调查,从总体来看,医学生职业价值观的变化是符合时代发展方向的,其主要方面是健康的、积极向上的,但仍然存在不同程度的问题。

1. 择业理想注重个人发展

当前多数医学生的职业价值观与社会上注重实际的价值观是一致的,具有较强的现实主义特征①。在择业方向和择业理想方面,医学生择业的自我意识突出,市场作用对毕业生就业影响越来越大,绝大部分医学生择业的首选地区是沿海城市、大城市,选择边远及农村地区的只占少数,相对稳定的工作、工资和福利待遇较高的单位均是医学生择业的主要选项,这说明当前医学生更注重个人发展的空间和生活条件的优渥,即将个人未来的发展与国家、社会的前途命运结合起来的学生只占少数,他们择业时更多追求自我发展与自我价值的实现,而缺乏社会责任感②。

2. 择业标准更加务实

在择业标准方面,医学生择业的主要标准有"薪水高,福利好""工作发展空

---

① 张继延.大学生职业价值观教育路径[J].思想教育研究,2010(9):47-49.
② 朱红艳.当代大学生职业价值观探讨[J].湖北教育(领导科学论坛),2011(5):36-38.

间比较大""工作单位位于经济发达地区或大城市""工作环境舒适"等,这说明医学生择业时,更重视收入的高低、发展空间的大小等。因此,从医学生择业的选项反映了人们在市场经济中追求经济利益的特点。

3. 择业观念更加理性

目前,我国劳动力市场存在着供大于求的状况,社会和高校都在大力提倡先就业、再择业的模式,这种职业价值观使得大学生在职业选择上,改变以往的择业态度,就业过程从"一步到位"转向"逐步到位"①。因此,现阶段,医学生的择业观念变得更加务实,"先找一份工作稳定下来""边工作边学习、边工作边选择"成为多数学生的选择。另外,由于受拜金主义的影响,少数医学生认为有钱就有了一切,而忽略了个人在精神修养方面的追求,更有甚者将医生必须具备的医德、医风统统抛诸脑后。

医科大学生是未来的"生命卫士",是救死扶伤的"白衣天使",他们肩上承载着重要的社会责任,他们选择医学专业和从事医疗工作的目的,决定了他们未来的工作态度和工作表现。因此,医学生树立正确的职业价值观,对于个人和社会都有着重要的现实意义。

二、中医文化的伦理观念内涵

中医文化是中华民族优秀传统文化的重要组成部分,中医文化根植于中国古代的哲学、地理、天文、数学等人文、自然、社会科学的沃土之中。中医文化不仅是中华医药的宝库,也蕴含着丰富的中国传统伦理道德文化的精华,它还蕴涵着丰富的职业价值观教育的资源,对于当代医学生的职业价值观的形成有着积极的影响。

1. 强烈的社会责任感

"悬壶济世"是中华医学的优良传统,历代医家要求对任何患者都要竭尽全力,给予关怀和救治。因此,中华医学被历代人民称为"仁人之术"。可见,中华医学凝聚着中华民族深厚的社会责任感。《黄帝内经》中记载:"天覆地载,万物悉备,莫贵于人。"唐代著名医家孙思邈所著《千金要方·大医精诚》中提到:"人命至重,有贵千金,一方济之,德逾于此。"生命是无比珍贵的,治病救人是医者的首要社会职责。我国儒家文化强调,要"先知儒理""方知医理"。历代医家都以"医乃仁术"作为行医宗旨和医德的基本原则,在任何时候医者都要坚持以人为本,做到"仁"与"医"相结合。因此,敬畏生命、尊重生命的人道主义精神和

---

① 钟强,易钢.大学生职业价值观与价值观教育[J].中国成人教育,2009(24):29-30.

"仁术济世"的社会责任感是医者必须具备的优秀品质之一。

2. 良好的职业操守

孙思邈所著的《千金要方·大医精诚》中论述"精"与"诚"就是医者必须遵守的道德准则。"精"的内涵就是指医者要具有精湛的医术;"诚"的内涵就是医者应具备高尚的医德。只有具备"精"和"诚"的医者才是"大医",即具有高尚品德和医术精湛的医家。医疗技术与道德品质在某种意义上,是成正比例的关系,并且与人的素质有关。人格素质是构成医德的重要基础,但医疗技术的提高和加强,却主要依赖于医生自身的努力。历代医家都认为,医者必须刻苦学习,精心钻研医术,因为"医本活人,学之不精,反为夭折""医学贵精,不精则害人匪细"。正是这种刻苦钻研、精益求精、一丝不苟的工作作风,才能不断地提高医疗技术,推动医学事业的发展。

3. 高尚的职业精神

历代优秀医家都认为"医乃仁术",对患者同情、关心、体贴、爱护,以解除患者疾苦为己任,绝不可以一技之长,攫取钱财。晋代葛洪所著《神仙传》中记载了三国时期名医董奉"虎守杏林"的典故。董奉晚年隐居庐山,居山不种田,每日为人治病,亦不取钱,重病愈者,使栽杏五株,轻者一株,如此数载,计数十万余株,郁然成林,并以每年所收之杏,资助求医的穷人,这就是流芳千古的"杏林佳话"。直到今天,人们还用"杏林春暖"来称赞医德高尚的医生。明代医家潘文元,医名远播,每日求诊者"盈门塞巷",但他却轻钱远财、安贫乐道,以至行医数十年,连几亩田都没有。然而,他的医德却在当地人民心中树立了丰碑,逝世时受到群众的沉痛哀悼。

4. 和谐的职业人际关系

孔子在《论语·学而》中提到:"礼之用,和为贵。"《中庸》认为:"和也者,天下之达道也。"中医文化不仅继承了传统文化中的和谐基因,而且进一步强化与深化了和谐观念对人的生命及健康的价值。中医认为养生最重要的原则就是顺应自然,人与自然和谐相处。中医还认为,人以五脏为中心,通过经络系统,把六腑、五体、五官、九窍、四肢百骸等全身组织器官组合成和谐的统一整体①。"阴阳""五行"说是中医学理论基石,中医治疗就是通过调整阴阳,补偏救弊,促使阴阳恢复相对平衡,保持一种和谐关系。"以和为贵"的内涵十分丰富,体现为医务工作者对患者生命的呵护,也体现为对人的尊严的维护,包括尊重患者及患

---

① 王旭东.中医文化导读[M].北京:高等教育出版社,2007.

者家属,尊重同行乃至所有社会成员。

三、弘扬中医文化,加强医学生职业价值观教育

1. 树立坚定的职业信念

背景性因素、憧憬性因素和体验性因素是影响人们职业选择的 3 种主要因素。例如,关于中医本科生职业价值观的某项调查显示,影响学生选择职业的因素前 5 位分别是:有发展前途、符合个人兴趣、工作稳定、经济效益高、福利好[①]。在没有深入学习中医专业之前,大一学生由于天性自发地产生了对中医职业的兴趣与从业向往,很多大一学生表示“很喜欢或喜欢”中医专业,比例高达 77%,“不喜欢”的为零,渴望成为中医师的学生比例更高,达到 88%,说明新生对专业了解的程度不够深入,容易将专业理想化,因此对专业认同度较高。在经过了临床实践或社会实践活动后,学生对中医职业的认知态度和从业向往发生了变化,大三学生“喜欢专业”的比例降到最低点,即 46%;然而大五学生对中医发展前景的信心增加,对专业的喜爱远远高于大三、大四学生,即 58% 的学生“很喜欢或喜欢”中医专业,表示将来愿意成为中医医生的比例高达 82%。这一结果表明,中医在思维方式上以直观意象为主,这种思维方式是通过直观、直觉来直接体悟和把握对象的,在方法论上中医也与西医存在巨大差别。学生在中医理论的学习过程中,其知识结构、思维方式与传统中医存在反差与冲突,容易对中医概念理解产生偏差,甚至对中医理论的科学性产生怀疑[②],从而导致对所学专业缺乏认同感和自豪感,影响他们的职业信念。如果医学生在专业学习的过程中,能够接受系统的中医文化教育,正确理解中医的科学性、认识中医基本理论的合理性、认识中医和西医学在思维方式上存在的差异,就可以坚定学习中医及职业选择的信念与信心。

2. 培养高尚的职业道德

医务人员的职业道德观也称医德良心或医德良知,是医务人员对自己所从事职业应该具备的职业道德标准的自我评定[③]。正确、高尚的医德观可以激励医务人员不断地提高自身业务素质,为社会提供优质的医疗服务。

---

① 钟筱华.中医本科学生职业价值观的现状调查及思考[J].中医药管理杂志,2009,17(8):713-715.

② 张宗明,申宁.加强中医文化教育,提高大学生思想道德素质[J].医学与社会,2010,23(8):97-98.

③ 贾成祥.中国传统文化概论[M].北京:人民军医出版社,2005.

　　"仁"是儒家道德规范的最高原则,它的核心内容是"爱人,行善,慎独"。中医"仁术"则是儒家思想"仁"的具体体现。中医学独特的理论体系,决定了"医乃仁术""仁爱救人"的观念是医者的道德修养最高境界,形成了极富民族特色的人文精神。古代医家把"仁"作为行医的前提和出发点,他们在医德实践中体现出的"仁爱救人"的基本道德准则,对患者"事如慈母而有常""轻财如粪土"的精神风貌,精通医理、诚于医道、"慎疾慎医"的职业规范,让我们体会到了道德的力量。因此,对于刚刚进入医学院校的新生,就应该及时帮助他们树立正确的世界观、人生观、价值观。同时,医学院校也要加强医学生职业道德教育,使医学生从踏入这个行业的那一刻起就树立为他人服务的意识、救死扶伤的人道主义精神和强烈的职业责任感,继承"仁爱救人"的医德基本原则,坚持仁德的价值取向。

　　3. 构建新型的职业人际关系

　　"天人合一"不仅是中国传统文化最突出的特点,是"中国文化对人类的最大贡献",也是中医文化的一个核心。中医文化蕴涵着丰富的和谐思想。这个"和"就是指"天人合一",人的身体、心理、社会适应能力和道德都要健康,人与自然要和谐,而这也是中医学的最终目的。另外,"和"还包括"人我合一",即人与人之间要和睦相处,要和谐,因此中医提倡要以乐观的态度看社会,保持和谐良好的人际关系,形成一种良好的职业氛围。

　　职业人际关系就是在职业生涯中个体与职业相关的人际关系。医疗人际关系主要揭示医务人员的个人利益与他人利益,以及社会整体利益之间的矛盾,具体包括医患关系、医医关系和医社关系。如何处理好医疗人际关系,事关人的生命安危,涉及社会的各方面,对人类的发展影响极大,因而是当下社会高度关注的热点问题。挖掘中医文化和谐思想内核,并赋予时代精神,对于构建和谐的医疗人际关系有着重要的意义。将中医文化所倡导的"以人为本""以和为贵"及"以义为重"的伦理观念处理医疗人际关系,要做到尊重患者和患者家属,处理好与患者及其家属的关系;同行之间互相尊重,互相理解,互相支持;医务人员在履行职责时,不仅面对着患者,而且面对着整个社会,医务人员在诊疗过程中,除考虑患者的利益外,还必须顾及社会整体利益。因此,教师要运用中医"天人合一"观念、"阴平阳秘"理论,引导学生注意"和谐"发展,学会创造和谐的人际关系,实现"天人合一"所强调的和谐统一之美。

本文作者邹苏、张宗明,发表于《医学与社会》2013 年第 5 期

后　记

南京中医药大学中医文化研究中心(以下简称"中心")成立于 1994 年 6 月,是全国最早成立的中医文化研究机构,至今已整整走过了 30 个春秋。我 1990 年硕士研究生毕业来南京中医药大学工作至今,有幸参与了学校中医文化研究中心的建设发展全过程,见证了学校中医文化从一粒学术种子成长为一棵枝繁叶茂大树的生命全周期。从自发的个体式自由探索到省高校哲学社会科学优秀创新团队,从校级研究中心到省高校哲学社会科学重点研究基地,从一本专著到一门省级重点学科,从一个学术研究方向到一个医文交叉学科博士点,从《中医文化研究》(三卷本)到教育部高等学校人文社会科学研究优秀成果奖,从一本教材到一项国家教学成果奖,中医文化研究中心走过了 30 年不平凡的发展历程。今年恰逢南京中医药大学建校 70 周年,为了纪念我校中医文化研究中心成立 30 周年,中医文化学科发展 40 年,向学校 70 华诞献礼,我们组织力量,从中心成立 30 年来不同时期专家在各类学术期刊上正式发表的学术论文中精心选取了近 40 篇代表作,结集出版《中医文化精粹——中医文化研究中心三十年纪念文集》。本次结集,我们力求保留原刊文章的原貌,除匡正少数硬性的字词差错外,一般不多加改动。

本"文集"选取了中心老、中、青三代学者近 40 篇代表性论文,以中医文化为主线,内容分为"中医文化重要论述""中医文化学科构建""中医文化寻源溯流""中医文化核心价值""中医文化基因传承""中医文化哲学思考""中医文化国际传播""中医文化教育传承"八个部分,集中展现 30 年来中心学术研究成果。

东南大学出版社对本书的出版给予了大力支持与精心策划,我的研究生王点凡、施娜、韦俊安、姜晓雪、武宗渊、刘钟鲜、徐嘉艺、孟沛琦同学承担了文字校对工作,在此一并致谢。

张宗明

2024 年 8 月于仙林灵山脚下